编写人员

主　编：皮菁燕

副主编：田　俊　施柳周

参　编：张元灏　胡　瑛　顾玉洁

新时代司法职业教育"双高"建设精品教材

心理治疗理论和技术

皮菁燕 ◎ 主编

华中科技大学出版社
http://press.hust.edu.cn
中国·武汉

内 容 提 要

本书对当今心理治疗中具有代表性的治疗学派的理论与技术进行了介绍，重点介绍了精神分析疗法、认知疗法、认知行为疗法、人本主义疗法以及家庭治疗等当今世界上最具影响力的几种学派的治疗理论和技术，并对目前在我国颇有影响力的荣格分析疗法及森田疗法做了介绍。本书在写作过程中，力求做到介绍完整、准确、条理清晰，着眼于学以致用。因此，本书特别注意将理论介绍与应用实例相结合，以利于读者更好地理解和把握本书所介绍的理论原理与技术方法。

图书在版编目（CIP）数据

心理治疗理论和技术/皮菁燕主编 . —武汉：华中科技大学出版社，2023.7
ISBN 978-7-5680-9611-9

Ⅰ.① 心…　Ⅱ.① 皮…　Ⅲ.① 精神疗法　Ⅳ.① R749.055

中国国家版本馆 CIP 数据核字（2023）第 140980 号

心理治疗理论和技术
Xinli Zhiliao Lilun he Jishu

皮菁燕　主编

策划编辑：张馨芳
责任编辑：江旭玉
封面设计：孙雅丽
版式设计：赵慧萍
责任校对：张汇娟
责任监印：周治超
出版发行：华中科技大学出版社（中国·武汉）　　电话：(027) 81321913
　　　　　武汉市东湖新技术开发区华工科技园　　邮编：430223
录　　排：华中科技大学出版社美编室
印　　刷：武汉科源印刷设计有限公司
开　　本：787mm×1092mm　1/16
印　　张：23.5　　插页：2
字　　数：450 千字
版　　次：2023 年 7 月第 1 版第 1 次印刷
定　　价：78.00 元

前　言

本书对当今心理治疗中有代表性的治疗学派的理论与技术进行了介绍，重点介绍了精神分析、认知疗法、行为治疗、人本主义治疗以及家庭治疗等当今世界上最具影响力的几种理论学派的治疗方法，并对目前在我国颇有影响力的荣格分析疗法及森田疗法也做了介绍。

本书的特色体现在：首先，本书紧紧围绕心理咨询、罪犯心理测量与矫正技术两个专业的人才培养目标，突出"人格成长＋技能提升"的人才培养模式特点，充分将理论与实践相结合，实现理论与实践一体化教学；其次，本书紧密结合高职警官学院学生的特点，依据专业教师的优势，选取了十种心理治疗理论和技术，既有基础的四大流派，也有当今较为前沿的治疗理论和技术；最后，相比国内同类教材，本书中的治疗理论更为全面，实践操作性更强、更实用。

本书在写作过程中力求做到内容完整、准确、条理清晰，着眼于学以致用。因此，本书特别注意将理论与实践相结合，以利于读者更好地理解和把握本书所介绍的理论原理与技术方法。本书可作为高职院校相关学科学生及专业工作者学习心理治疗的专业教材，亦可供广大临床工作者、教育及社会工作者参考。

各章作者如下：第一章、第二章、第十二章作者为皮菁燕，第三章、第四章作者为田俊，第五章、第十章作者为张元灏，第六章、第七章作者为胡瑛，第八章作者为施柳周，第九章、第十一章作者为顾玉洁。由于编者水平有限，书中可能存在诸多疏漏，欢迎各位专家和读者批评指正。

目 录

心理治疗概述

心理治疗是一种解决人类所面临的心理困扰和心理异常的有效方法，它的应用和效果已越来越为人们所广泛接受。心理治疗与心理咨询既有联系，也有区别。不同的治疗流派在理论基础、治疗技术和治疗目的上也各有侧重。心理治疗师的职业素养要求他们必须具备一定的专业知识、专业技能和相应的个性特质，同时他们应遵循一定的职业道德和职业规范。

本章重点介绍心理治疗的内涵、心理治疗的理论基础、心理治疗工作者的专业素养与伦理道德。

第一节　心理治疗的内涵

一、什么是心理治疗

心理治疗（psychotherapy）发展到今天，已有上百年的历史，迄今也无公认的定义。我们在此总结了以下几种具有代表性的定义或界定。

《美国精神病学词汇表》将心理治疗定义为：在这一过程中，一个人希望消除症状，或解决生活中出现的问题，或因寻求个人发展而进入一种含蓄的或明确的契约关系，以一种规定的方式与心理治疗师相互作用。

英国心理学家艾森克（Hans Eysenck）总结了前人的观点，提出以下论点：心理治疗是一种两人或多人之间的持续的人际关系；参与心理治疗的其中一方具有特殊经验并接受过专业训练；心理治疗的其中一个或多个参与者是因为对他们的情绪或人际适应、感觉不满意而融入这种关系的；在心理治疗过程中，实际应用的主要是心理学原理，包括沟通、暗示以及说明等机制；心理治疗的程序是根据心理障碍的一般理论技术和求治者的障碍的特殊起因而建立起来的；心理治疗过程的目的就是改善求治者的心理困难，而后者是因为自己存在心理困难才来寻求施治者给予帮助的。

心理学家弗兰克（J. Frank）认为，心理治疗是受过专业训练的、为社会认可的治疗者通过一系列目的明确的接触或交往，对患有疾病或遭受痛苦并寻求改善的人所施加的一类社会性影响。

以著述《心理治疗技术》而出名的美国精神科医师沃尔培格（L. R. Wolberg）认为，从临床观点来说，心理治疗是一种"治疗"工作，即由治疗者运用心理学的方法，来治疗与病人心理有关的问题。治疗者必须是受过训练的专家，尽力与病人建立治疗性的关系，试图消除病人心理与精神上的症状，并帮助病人求得人格上的成长与成熟。

中国心理学家对心理治疗的定义为：心理治疗是利用医患的特殊人际关系，应用心理学的原理，通过疏导、支持、解释、启发、教育、训练、药物使用等过程，解决患者学习、工作、生活中的心理问题和心理障碍，减轻或消除患者内在的不适，以及焦虑、抑郁、强迫、恐怖等精神症状，改善患者的认知水平，改善或消除患者的不良行为，提高患者应对危机的技巧和水平，改善患者的人际关系，帮助患者回归社会，提高患者的社会交往和社会适应能力，促进患者人格成熟，纠正患者与正常人之间过度的心理偏差。

综上我们认为，心理治疗是由经过严格专业训练的治疗者，根据患者的特殊心理病理，运用心理治疗的有关理论和技术，通过持续的人际互动，消除或控制患者的心理障碍，恢复和增进患者的心身健康水平。

二、心理治疗与心理咨询的异同

（一）什么是心理咨询

心理咨询（psychological counseling）是心理咨询师协助来访者解决各类心理问题的过程。

（二）心理咨询与心理治疗的关系

关于心理咨询与心理治疗关系的传统观点主要有三种。第一种观点认为，心理咨询与心理治疗同义，没必要在两者之间进区分。第二种观点认为，心理咨询与心理治疗是两回事，持该观点的研究者试图为心理咨询与心理治疗划一道清晰的界限，但几乎所有的尝试都不成功。第三种观点认为，心理咨询与心理治疗既有区别又有联系，但人们在两者之间究竟有何区别、有何联系的看法上存在不同意见。

临床心理学家陈仲庚的观点是：两者没有本质的区别，这是因为两者在关系的性质上、在改变和学习过程上、在指导理论上都是相似的。如果我们要求两位专家——一位是心理咨询专家，另一位是心理治疗专家——各列出他们开展专业工作的理论基础知识，我们就会发现，他们所列出的原则和依据十分相似，或有许多重叠之处。

陈仲庚还指出了心理咨询与心理治疗的不同特点。心理咨询的特点为：面对的是轻度的来访者，处理个别、突出的问题，不涉及人格障碍，在非医疗的情境中开展。心理治疗的特点为：面对的是较严重的来访者，涉及人格和心理障碍问题，在医疗的情境中进行。

1953年，哈恩（M. E. Hahn）用一段非常经典的话，阐述了心理咨询与心理治疗的关系。他说，极少有心理咨询工作师和心理治疗师对于已有的在心理咨询与心理治疗之间的明确的区分感到满意。哈恩指出，他们对此意见最一致的几点可能是：① 心理咨询与心理治疗是不能完全区分开的；② 心理咨询师的实践在心理治疗师看来是心理治疗；③ 心理治疗师的实践又被心理咨询师看作心理咨询；④ 尽管如此，心理咨询和心理治疗还是不同的。

综上所述，我们认为，心理咨询与心理治疗既有相似之处，也有区别。

1. 心理咨询与心理治疗之间的相似之处

第一，二者所遵循的理论和方法是一致的。心理咨询师和心理治疗师在实际工作中所采用的理论和方法是一致的，如精神分析、行为治疗、认知行为治疗、人本主义治疗、家庭治疗等。

第二，二者所遵循的原则是一致的。二者都必须遵循理解、尊重、保密、促进患者成长等基本原则；二者在从业者的工作态度、职业道德上也有相同的要求。

第三，二者的工作对象和工作内容常常是相似的。心理咨询师与心理治疗师可能都会面临来访者的婚姻问题、负面情绪、人格问题和个人成长问题等。

第四，二者都注重建立专业工作者与来访者之间良好的人际关系，认为这是帮助来访者改变现状的必要条件。

第五，二者追求的目标是一致的。心理咨询与心理治疗都希望通过专业工作者和来访者之间的互动，达到使来访者改变和成长的目的。

2. 心理咨询与心理治疗之间的区别

第一，二者的工作对象各有侧重。心理咨询主要面对的是正常人、正在恢复或已复原的患者，来咨询的人常常被称为来访者或来询者。心理治疗则主要针对有心理障碍的人进行工作，被帮助的对象可以被称为患者或病人。因为每种治疗流派的创立情景不同，他们对工作对象的称呼也不一样，所以在本书中，我们对工作对象不做统一。

第二，二者的工作内容有所差别。心理咨询着重处理的是正常人所遇到的各种问题，如日常生活中的人际关系问题、职业选择方面的问题、教育过程中的问题、婚姻和家庭中的问题等。心理治疗的适用范围则主要为某些神经症、性变态、心理障碍、行为障碍、心身疾病患者，以及处于康复阶段的患者等。

第三，专业人员的称谓和接受的训练不同。提供心理咨询的专业工作者往往被称为咨询师或老师，他们接受过咨询心理学、学校心理学或职业心理学的专业训练。提供心理治疗的专业工作者往往被称为心理治疗师或心理医生，他们接受过精神医学或临床心理学的训练。

第四，干预重点和干预策略有所差异。心理咨询重视支持性、发展性，强调对来访者潜能和资源的开发利用，助人自助，耗时相对较短。心理治疗则重视行为的矫正、训练，重视人格的重建，耗时相对较长，从几周到几个月，甚至几年不等。

第五，组织构建有所不同。心理咨询多在学校、社区等非医疗机构中开展，心理治疗则多在医院里进行。

第二节　心理治疗的理论基础

一、精神分析疗法

精神分析理论，是奥地利精神科医生弗洛伊德（Sigmund Freud）于 19 世纪末 20 世纪初创立的。精神分析理论是现代心理学的奠基石，它的影响并不局限于临床心理学领域，对于整个心理科学乃至西方人文科学的各个领域均有深远的影响，它的影响可与达尔文（Charles Robert Darwin）的进化论相提并论。弗洛伊德提出，行为的动机源于强大的内在驱动力和冲动，如性本能和攻击本能。他还认为成年人的内心冲突可以追溯到儿童期的幻想、愿望、创伤等。童年时期的创伤会被压抑到潜意识中，通过神经症症状，以象征性的方式表达出来。通过心理咨询与治疗，当潜意识的需求被"看见"，症状自然就可以得到缓解甚至消除。从事心理咨询与心理治疗的专业工作者，一般都从学习精神分析理论与技术开始。

二、荣格理论

受动力和无意识对人类行为施加影响这种想法的吸引，荣格认为，无意识不仅是个人的，而且是集体的，来自一个共同发展历史的心理内部能量和形象界定了集体无意识。荣格的理论基础的结构来自他对自己的无意识以及病人的无意识所做的观察。荣格对个体的精神方面特别感兴趣，认为精神的发展主要发生在生命的中期或后期，他的著作显示了他对心理过程的好奇和对病人痛苦的关心。荣格的治疗方法强调通过梦和想象来帮助病人发觉他们的无意识层面，以及把无意识引入有意识的知觉。他构思了一种方法，来帮助个体认识到他们的心理是独一无二的。在荣格的人格理论和心理治疗理论中，我们能看到他对无意识的强调。

三、阿德勒理论

阿尔弗雷德·阿德勒（Alfred Adler）被一些学者认为属于新弗洛伊德派，但是他的观点与弗洛伊德极不相同。他们的相似之处主要在于，他们相信个体人格在他们的早年即 6 岁之前就形成了。阿德勒强调个体的社会属性，即心理健康能够通过个体对他们的团体和社会做出的贡献来测量。阿德勒认为，人们能够通过考察一个人家族、早年的回忆（对儿童时代事件的记忆）和梦，来确定这个人的生活风格、个体探讨生活的方式。个体尝试在这个世界上获得权力和地位，但在行动的过程中，他们可能会形成错误的信念，这会给他们带来一种虚假的优越感或者自卑感。阿德勒主义者帮助他们的病人洞悉这些信念并帮助他们达到目标。符合治疗目标并且帮助个体改变他们的认知、行为和感情的创造性策略是阿德勒心理治疗和咨询的标志。

四、行为疗法

行为治疗是以严格的大量科学实验结果为依据，以行为学习理论为指导，按一定的治疗程序来消除或纠正人的不良行为的一种方法。行为治疗流派是在行为主义心理学的理论基础上发展起来的一个心理治疗派别，是当代心理疗法中影响较大的派别之一。与精神分析等其他疗法不同，行为治疗不是由一位研究者有系统地创立的一个体系，而是由许多人根据一种共同的心理学理论（行为主义心理学理论）分别开发出的若干种治疗方法集合而成的。

五、认知行为疗法

认知行为治疗是一组通过改变思维和行为的方法来改变不良认知，达到消除不良情绪和行为的短程的心理治疗方法。认知行为治疗流派众多，各有侧重，其中最具有代表性的是艾里斯的合理情绪疗法（Rational-Emotive Therapy,

RET）、贝克和雷米的认知疗法（Cognitive Therapy，CT）和梅肯鲍姆的认知行为疗法（Cognitive-Behavioral Therapy，CBM）。

六、人本主义疗法

人本主义是美国当代心理学主要流派之一，由美国心理学家 A. H. 马斯洛（Abraham H. Maslow）创立，除了马斯洛外，代表人物还有 C. R. 罗杰斯（Carl Ranson Rogers）。人本主义反对将人的心理低俗化、动物化的倾向，也被称为心理学中的第三思潮。人本主义学派强调人的尊严、价值、创造力和自我实现，把人的本性的自我实现归结为潜能的发挥，而潜能是一种类似本能的特质。人本主义最大的贡献是看到了人的心理与人的本质的一致性，主张心理学必须从人的本性出发来研究人的心理。

七、家庭治疗

家庭治疗是心理治疗的一种形式，治疗对象不只是病人本人，而是通过在家庭成员内部促进谅解，增进情感交流和相互关心，使每个家庭成员了解家庭中病态的情感结构，以纠正其共有的病态心理，改善家庭功能，产生治疗性的影响，达到家庭成员和睦相处、家庭向正常状态发展的目的。

八、格式塔治疗理论和技术

格式塔心理学，又叫完形心理学，是西方现代心理学的主要学派之一，诞生于德国，后来在美国得到进一步发展。该学派既反对美国构造主义心理学的元素主义，也反对行为主义心理学的刺激-反应公式，主张研究直接经验（即意识）和行为，强调经验和行为的整体性，认为整体不等于并且大于部分之和，主张以整体的动力结构观来研究心理现象。该学派的创始人是韦特海默（Max Wertheimer），代表人物还有苛勒（Wolfgang Kohler）和考夫卡（Kurt Koffka）。

九、森田疗法

森田疗法又叫禅疗法、根治的自然疗法。它由日本东京慈惠会医科大学森田正马教授创立，取名为神经症的"特殊疗法"。1938 年，森田正马教授病逝后，他的弟子将其命名为"森田疗法"。森田疗法主要适用于强迫症、社交恐怖症、惊恐发作的治疗，另外还对广泛性焦虑、疑病等神经症，以及抑郁症等也有疗效。随着时代发展，森田疗法也在不断发展，治疗范围已从神经症扩大到精神病、人格障碍、酒精和药物依赖等，还扩大到正常人的生活适应中。

十、艺术疗法

艺术治疗主要以提供艺术素材、活动经验等作为治疗的方式。对于研究人类身体病痛和人类与心灵之魔抗争历程的人来说，视觉艺术是沉淀在浩瀚的智慧之海中最直接和最耐人寻味的一部分，它牵引着研究者们探索与考证人类战胜身心困境的出路与方法。在心理治疗领域中，这个独特的一隅被称为艺术疗法或艺术治疗。以言语为媒介实施现代心理治疗并不能解决一切心理问题，只在矫正非理性认知与思维上有疗效，而在处理以情绪困扰为主要症状的心理问题时就显得无能为力。艺术治疗能够让心理治疗师灵活运用不同的表现性技法，实现与患者心灵上的沟通。艺术治疗在西方国家已经得到了广泛应用，成为心理咨询和心理治疗的主要技术之一。

第三节 心理治疗工作者的专业素养与伦理道德

20多年来，心理治疗作为一种新兴的服务行业，在中国获得了很大的发展，心理治疗在我国正处于职业化的加速进程之中。在职业化过程中，人们对心理治疗师应具备的职业素养，如专业知识、基本技能、个性特质、职业道德等也提出了明确的要求。在本节，笔者将结合我国心理治疗发展现状，探讨我国心理治疗的职业化发展趋势、已取得的成果以及面临的问题，并对心理治疗师在职业化过程中应具备的职业素养进行详细论述。

一、心理治疗的职业化趋势及行业规范的建立

党的二十大指出，教育、科技、人才是全面建设社会主义现代化国家的基础性、战略性支撑；必须坚持科技是第一生产力、人才是第一资源、创新是第一动力，深入实施科教兴国战略、人才强国战略、创新驱动发展战略，开辟发展新领域新赛道，不断塑造发展新动能新优势。人才是健康中国战略实现的重要基础性、战略性支撑之一。

（一）心理治疗在职业化进程中面临的主要问题

心理治疗专业人员的队伍正在扩大，虽然目前从事心理治疗的专业人员日趋增多，但仍然不能满足社会需求。这不仅表现为在医院或高校工作的专业人员逐渐将心理治疗与心理咨询作为主要工作，而且表现为在社会上也出现了一些心理治疗与心理咨询的从业人员，他们将主要工作时间用于心理治疗与心理咨询。但是这些专业人员队伍的扩大，仍然远远不能满足社会公众对心理治疗与心理咨询的需求。

专职人员的水平有待提高。心理治疗专职人员队伍主要包括心理学或精神学出身的专业人员，心理学、医学及精神病学专业的毕业生，以及获得相关部门授予的职业资格的人员。这些人员水平参差不齐，甚至有些人仅参加过一些短期的培训就开始从事心理治疗与心理咨询服务。

专业化培训模式有待改进。现在的心理治疗培训班多是短期的、理论讲授式的，但实际上，相关人员只有通过系统的学习才能掌握心理治疗理论和技术。因此，我们在心理治疗人员培训中，在原来的短期培训、理论讲授的基础上，更应该多办一些长期的、有实习和督导技能训练的培训班，以弥补原有培训班的不足。我们还应该加强专业人员的深入学习和培养，通过发展临床心理学、咨询心理学理论和技术，加强这些学科的研究生教育，以培养更多的人才。

专业人员管理模式仍需探讨。目前，与心理治疗、心理咨询关系比较密切的学术组织有中国心理卫生协会心理咨询师专业委员会、中国心理学会临床与咨询心理学专业委员会、中国心理卫生协会大学生心理咨询专业委员会等。这些学术组织一般只发展会员，也开办一些心理治疗与心理咨询的学术研讨会和培训班，但是，这些学术组织没有对专业人员进行资格认证的权力。在职业化的进程中，能够使专业人员获得专业资质的授权部门仍然是政府的相关部门，如人力资源社会保障部等。劳动和社会保障部曾经举办了心理咨询师国家职业资格认证全国统一考试，但在 2017 年 9 月 12 日，人力资源社会保障部发布《关于公布国家职业资格目录的通知》，取消了心理咨询师的认证考试。目前，心理治疗师认证不仅是一个培训项目，更是一种职称资格考试。国家卫生健康委员会颁发的合格证书可以作为持证者心理咨询学习和心理治疗师的合格证明，也可以作为持证者开展心理服务的资格参考。在国外，大多由专业协会或学术团体来对心理治疗与心理咨询的从业人员的资格加以认证。国内的心理咨询师认证考试取消后，中国心理学会成立了注册心理师认证系统。究竟何种管理模式更好，尚需进一步探讨。

心理治疗与心理咨询的服务有待建立和完善。心理治疗与心理咨询流派繁多，衍生出来的治疗技术多达几百种，这对国内刚刚起步的心理治疗与心理咨询行业来说，无疑是一个挑战。国内心理治疗与心理咨询正处于探索、学习的混乱阶段，缺少相应的服务规范和标准，如到底哪个部门应对心理治疗与心理咨询的执业资格进行认定、从业人员的服务内容和服务规范应该怎样、由谁对服务质量进行监管等问题依然需要解答。

（二）社会呼唤行业规范的建立

在心理治疗的职业化进程中，专业化建设是内涵，是目前一段时间内最需要加强的，而职业化则是心理治疗行业存在的社会特征，它需要政府及学会制定相应的资质认定及准入标准。

令人欣喜的是，国家一些相关部门，如人力资源社会保障部已经开始了这方面的工作，针对相关从业人员的资质和考核制定了一套准入条件和考核办法。如劳动和社会保障部2001年颁发了《心理咨询师国家职业标准（试行）》，对心理咨询从业人员的学历、应接受的培训和实操训练做了明确规定。卫生部2002年开始实施了"心理治疗师"职称系列，并创立了心理治疗师国家职业标准。全国高等教育自学考试指导委员会2005年开始实施《高等教育自学考试心理健康教育专业考试计划》，目标是培养在各级各类学校和相关行业从事心理咨询和辅导等心理健康教育工作的应用人才。

但是我们还应看到，这些部门制定的条件和办法还比较初步，和国外相比，要求也还比较低。再者，心理治疗和心理咨询所隶属的行业学会或协会对从业人员的从业资格也没有明确的要求，各具体部门虽然制定了一些规章制度，但大多数以非正式的条文出现，因此，从行业发展及对心理治疗师及来访者的利益考虑，均应加强行业规范的建设。2018年，中国心理学会临床与咨询心理学专业委员会参考西方国家的有关文献并结合中国国情，制定了心理咨询与心理治疗从业人员及督导人员的专业标准，对该行业的健康发展起到了促进作用。

二、心理治疗师应具备的专业知识和专业技能

欧美等发达国家对心理治疗师的专业知识和专业技能有非常明确的要求，并且从业人员只有通过大量的专业训练和实践，才能获得职业资格。

比如，在美国，一个执业的专业心理咨询师一般要具有心理咨询硕士学位，接受2000小时或大约1年的临床督导和心理咨询实务训练，通过考试获得执业资格后，每两年重新申请执业资格，每年需要获得30个继续教育学分。一个执业临床心理学家一般应具有心理学博士学位，接受1000个小时或大约1年的临

床督导、心理咨询与治疗实务训练，通过考试获得执业资格后，每年需要30～50个继续教育学分，每两年需重新申请执业资格。一个精神医学博士，不仅需要具有博士学位，而且需经过4年住院医师的训练，1000个小时的临床督导、心理咨询与治疗实务训练，在通过执业资格考试后，每年还要获得50个继续教育学分，每三年需重新申请执业资格。

（一）专业知识要求

1. 学历要求

2001年，卫生部、人事部对学历的最低要求是取得相应专业中专及以上学历。

2. 理论学习

心理治疗师需要进行以下理论学习：① 基础知识，包括心理学基础知识、人类心理发展、人格理论、社会心理学理论、文化和心理卫生等；② 相关专业知识，包括精神病学基础、心理测验与评估、健康心理学与心神医学基础、临床心理学研究方法；③ 专业知识，包括心理治疗概论、心理治疗师、心理治疗中的共同因素、精神分析治疗、个人中心治疗、行为治疗、认知治疗、婚姻与家庭治疗等。

3. 专业实践能力

心理治疗师需要具备以下专业实践能力：① 实操训练，包括焦虑障碍、强迫与相关障碍、躯体症状与相关障碍、人格障碍、抑郁障碍等；② 临床实习；③ 一定的工作经验积累。

（二）基本技能要求

专业的心理治疗从业人员应拥有多方面的技能。尤其是在治疗过程中，心理治疗从业人员需要运用以下技能：在治疗的初级阶段，能理解来访者，善于运用观察、谈话、分析方法；能及时进行自我平衡；能启发来访者独立思考；有灵活性，随时转变治疗方式，克服来访者的阻抗和掩饰；能把握谈话的方向和内容，包括了解来访者的困境，适时提出问题，在发现来访者存在掩饰和阻抗情绪时，引导他们认识内心深处的症结，设计方法矫正某些行为，向来访者进行某些解释。

三、对心理治疗师的个性特质的要求

我国目前对心理治疗师的个性特征还没有明确的要求。但是我们认为，随着这个行业的不断专业化以及行业规范的不断完善，对心理治疗师的个性特质的要求也会有越来越明确的规范。

下面是美国心理学会临床心理学者培养计划中心对心理治疗师人格特性的要求：优秀的智力和判断力；有变通的才能；对事物有新鲜感和好奇心；关心人、尊重人；能洞察自己的人格特征，有幽默感；有较强的对心理活动复杂性的感受能力；宽容，不妄尊自大；具有与他人确立温和的、信赖的关系的能力；勤奋，具有规律的工作习惯，能忍受压力；有责任感；能协调与他人的工作；人格健全；有辨别是非的能力；有教养；对心理学，特别是对心理临床方面有浓厚的兴趣。我国对合格的心理治疗师的基本要求是能够做到爱国、敬业、诚信、友善。

四、有关心理治疗的职业道德

心理治疗的伦理道德规范是建立在心理治疗师和来访者治疗关系上的标准和原则，它一方面用于规范专业从业人员的职业言行，另一方面界定了治疗过程中心理治疗师与来访者的权责。

在心理咨询和心理治疗发展较为成熟的国家，如欧美等发达国家，一些部门都制定了非常规范的心理治疗伦理准则，对心理治疗师的言行进行指导和监督。在我国，虽然心理治疗起步较晚，但越来越多的专业人员意识到建立专业伦理道德标准的重要性。

（一）制定心理治疗伦理道德标准的重要意义

制定心理治疗伦理道德标准有助于保障心理治疗的专业自由和完整性。治疗伦理道德标准可以有效地保护本专业避免受到外界干扰，避免因内在分歧而自毁，并保证心理治疗师免受各方的骚扰和影响，从而确保心理治疗的公正性和客体性。

制定心理治疗伦理道德标准能帮助心理治疗师在遇到冲突时找到处理的方法和准则。心理治疗伦理道德标准为心理治疗师提供了在实际治疗过程中的立场和观点，可以有效地帮助心理治疗师解决各种问题。

心理治疗伦理道德标准为心理治疗过程提供了必要的方向，明确指出了心理治疗师和社会所承担的责任和义务。

心理治疗伦理道德标准确保公众不会因个别不良心理治疗师的做法而对心理治疗失去信心。心理治疗伦理道德标准的颁布使公众有机会全面、客观地认识心理治疗，因此也不会因个别心理治疗师的不规范言行而对整个心理治疗行业失去信心。

心理治疗伦理道德标准可以为来访者提供保护自己的法律依据。当来访者的利益在治疗过程中受到侵犯的时候，来访者可以用伦理道德标准来保护自己。

（二）心理治疗师应遵守的伦理道德标准

心理治疗师要保证自己具备合格、过硬的治疗技能和专业素养。一个胜任心理治疗工作的心理治疗师必须具有专业资格，不具备专业能力而开展治疗工作是一种不道德的行为。只有接受过严格、正规、系统专业训练的心理治疗师才能有资格开展治疗工作。

心理治疗师要努力完善自己的人格特征和专业素养，并不断培养自己的判断能力。一个合格的心理治疗师在治疗过程中必须真诚地尊重来访者。

心理治疗师不能在超出自己能力范围的领域工作。心理治疗师要认清自己个人和专业的限制，不接受超出自己能力和专长的来访者，这是心理治疗师需要遵守的一项基本道德原则。这就需要心理治疗师不断评估自己的能力，以便确定自己是否在从事超出能力范围的治疗。当来访者的实际情况超出心理治疗师所受过的训练，或当来访者的问题相当严重而使心理治疗师感到能力不足时，心理治疗师都需要请教同行，听取他们的意见，以提高自己的治疗效果，或将来访者进行转介。

心理治疗师要尊重来访者的自主权。心理治疗师要认识到，来访者具有自我决定的权利，有思想上的自由，心理治疗师有义务帮助来访者减少依赖，促使其做出独立的判断和决定。

心理治疗师要公正地对待所有的来访者。心理治疗师应以公正的态度对待所有的来访者，而不受来访者年龄、性别、种族、文化背景、社会经济地位以及宗教信仰等因素的影响。

心理治疗师要保证来访者在治疗过程中免受伤害。采取必要的措施保护来访者免受伤害是心理治疗师的重要责任，也是心理治疗师必须严格遵守的道德伦理准则。对此，很多国家的心理治疗协会在道德伦理守则上都做了明确的说明。例如，美国心理学会规定，心理治疗师要尊重来访者的人格，不得为满足个人需要而有不当的行为，并因此而损害来访者的权利或对其造成伤害。

心理治疗师要诚实地向来访者做出承诺。治疗过程中，心理治疗师要言而有信，信守承诺，这是促进心理治疗工作顺利开展的重要保证，也是心理治疗师要遵守的重要的道德伦理准则。

　　心理治疗师要避免与来访者建立双重或多重关系。治疗是一种专业的、特殊的单向人际关系，也是一种契约关系，这种关系决定了心理治疗师与来访者之间只能保持着一种单向的治疗与被治疗的关系，两者间不能建立双重或多重关系。所谓双重或多重关系，是指心理治疗师与来访者间保持着多种身份角色，这是被心理治疗伦理道德标准所禁止的。常见的双重或多重关系的例子包括心理治疗师利用为对方做治疗的机会向其索取好处，与来访者合作做生意，与来访者建立友谊关系、亲密关系以及与来访者有感情或性方面的关系等。美国心理学会在其准则中明确表示：心理治疗师务必提高警觉，注意与他们的来访者之间的其他接触可能造成的伤害；如果这种接触可能损害治疗工作的客观性或干扰心理治疗师有效地开展工作，或可能伤害来访者，则心理治疗师不应介入。由此可见，避免与来访者建立双重或多重关系，可以使心理治疗师始终保持着清醒、冷静的头脑，客观、准确地帮助来访者分析和解决问题，这是心理治疗师应严格遵守的道德伦理法则。

（三）避免出现下列不道德的心理治疗行为

　　在心理治疗过程中，心理治疗师应避免出现下列不道德的行为：泄密；吹嘘自己；不负责的或玩忽职守的行为；把自己的价值观强加给来访者；诱导、强化来访者的依赖性；做出明显损害来访者利益的行为；不合理的收费；不真实的广告宣传。

第二章

精神分析治疗理论和技术

精神分析治疗是奥地利心理学家西蒙·弗洛伊德于19世纪末创建的一种心理治疗方法。其特点是通过分析去了解病人潜意识的欲望和动机，识别病人应对挫折、冲突或应激的方式，理解症状的心理含义，并经过解释让病人对问题产生领悟。精神分析是心理学和心理哲学的一个流派，也被称为弗洛伊德主义。

100多年来，弗洛伊德的精神分析理论一直在持续发展。除弗洛伊德外，精神分析早期的重要人物还包括荣格（Carl Gustav Jung）、阿德勒、费伦齐（Sándor Ferenczi）、兰克（Otto Rank）等，因为他们的思想与弗洛伊德的学说有着明显的分歧，他们先后被逐出弗洛伊德理论的主流。1939年，弗洛伊德去世之后，无人再来裁决各种不同观点中谁才是真正的精神分析。从此，精神分析的思想得到解放，不再是弗洛伊德一个人的创作成果，他的后继者们在弗洛伊德传统精神分析的基础上继承并发展了他的思想，同时也建立了属于他们自己的学说。正因这样，精神分析得到了迅猛发展。

当代精神分析的思想，主要有四种不同的理论分支：弗洛伊德的驱力理论、自我（ego）心理学、客体关系，以及自体（self）心理学。弗洛伊德通过研究人的性心理发展阶段（口欲期、肛欲期和性欲期），强调了人与生俱来的驱力对人后来的人格发展的重要决定作用。自我心理学家注意到个体适应环境的需要，例如艾里克·艾里克森（Erik Erikson）提出了贯穿生命全过程的发展阶段论。客体关系理论家尤为关心婴幼儿与他人的关系，如弗洛伊德一样，他们使用"客体"这一术语，用来指在儿童生活中能满足其需要的人或者儿童能够依恋的人。玛格丽特·玛勒（Margaret Mahler）的客体关系心理学和约翰·鲍尔比（John Bowlby）的亲附学说都重视人际关系以及人际交往对心理结构形成所带来的影响，其中，亲附学说相对更注重母婴之间的关系。唐纳德·温尼科特（Donald Winnicott）提出的"抱持环境"和"过渡性客体"观点新颖而引人深思，已普遍深入地影响了现代人的育婴方式。在此之后，海因茨·科胡特（Heinz Kohut）又提出了自体心理学，与弗洛伊德的理论相比，自体心理学较少强调人的生物本能，更注重人的认知和人际关系。它把人的心理结果看作一个整体，把人的心理活动的总和称作自体。

本章将重点介绍弗洛伊德的经典精神分析，客体关系理论学派的代表人物梅兰妮·克莱因（Melanie Klein）、罗纳德·费尔贝恩（William Ronald Dodds Fairbairn）、唐纳德·温尼科特、玛格丽特·马勒等的学术思想，以及科胡特的自体心理学思想。

第一节　经典精神分析理论和技术

弗洛伊德的古典精神分析的创立，主要是受到德国考古学家海因里希·谢里曼（Heinrich Schilemann）的影响，谢里曼通过拼接零碎的历史和文献线索，确定了古代城市特洛伊位于现在土耳其的沿海平原。因此，弗洛伊德把他的咨询室变得像考古学家的办公室，堆满了古老的雕塑和其他饰物。与谢里曼不同的是，弗洛伊德挖掘的不是土地，而是人的心灵；他使用的工具不是铲子，而是精神分析的解译，以此来揭示人类心灵的潜在结构，挖掘病人个体与全部人类的古老历史。

一、经典精神分析概述

（一）弗洛伊德生平

弗洛伊德（见图 2-1）是奥地利精神病医师、心理学家、精神分析学派创始人，他创立的精神分析学派被称为"维也纳第一精神分析学派"。弗洛伊德是他父母七个孩子中的长子。弗洛伊德的父亲在前一次婚姻中生有两子，在弗洛伊德出生时，他的父亲已经 42 岁了。弗洛伊德 4 岁时，他的父亲，一个毛纺商人，为寻求更有利的商业发展举家搬迁到维也纳。在维也纳拥挤的住宅中，弗洛伊德

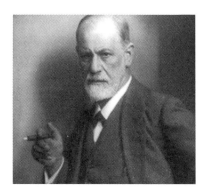

图 2-1　弗洛伊德

享有拥有自己的卧室和学习的特权。弗洛伊德的母亲对儿子寄予厚望，鼓励他学习。他很擅长学语言，不仅学希腊语、拉丁语和希伯来语等古典语言，而且学习英语、法语、意大利语和西班牙语，在 8 岁时，弗洛伊德就能阅读莎士比亚的著作。在他早期的学业中，他常常是班上的第一名，并以优异的成绩中学毕业。

弗洛伊德自 1873 年冬季开始在维也纳大学学习医学，8 年后完成了学业。通常医学学位是五年制，但他却延期毕业，因为他花了 6 年时间在生理学家恩斯特·布鲁克（Emst Burcke）的督导下学习，并在奥地利部队服了一年兵役（1879—1880 年）。在他师从布鲁克的时候，他结识了比他年长 4 岁的约瑟夫·

布洛伊尔（Josef Breuer），他引导弗洛伊德认识了癔症疾病的状况，由于晋升前景不佳以及薪酬太低，弗洛伊德离开了布鲁克的生理研究所，开始做外科大夫。没过多久，1883 年，弗洛伊德在维也纳综合医院学习神经病学和精神病学。那个时期，他与神经系统有障碍的病人打交道；在研究可卡因的医学用途时，他在认识到该药的上瘾性之前亲身试用该药。1885 年，弗洛伊德去了巴黎，并与吉恩·沙柯特（Jean Charcot）这位著名的法国神经病学家和催眠师相处了 4 个月。当时，沙柯特正在研究癔症病人的转换反应，那些病人的心理障碍表现为躯体症状，如丧失视力、丧失听力、胳膊或大腿瘫痪。那时候，弗洛伊德观察到沙柯特利用催眠暗示的方法来消除病人癔症的症状。虽然弗洛伊德后来对催眠作为一种治疗方法的价值提出了疑问，但是他在巴黎的经验帮助他思考无意识思想的重要性，并思考因感情和行为受影响而产生病态心理症状的方式。

回到维也纳，弗洛伊德与玛莎·伯奈斯（Martha Bernays）于 1886 年结婚。他们结婚 53 年，生有 6 个孩子，最小的孩子安娜·弗洛伊德（Anna Freud）成了著名的儿童分析家，为精神分析的发展做出了重要贡献。弗洛伊德婚后几年在一家儿童医院工作，也逐步开始了自己的私人诊疗工作。与此同时，他不断地阅读许多不同领域的著作。来自物理学、化学、生物学、哲学、心理学和其他学科的理论影响了他日后的思想，他对无意识过程的兴趣不仅来自他与沙柯特的工作，而且来自诸如尼采（Friedrich Wilhelm Nietzsche）和斯宾诺莎（Baruch de Spinoza）等哲学家。当时，心理学这一科学正在兴起。弗洛伊德阅读了威尔海姆·冯特（Wilhelm Wumdt）和古斯塔夫·费希纳（Gustav Fechner）的著作，路德维齐·伯恩（Ludwig Borne）的著作促使其精神分析自由联想这一技术的产生。弗洛伊德的许多论著运用了来自物理学、化学和生物学的模型。他的科学知识和神经病学知识，以及他所熟知的皮亚杰（Jean Piaget）和希伯莱特·伯恩海姆（Hippolyte Bernheim）的精神病学著作，对其精神分析理论的产生和发展有很大的影响。

（二）弗洛伊德的贡献

虽然弗洛伊德在精神分析理论的产生和发展中受到其他作者和精神病学家的影响，但是精神分析的创立主要归功于他自己。起初，弗洛伊德用催眠法和布洛伊尔的宣泄法来帮助神经症病人。然而，他发现病人对暗示、催眠和提问有阻抗，因此，他开始运用"集中注意"技术，要求病人闭着眼睛躺在躺椅上，把注意力集中到症状上，并不经思想的审查回忆所有关于症状的记忆。当弗洛伊德感觉到病人抗拒时，他就把手放在病人的额头上，并询问病人记忆和回忆的内容。后来，弗洛伊德的主动性减少，鼓励病人报告出现于头脑中的任何事情，这就是自由联想。首先运用这种技术的人是比弗洛伊德年长的同事约瑟夫·布洛伊尔。当时，布洛伊尔正在治疗的一个病人安娜·欧经常在催眠状态下向布洛伊尔报告她的情感生活，她本人在治疗的影响下逐渐从痛苦中康复。弗洛伊德把这一方法应用于其他病人。1895 年，布洛伊尔和弗洛伊德一起出版了《癔症研究》，在这本书中，他们假设癔症的症状是由痛苦记忆与未表达出来的情感综合在一起而产生的，那么，治疗的任务就是引出病人对被遗忘的事件的回忆，并引导病人进行情感的表达。造成癔症的创伤性事件是有关性方面的，并发生在病人的童年期，这是弗洛伊德的看法，而不是布洛伊尔的看法。

弗洛伊德对自己的童年时代和梦进行了自我分析。随着弗洛伊德对他自己的无意识思想的探究，他认识到与情绪压抑有关的生物驱力，尤其是性驱力的重要作用。这一认识使他意识到人格的意识层面与无意识层面之间的冲突。弗洛伊德将这些思想写进了《梦的解析》这本书中。

虽然《梦的解析》一书在当时并没怎么受到医生或其他人的关注，但是弗洛伊德开始吸引对他的想法感兴趣的人。在他家聚会的"周三心理协会"逐渐发展，到 1908 年，成为"维也纳精神分析协会"。在这几年间，弗洛伊德发表了《日常生活中的精神分析》（1901）、《性学三论》（1905），以及《笑话及其与无意识的关系》（1905）。他关于性学的论著受到了谴责，因为这些思想与时代不同步，弗洛伊德被医生和非学术性的作者看作性变态者和淫秽之人。1909 年，弗洛伊德应斯坦雷·豪尔（G. Stanley Hall）的邀请，在克拉克大学做演讲，这使弗洛伊德和精神分析为美国人所知，这为他的书《精神分析引论》（1917）和《自我和本我》（1923）吸引来了更多的读者。

弗洛伊德还论及婴幼儿与双亲关系的重要性。在《性学三论》和《论自恋：导言》（1914）这两本书中，弗洛伊德界定了其关于"力比多"（Libido）的观点，力比多是包括性能量在内的人格驱力。他还谈到了自体性欲。他发现，区分朝向自我的力比多能量与朝向外部世界中客体的表征的力比多能量是有益的。当个体把朝向他人的能量收回，并把这些能量投向自己时，就出现了自恋，如果个体走向极端，自恋就会造成严重的心理病态。弗洛伊德关于早期婴幼儿关系以及自恋的论著是客体关系和自我心理学理论学家的工作基础。

后来，弗洛伊德修订了其驱力理论。驱力理论关注的是性作为基本驱力对性功能的重要作用。后来，他观察到发生于自残或受虐者中朝向自我的攻击性的重要作用。为了解释人们为什么不断找出方法惩罚自己，弗洛伊德在爱或性本能之外增加了死亡或自毁本能。弗洛伊德对攻击驱力和性驱力的强调没有被他的许多追随者完全接受，而他的其他概念（无意识、自我、本我和超我）为许多精神分析理论家所接受。

在精神分析的发展中，重要的不仅有弗洛伊德的论著，而且有他与受他吸引的其他精神分析师之间的相互影响作用。他们当中的许多人与他争辩，反对他，或与他断交。卡尔·亚伯拉罕（Karl Abraham）、马科斯·艾廷根（Max Eitingon）、山德尔·费伦茨（Sandor Ferenczi）、俄内斯特·琼斯（Ernest Jones）、汉斯·莎荷斯（Hans Sachs）、阿德勒、卡尔·荣格，以及奥托·兰克这些弟子虽然相对而言是忠实于弗洛伊德的，但他们创立了他们自己的心理治疗理论，荣格和阿德勒断绝了与弗洛伊德的关系。我们在本书第三章和第四章中将详细介绍荣格和阿德勒的思想和观点。后期与弗洛伊德分道扬镳的作者常常指的是新弗洛伊德派，他们更多关注社会和文化因素，较少关注生物决定因素。卡伦·霍妮（Karen Horney）反对弗洛伊德的女性学观，她关心文化因素和人际关系，而不是早期的童年创伤。埃里克·弗洛姆（Erich Fromm）与弗洛伊德有重大差异，他关注社会中的集体以及文化的变化。最受当代人注意的新弗洛伊德派代表人物是哈利·斯塔克·沙利文（Harry Stack Sullivan），他强调的人际因素和童年期建立的朋辈关系为精神分析理论增加了新的视角。这些作者的思想对精神分析的发展做了有趣的补充和更新。

弗洛伊德一生不断著书立说，直到1939年死于口腔癌。尽管他生着病，而且做了33次颌部与颚部的手术，但是弗洛伊德却令人难以置信地进行着大量的写作工作。他的众多论著发表在24卷的《西蒙·弗洛伊德全集》中。

二、主要理论

精神分析理论是现代心理学和社会心理学的主要理论之一。该理论是在治疗精神障碍的实践中产生的，后来成为一种强调潜意识过程的心理学理论，有时又被称为"深层心理学"。它最早源自对癔症的观察，之后弗洛伊德又相继进行了梦的解析、自恋现象的剖析、拓扑理论的研究、性心理发展理论和人格结构假设等，在此基础上形成了系统的理论。精神分析理论主要包括意识层次理论、人格结构理论、自我防御机制、性心理发展理论和神经症的心理病理学等五个部分。

（一）意识层次理论

弗洛伊德早期与布洛伊尔一起研究癔症的时候，曾经发现病人并不都能意识到他们的情绪体验。在催眠状态中，病人若能回忆起与他们的病相关的体验，并带有相应情感反应地把这些体验表达出来，病人醒后症状就消失了。于是弗洛伊德认为：病人经历过的情感体验被排斥到他的意识之外，这种被压抑的情感体验包含了大量心理能量，因而形成了症状。从这一早期的设想开始，弗洛伊德慢慢地形成了他的意识层次理论，他把人的精神活动分成为三个层次——意识、前意识和潜意识，这个模型也被称为拓扑模型。

1. 意识

意识是个体心理活动的有限外显部分，是与直接感知有关的心理活动部分，例如人觉察到冷或者热，知觉这是一本书或者一支笔。意识实际上只是心理能量活动浮于表面的部分，是个人精神生活中很小的一部分。弗洛伊德将意识比喻为海洋中的冰山露在水面上的部分。

2. 前意识

前意识是介于意识和潜意识之间的部分，人不需要多少努力就可以回忆起来，并且人可以找回意识中的关于事件和体验的记忆。例如上次参加的考试，上周给朋友打电话，或者前天的晚餐。前意识是意识与潜意识之间的一座桥梁。

3. 潜意识

潜意识也被称为无意识。潜意识是被压抑到意识下面的、无法从记忆中找回的部分，它们通常是被社会的风俗习惯、道德、法律所禁止的内容，包括个人原始的冲动和与本能有关的欲望等。

潜意识学说指出，潜意识包括两种状态：一种是人们不能意识到自己的一些行为的真正原因和动机；另一种是人们在清醒的意识下面还有潜在的心理活动在进行着。

心理现象与生理现象一样，没有什么事情是偶然或碰巧发生的，每一个心理事件的产生都是由先前的事件所决定的，包括我们在日常生活中的口误、笔误、梦、神经症的各种症状，对父母的敌意或性感情，已经遗忘的童年期所受的创伤或虐待，以及自己还没有觉察到的需要和动机。

由于潜意识具有原始性、动物性和野蛮性，不被社会理性所接受，所以被压抑在意识之下，但并未被消灭。它时时刻刻都在暗中活动，寻求直接或间接的满足。正是潜意识从深层支配着人的所有心理和行为，成为人的一切动机和意图的源泉。在心理治疗中，把潜意识中的内容转入意识是一个主要的治疗任务，通过对梦的解析，心理治疗师可以发现，在释梦时梦中的形象可能代表各种潜意识的需要、愿望或冲突。

人的心理活动中的意识、潜意识和前意识之间所保持的是一种动态的平衡关系。前意识与意识之间虽有界限，相互转换却非常容易，是转瞬即成的事情，而潜意识与意识之间就像有一道不可逾越的鸿沟，潜意识部分的内容要进入意识中是非常困难的，而这一点正是精神分析治疗的关键所在。

（二）人格结构理论

弗洛伊德在1923年提出了人格结构理论。他用本我、自我、超我三个层次的结构来阐述人的精神世界，试图用这样的结构假设将功能性相关的心理内容与过程组织联系在一起，并在功能差异的基础上对三个层次进行了划分。

1. 本我

本我是人格中最原始的、与生俱来的部分，它由先天的本能和欲望组成，是潜意识、无理性的，要求得到无条件的满足，是一切本能冲动后面的性力的"贮藏库"，它收容了一切被压抑的内容，并保存了人类遗传下来的种族的性质。本我遵循的是快乐原则。快乐原则是指人们都具有获取快乐和避免痛苦的心理倾向。弗洛伊德认为，人在初始阶段，其获得快乐的倾向是极端迫切且直截了当的。婴儿的人格结构就完全是由本我组成的。本我与外部世界不能直接接触，它唯一的出路是通过自我与外部世界沟通。

2. 自我

自我是人格结构的表层，是在现实环境的反复训练下从本我中分化出来的，一部分是无意识的，另一部分是意识的，而其主要为意识的。自我是现实化了的本我，是理性的、识时务的，它不会盲目地追求满足，而是在现实原则的指导下，力争既回避痛苦，又获得满足。自我在人格结构中代表着现实和审慎，它遵循的是现实原则。

自我要调节外界和本我，首先使本我适应外界的要求，自我能感知外界的刺激，将经验消化、储存。其次，自我会适度满足本我的愿望。自我对本我的功能是指挥它，决定它的要求是否能得到满足。再者，自我还要在超我的指导下，按外部现实的条件，去驾驭本我的要求。所有的这些自我的功能是以原始的基本的方式开始的，会随着婴儿的成长而逐渐发展。

我们可以说，自我同时"侍奉"三个严厉的"主人"：超我、本我和现实。自我周旋于三个"主人"之间，它只能根据现实原则行事，即客观真实地反映现实，斟酌利害关系，以最现实可行的方式行事，必要时自我会推迟本我欲望的满足，或者以其他经过变形的方法满足本我。例如，某人在乘坐公共汽车时想小便，本我要求立刻得到排泄的满足，有时自我允许这样做，他若是个一岁的小男孩，就会立刻这样做。然而，在公共汽车上小便十有八九会违犯超我的准则，其结果会使人体验到极大的内疚或焦虑。自我由于能意识到本我和超我的要求，又认识到外部环境的条件，它可能提出一个折中的解决办法——在下一站下车，去公共厕所。

3. 超我

超我又称理想自我，它是通过家庭、学校和社会教育获得和发展出来的一部分，是人格结构中道德和准则的代表，其作用是按照社会道德标准监督自我的行为，遵从道德原则。超我在很大程度上依赖父母的影响。弗洛伊德谈到，在冗长的儿童时期，正在长大的儿童依赖父母生活，留下了一个"沉淀物"，这个"沉淀物"构成了自我里面一个特殊的机关，使父母的影响能够长期存在；儿童在与父母的接触中，通过内射或者内化作用，将父母的人格以及祖先的社会道德等变成自己的思想。

弗洛伊德认为，本我在人格结构中处于主导地位，本我是人生存的必要的原动力；超我在监督、控制主体按社会道德标准行事；而自我对上按超我的要求去做，对下吸取本我的动力，调整其冲动和欲望，对外适应现实环境，对内调节心理的平衡。当本我的冲动和欲求无比强烈，超我又给予严厉批判和压力时，自我难以承受；如果它难以忍受其压力，它就会产生焦虑作为反应。焦虑的产生，促使自我发展一种机能，用一定的方式调解冲突，缓和对自身的威胁，使现实能够允许，超我可以接受，本我又能有满足感。人的这种机能就是自我防御机制。

（三）自我防御机制

自我防御机制是自我的一种防御功能，很多时候，在超我与本我之间、本我与现实之间会有矛盾和冲突，人就会感到痛苦和焦虑，这时自我可以在不知不觉之中以某种方式调整冲突双方的关系，使超我的监察可以接受，同时本我的欲望又可以得到某种形式的满足，从而缓和焦虑、消除痛苦，这就是自我的心理防御机制。人类在正常和病态情况下，都在不自觉地运用心理防御机制，如果运用得当，就可以减轻痛苦，帮助自己渡过心理难关，防止精神崩溃，但是如果运用过度，就会出现焦虑、抑郁等病态心理症状。常见的自我防御机制主要包括以下几种。

1. 压抑

这是最基本的自我防御机制。压抑指主动地将痛苦的记忆、感情和冲动排斥到意识之外。例如，一个病人谈论他的老板在工作中经常剥削、挑剔他，其他人听了觉得很愤怒，但是病人本人感觉不到愤怒。更具体地说，压抑包括两种心理运作：一是把已出现于意识或前意识中的冲动或观念逐出，使之进入无意识；二是把本来处于无意识但欲进入意识的冲动或观念遏住，不让它们进入意识。

压抑从来不会使被压抑的内容消失。这些内容会以梦、口误、笔误、记忆错误等方式出现，病态的压抑则可能导致心理疾病，即以神经症的形式表现出来。

2. 投射

有些本我欲望或冲动为超我不容，个体便把自己的这些思想加在一个外人身上，断定是别人而不是自己有这些动机或愿望，在心理治疗中会归结到心理治疗师身上。例如，一个病人对他人心怀嫉妒，他会认为周围的人都嫉妒他，在心理治疗中，他也感到心理治疗师嫉妒他的才华、他的成就。

3. 理智化

理智化指在体验和谈论冲突的话题时，就事论事，不带有相应的感情色彩。比如，病人在谈论小时候受了多少苦，被人冤枉、被痛打的时候，能够详细讲述具体的细节，但是在情感方面显得很平静，好像在谈论其他人经历的事情。

4. 情感隔离

情感隔离与理智化有关联，是对与特殊思想相联系的感情的抑制。理智化和情感隔离都是强迫症病人的典型表现。

5. 置换

置换是用一种精神宣泄替代另一种精神宣泄。自我以一种可获得的对象替代另一种不可获得的对象，或以不至于引起焦虑的对象或行为替代会引起焦虑的对象或行为。通过置换，病人真实的欲望能得到部分满足，又不至于在精神结构内引起太明显的冲突。置换是一种运用相当频繁的自我防御机制。

6. 否认

与压抑相似，否认阻挡了病人对痛苦的观念或感情的注意，暂时使它们与意识分隔开来。运用否认，病人会不再理会痛苦的现实，就像它们根本不存在一样。比如在家庭里大家不谈论病危亲人的病情，以免感受到痛苦，就属于否认的表现形式。

7. 固着

固着指的是心理未完全成熟，停滞在某一性心理发展水平。如某一病人害怕负起工作和家庭的责任，心理发展水平仍如青少年。

8. 退行

退行指的是当人遇到挫折和应激时，心理活动退回到较早年龄阶段的水平，以原始、幼稚的方法应对当前的情景。例如，一个三四岁的孩子，在母亲生下小弟弟后，又开始吮吸手指和尿床，退行到口欲期和肛欲期，以避免恋母冲突的情况，这在临床上十分常见。

9. 合理化

某个行为或观念已经出现，而导致这个行为或观念的真实动机、欲望又是不能为意识所承认、所接受的，于是人就找一个看似合理正当的理由来解释它，以免除焦虑，这就是合理化。酸葡萄效应、阿Q"精神胜利法"就是典型的合理化的表现。

10. 反向作用

所有病人基本都有某种程度的反向作用，他们在内心有一种欲望或观念需要表达，但表现出来可能引起不良后果，或招致现实的惩罚，或招致良心不安，于是，他们表达相反的欲望或观念，借此达到抑制原有欲望或观念的目的。比如，强迫症病人的反向作用尤为突出。他们以守时、节俭、整洁来抗拒拖拉、奢侈、脏乱。再比如，犯罪倾向很强的人可能去当警察，一些人想亲近异性却会表现出害怕异性。

11. 转化

转化也叫躯体化，指把心理上的痛苦、焦虑转化为躯体症状，从而避开了直接的焦虑痛苦体验。许多病人对躯体症状表现出一种麻木不仁、无动于衷的态度，好像他们并不希望治好一样，这正说明躯体症状化解了某个无意识冲突，这变相地满足了病人的无意识愿望。

12. 升华

升华是一种成熟的防御制，是儿童期原始冲突健康地进化到了成熟的、没有冲突的水平。比如，舞蹈家和演员将表演欲升华，政治家将攻击愿望升华。

（四）性心理发展理论

弗洛伊德认为，人的精神活动的能量来源于本能，本能是推动个体做出行为的内在动力。最基本的本能有两类：一类是生的本能，另一类是死亡本能或攻击本能。生的本能包括性欲本能与个体生存本能，其目的是保持种族的繁衍与个体的生存。弗洛伊德的性欲概念有着广泛的含义，是指人们一切追求快乐的欲望，性本能冲动是人一切心理活动的内在动力，当这种能量（力比多）积聚到一定程度，就会造成机体的紧张，机体就要寻求途径释放能量。力比多又称性力，是一种力量，驱使人们寻求快感的满足，为人们的行为提供动力。

弗洛伊德提出了儿童心理结构的发展理论。通过对儿童成长发育过程的观察和回溯成年神经症患者的成长经历，弗洛伊德将个体心理发展与生理功能的发展联系在一起，发现了无论在任何文化背景或任何种族中都共有的人类心理发展的规律。弗洛伊德将人的性心理发展划分为 5 个阶段，即口欲期、肛欲期、性蕾期、潜伏期、生殖期，它们是以在不同时期占主导地位的性欲区域命名的。

1. 口欲期

弗洛伊德将婴儿期称为口欲期（0～约 1 岁），这是因为对婴儿来说，口腔及口周围的黏膜是其满足快乐及交流的最重要的身体部位。这时婴儿通过口腔的味觉来感受世界和看待世界。这个时期，孩子的性敏感区或叫"快感区"，是在口唇部位，婴儿通过吸吮母亲的乳房获得营养的奶汁，从中也得到情感的满足。故从内驱力的释放和需求的满足来看，性驱力投射的主要对象是母亲或母亲的替代者，在婴儿的精神世界里，他和母亲处于一种共生状态，母亲的主要任务是识别婴儿的要求并给予满足，二元关系更多是躯体性的，通过喂奶、抚摸和清洁身体，母亲与婴儿之间有频繁的、极具感情及快乐的交互作用。这样的过程能使婴儿形成最初的信任感。母亲的心理状况和个性特征对婴儿的影响就此开始。当母亲对婴儿的呵护是细心的、适当的、稳定的，婴儿能得到适当的满足，内驱力的发展才会向下一个阶段顺利过渡。如果母亲忽略这个孩子，对他的寒冷、饥饿不予关注，这个婴儿就会过多地经受早期的挫折感——基本生活需求得不到满足的挫折感。或者一个神经质的母亲过分地关注婴儿的状况，不停地检查他的尿布是否尿湿，频繁地给婴儿喂奶，则婴儿通过母亲的这些非言语性行为更多地体验到她的焦虑和对自己的"控制"，进而也易使婴儿总处于一种紧张和焦虑状态。

这个阶段的孩子在内心世界中尚未能很好地区分出你与我的关系。所谓共生状态，就是一体状态。在婴儿的最初世界里，婴儿通过口欲的满足，即口唇快感区的满足，获得了基本的安全感和基本的信任感。当他感到饥饿或身体不适而哭泣时，母亲会及时赶到，满足他的需求，消除其因内驱力带来的紧张和焦虑。但在实际情况中，婴儿的要求并不总是能够得到即刻的满足，如母亲正在忙别的事情，要在 5 分钟之后才能给他喂奶，或母亲要冲泡奶粉，要 1 分钟之后才能喂他。不能即刻得到满足就会给孩子带来挫折感。适应这种不断出现的受挫感使婴孩体验到"我自己"不是万能的，我饥饿时，想要的东西是另外一个人才能给予的，许多要求是无法即刻得到满足的，是需要延迟满足的。

在母亲给婴儿喂奶的过程中，婴儿口唇的机能，包括吸入、含住、咬、吐出、闭住等，都是某种人格特质的原型。在个体应付焦虑和产生应激反应时，这些机能都有象征性的意义。

2. 肛欲期

弗洛伊德把精神结构发展的第二个时期称作"肛欲期"（约 1～4 岁），显然也是将心理发展与生理功能的发展联系在一起。一岁半左右的孩子通常都要接受大小便的训练，随着括约肌逐渐变得发达，孩子开始能在一定程度上控制自己的大小便，大便的积累造成强烈的肌肉收缩，当大便通过肛门时，黏膜产生强烈的刺激感，这样的感觉不仅是难受，也能带来高度的快感。另外，大便对婴儿还有其他重要的意义。对婴儿来说，大便是他身体的一部分，排出大便相当于做出"贡献"或献出"礼物"，而且通过排便，他可以表达自己对环境的积极服从，而憋着大便时则表达的是自己不肯屈服。从 1.5～4 岁孩子的发育状况来看，这个时期的孩子就出现了最早期的"逆反"，孩子常对大人说"不""我的""不给你"之类的话，在行为上会有一些恶作剧，如故意弄坏一些东西，拿着吃饭的小碗去撒尿等。在某种意义上，大便变成了孩子与父母或成年人保持关系的某种工具，孩子们感受到他能在一定程度上影响人群和环境，能成为行使控制权利的人。在这个时期，母子二元关系逐渐开始解体。这个时期，孩子学会了走路，能用简单的词语交流，开始体会到了自主性，他们开始学会观察环境、探索环境，摆弄玩具就是最明显的表现。

3. 性蕾期

性蕾期（约 4～6 岁），又称俄狄浦斯情结期或性器期。经过口欲期和肛欲期之后，性驱力的敏感区转到了性器。为了使之与青春期的性冲动相区别，我们称这一时期为性蕾期。

弗洛伊德用古希腊神话中的俄狄浦斯王来为这一时期命名，是因为这个年龄的孩子可能会表现出对双亲中的异性（儿子对母亲，女儿对父亲）有更多的亲近感，而对双亲中的同性可能会出现排斥感。对双亲中异性的乱伦幻想和对双亲中同性的嫉妒与谋杀冲动被称为"俄狄浦斯情结"。俄狄浦斯情结是弗洛伊德理论体系中一个重要的部分。弗洛伊德非常重视和强调这个情结。他认为，这样的情结，往大了说，会成为人类"宗教和道德的根源"，往小了说，会成为个人心理失常的病因。在他看来，只有当这种情结得到解决或被压制之后，儿童的人格才有可能渡过力比多发展的第三个阶段，并向前发展。通常的解决办法就是发挥儿童的"认同作用"，即男孩与父亲认同，女孩与母亲认同，并且各自依照父亲或母亲的样子行事。儿童对同性父母的嫉妒、谋杀冲动导致儿童惧怕来自父母的报复，如男孩惧怕阴茎的丧失，这被称为阉割焦虑。在这个阶段，在生理发育上，孩子可能出现最早的类似手淫的行为，如男孩会用手摆弄自己的生殖器，女孩有时会夹紧自己的双腿摩擦阴部。在心理发育上，这时孩子所处的主客体关系也发生了变化，从二元关系进入三元关系，或三角关系阶段。孩子开始清楚地感觉到父亲和母亲拥有不同的性别，且他们之间有一种亲密的关系。孩子开始把父亲视作他和妈妈之外的第三个人，三角关系的格局出现了。这时男孩会表现出对母亲有更多的亲近感，女孩则对父亲表现出更多的亲近感。在俄狄浦斯情结阶段的儿童要经受新的焦虑体验，当他意识到家庭中的关系不再是二元的，而是三元的，更复杂的是还有弟弟、妹妹的大家庭，孩子会产生一种被遗弃的焦虑，以及被排斥在外的焦虑。

4. 潜伏期

潜伏期（约6～12岁）指儿童在经过口欲期、肛欲期和性蕾期后，进入一个安静的阶段。在这一时期，儿童开始了社会化，兴趣进一步扩展。学习、受教育成为这一时期的主要活动。此时，孩子对父母、兄弟姐妹的兴趣减少，而对动物、体育运动、自然界的好奇心增加。在这个阶段，孩子的喜好以及习惯逐步固定，不但别人可以看得出他的能力特点，连他本人也可以意识到自己的特点。他对于自己想做什么、不想做什么，都比较清楚，可以说这一时期孩子"自我"的状态更加完备，他的喜恶渐趋分明，结交朋友时也会参照自己的喜好。在这个时期，男孩只喜欢跟男孩玩，女孩只喜欢跟女孩玩，孩子开始真正进入所谓的"同性阶段"，且通过"认同作用"开始慢慢地学习自己的性别角色。

5. 生殖期

在生殖期（约12～20岁），孩子的身体快速发育，渐渐呈现第二性征：男孩骨骼与肌肉长得粗壮，声调变粗；女孩乳房隆起，并且开始月经周期，进入青春期。在青春期，不但孩子的生理有剧烈变化，孩子的心理也发生了显著变化。儿童在小的时候，因为体力、脑力均未发育成熟，做事很依赖父母。到了青春期，由于身体快速发育，孩子在生理上渐趋成熟，在心理上也渴望独立自主。可是，由于孩子缺乏社会经验，在心理上又不能达到完全独立的状态，所以孩子虽然表面上看来有独立自主的欲望，内心却仍然感到相当不安。

在青春期之后，孩子进行抽象思考的能力大为增加，同时随着观察能力以及判断能力的增强，孩子有能力看出父母有时也会犯错误，也会有弱点，而且父母也不像从前那样时时刻刻都能满足孩子所有的要求，所以青少年容易有时对父母失望，也常批评父母，反抗父母的意愿，表现出青春期的反抗和叛逆。青春期的孩子随着生理发育成熟，对异性的兴趣大幅度增加，弗洛伊德把此阶段称为生殖期，这是成人异性性生活开始的前奏，其性的欲望通过性器官来表现与获得满足，并且开始两性生殖的可能性。

弗洛伊德认为，成人人格的基本组成部分在前三个发展阶段已基本形成，发展过程是一个阶段序列。变化是渐进的，而不是跳跃性的。所有真正强烈的力比多投射都不会在进入下一个阶段后被完全抛弃。前面的三个阶段被称为前生殖阶段，在任何阶段的固着，都会使儿童在以后的生活中出现口欲期、肛欲期或性蕾期的人格特点。所以儿童的早年环境、早期经历对其成年后的人格形成起着重要的作用，许多成人的变态心理、心理冲突都可追溯到早年的创伤性经历和压抑的情结。

（五）神经症的心理病理学

弗洛伊德认为，人在幼年时期，对异性双亲的眷恋现象是人类普遍存在的特征之一。俄狄浦斯情结（又称恋母情结）就是他用于说明此问题的一个术语。他认为，在古希腊神话中，俄狄浦斯王"无意识"地杀父娶母的故事，说明了男孩都恋母而仇父，但女孩则相反，她们是爱父而嫌母。儿童的这种感情是为社会伦理道德所不容的，因此受到压抑。情结是被压抑的欲望在无意识中的团结，是一种心理的损伤。解决这种情结的方法是儿童在发展中把他的自我的一部分视为与社会一体的部分，形成超我，遵守社会道德规范的要求。但此问题若不解决好，人就会焦虑，可能最终发展为神经症。

1. 症状的意义

弗洛伊德认为，神经症的症状，与过失和梦相同，都各有其意义，都与病人的内心生活有相当大的关系。他指出，神经症的症状是性的满足的代替物。症状既可以达到性欲满足的目的，也可以达到禁欲的目的。弗洛伊德曾指出，症状是两种相反的、互相冲突的倾向之间调和的结果；它们一方面代表被压抑（禁欲）的倾向，另一方面代表性欲满足的倾向；在这两个倾向中，必定有一个在症状中略占优势，但另一个也不会因此完全失去地位。

例如，一个患有强迫症的女青年会做出许多强迫动作：睡前要使自己的卧室和父母之间卧室的门半开着，并在自己的卧室门口放置障碍物，她床上的长枕头不能与床背碰到一起，等等。她上床前的种种预备仪式即强迫动作可重复1～2个小时。在治疗过程中，治疗师发现，这个少女自己忽然意识到她之所以不让长枕头不能与床背碰到一起的缘故。她认为长枕头像一个妇人，而直挺挺的床背像一个男人。弗洛伊德指出，其做出强迫仪式动作的目的在于阻止父母性交，并想借此仪式使自己代替母亲。因此，弗洛伊德认为，症状是被压抑到无意识中的欲望寻求满足的曲折的表现，是压抑与被压抑的两种势力相妥协的结果。

2. 神经症的实质

弗洛伊德认为，现实神经症直接源于力比多不能正常得到宣泄，也就是说，是由于病人的性生活的不满足；精神神经症是自我与本能欲望相冲突的妥协，或者说是妥协的产物。它一方面使自我减轻了焦虑，一方面部分地、虚伪地满足了本能欲望。因此，弗洛伊德就说症状是生活中所不能满足的欲望（尤其是性欲）的代替满足。当代表禁欲的力量"得分"多一点，便产生强迫症状；当泄欲的力量"得分"多一点，人就会表现出歇斯底里症状。

弗洛伊德认为，人的性欲要求满足，这种要求会表现出来；但由于现实的原因，性欲得不到满足和宣泄，可引起力比多退行。如果病人在幼儿期发展不顺利，在口欲期、肛欲期或性蕾期发生了固着，力比多便容易退行到发生固着的阶段，以那个阶段（口欲期、肛欲期或性蕾期）儿童性欲的表现形式表现出来，这便是成人性变态发生的原因。但人的自我往往不会听任这种情况发生。自我是依据现实原则工作的，由于预感到变态性冲动可能招致的危险，加上超我对自我的监督，人要求自我应对儿童性欲的盲动。因此，自我会预先产生焦虑，这种焦虑实际上是对冲动可能导致的威胁的惧怕。于是自我便努力压抑力比多，不让其在意识域内活动。压抑因条件不同，可能产生不同的结果。在一种情况下，冲动被永久性地破坏掉，力比多能量转移到其他方面，人便不会产生心理障碍；在另一种情况下，力比多依然保持，但被限制在本我或退行到某一早期阶段，结果是造成各种不同的神经症。自我实行了压抑，却没有完全抑制本能冲动，自我只好利用自我防御机制对某些特别强烈的力比多欲望加以变形、伪装，以神经症症状的形式表现出来。

3. 焦虑与神经症的关系

精神分析学说认为，焦虑是理解神经症的关键所在。焦虑是一种弥漫性的恐惧的体验。由于有焦虑体验者无法意识到其恐惧的具体对象，所以焦虑被称为"无原因的恐惧"。弗洛伊德在 20 世纪 20 年代后，在发展了其人格结构论之后，重新研究了自我的机能，发现并不是自我先对力比多进行压抑，以后被压抑的性驱力转化为焦虑，而是自我先预感到某种危险的存在，产生了焦虑，为防止焦虑的发展而对力比多的要求实行压抑。也就是说，是焦虑造成压抑，而不是压抑引起焦虑。

本我中的本能欲望和冲动在力比多的驱使下不断地寻求自身的满足和表现，超我根据社会、道德的要求不允许其表现，而自我同时要注意本我和超我及现实这三方的利益，必然对寻求满足的本能的冲动加以压制。在自我足够强大时，采用心理防御机制中的压抑能够获得成功。但当自我力量减弱时，压抑未能成功，即产生类似神经症症状的心理冲突。两种势力冲突的结果达到妥协，自我采用心理防御机制中某些特别的技巧，对急于寻求表现的性冲动予以伪装，使之以神经症症状的形式表现出来。这既使力比多的能量得到了宣泄，也使自我避免了焦虑。

三、精神分析治疗的常用技术与方法

精神分析治疗经过多年的发展，已经形成了一套成熟的理论和方法，经典的精神分析技术是从弗洛伊德让病人做自由联想开始的，后来又强调了对移情的分析，除此之外，还有释梦技术、阻抗分析等。本部分将重点介绍这几种技术。

（一）自由联想

1. 自由联想的概念

心理治疗师鼓励病人尽量自由地、无拘无束地讲，不要在乎说得是否正确，或者是否合乎逻辑。心理治疗师坚持要病人说出所想的任何事情，不要有任何隐瞒，特别是那些他不想说或者不好意思说的内容，把它们说出来尤其有意义。不论其如何微不足道、荒诞不经、难登大雅之堂，病人都要如实报告。这种说的方式，被称为自由联想。弗洛伊德认为，浮现在脑海中的任何事情都不是无缘无故的，都是有一定因果关系的，心理治疗师借此可以发掘出病人无意识之中的症结所在。自由联想是精神分析治疗的重要技术之一。

2. 自由联想的具体做法

让病人在一个比较安静、光线适当的房间内，躺在沙发床上随意进行联想，如图 2-2 所示。心理治疗师则坐在病人身后，倾听他讲话。在进行自由联想时，要以病人为主，心理治疗师不要随意打断他的话，当然在必要时，心理治疗师可以进行适当的引导。一般来说，心理治疗师往往鼓励病人回忆从童年起所遭遇到的一切经历或精神创伤与挫折，从中发现那些与病情有关的心理因素。自由联想的最终目的是发掘病人压抑在潜意识内的致病情结或矛盾冲突，并把它们带到意识领域，使病人对此有所领悟，并重新建立健康的心理状态。

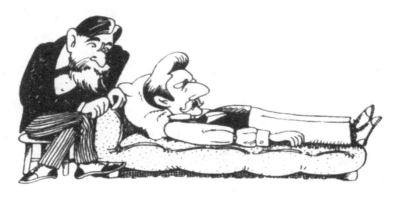

图 2-2　自由联想

例如，有一个 16 岁的男孩，母亲早亡，男孩一直和父亲一起生活，父亲一边工作一边照顾他，两个人相依为命生活了十多年。父亲为了不让他受委屈，一直未再娶。但是父亲因为生活艰难的缘故，有时候会喝酒，喝醉之后会打他，有时候甚至下手很重，酒醒之后父亲会感到后悔，然后再细心照顾他。这种情况发生了很多次。在治疗中，当他谈论起父亲的时候，他显得很平静，他说父亲很爱他，对他很好，他理解父亲，父亲一直生活得很不容易。对于父亲酒后打他一事，他说没有什么感觉，不怪父亲。心理治疗师和他建立起一定的治疗关系以后，教给他自由联想的方法，让他躺在沙发上，鼓励他把头脑中可能想到的事情说出来，那么，在谈论他父亲的时候，他说他头脑中突然出现的一个念头，就是报复父亲，希望他早死，但是这个念头让他很不安，他觉得自己是个坏孩子，是个忘恩负义的人。在接下来的治疗中，他谈论的重点内容是他对父亲的矛盾情绪。

自由联想的疗程颇长，一般要进行几十次，持续三五个月，有时半年以上，每周 1～2 次。不可能只进行几次自由联想就完全解决病人的问题。因此，心理治疗师需要事先向病人说明这一点，取得病人合作的意愿。在治疗过程中，也可能发生阻抗、移情或反复的现象。

3. 使用自由联想技术的适应症

自由联想技术主要适用于各类神经症、心因性精神障碍与心身疾病患者，也可用于部分早期或好转的精神分裂症患者，但不适用于发病期的精神分裂症、躁郁症与偏执性精神病等病人。

（二）释梦

弗洛伊德认为，梦是我们了解潜意识的捷径。通过对梦的过程的分析，人的愿望、需要、恐惧都能得到揭示。弗洛伊德认为，一些不被自我所认可的动机或记忆常常在梦中以象征性形式表达出来，梦是本我冲动和自我防御之间的一种调和产物。他认为，睡眠时自我的控制减弱，无意识中的欲望乘机向外表现。但因精神仍处于一定的自我防御状态，所以这些欲望必须通过伪装、变形才可以进入意识成为梦象。因此梦是有意义的心理现象，梦是人的愿望得到迂回的满足。

1. 梦的材料与来源

梦总是以前一天或最近几天印象较深的事（即入睡以前的经验）为内容。某些早期的印象，只要与梦者当天的某种刺激有关联，也构成梦的内容。梦选择材料的原则不同于觉醒状态的原则，它甚至完全受儿时的最初印象左右，往往能展现那些梦者在觉醒状态无法记起的细节和小事。梦的显意与梦者最近的经验有关，而其隐意与梦者很早以前的经验有关。

具体来说，梦的材料包括三种：① 梦总是以最近几天梦者印象较深的事为内容；② 梦选择材料的原则与觉醒状态的原则不同，梦选择材料时，会专门找一些不重要的、次要的、被轻视的小事；③ 梦完全受儿时最初的印象左右，梦往往把那段日子的细节、那些在觉醒时绝对记不起来的小事重翻旧账似的"搬"出来。

梦的来源包括以下四个方面的内容：① 一种最近发生的，并且在精神上具有重大意义的事件，它直接表现在梦中；② 几个最近发生并且具有重要意义的事实，于梦中凝合成一个整体；③ 两个或数个最近有意义的事件，在梦中以一个同时发生的、无足轻重的印象来呈现；④ 一个对梦者很有意义的经验（经过回忆及一连串的联想），经常以另一个最近发生但与其没有什么关联的印象一起呈现，作为梦的内容。

2. 梦的内容的分类

梦的内容可分为显意和隐意。显意是指梦可感知的部分，隐意是指显意背后的潜意识冲突和愿望。释梦的工作就是通过显意揭示隐意。在揭示梦的隐意的过程中，心理治疗师常要运用自由联想来产生更多的材料，以找到显意和隐意之间的关系。

3. 梦的工作

弗洛伊德认为，梦的工作主要有以下四个作用：浓缩、置换、象征作用和再度校正。

浓缩作用是指在梦形成时，在隐意元素转变为显意元素时，经过了大量的删略，在大量隐意元素中，只有极少数的意念能作为观念元素表现在梦中。隐意非常细致具体，显意则是概括的、精练的，在梦中，"数人合为一人"的例子屡见不鲜。在这些浓缩的梦之中，A的性格、B的爱好、C的职业、D的相貌统统汇集到一个人身上。

置换作用是指在梦形成的层次中，各单元之间发生了心理强度的置换，梦的置换作用是达成愿望改装的主要方法之一。比如，有一个人在梦中经常看到别人在发展同性恋，经过分析，原来是他本人的潜意识中有同性恋的冲动，这种冲动在梦中表现出来，为了逃避稽查作用，梦者就把自己的冲动置换到别人身上。

象征作用是指用形象生动的视觉图像表示抽象深奥的思维，显意内容主要是用视觉形象表示出来的，而隐意内容往往是抽象思维，弗洛伊德将显意比作象形文字，象征作用也是梦的工作的最显著特征。例如，有个人在梦中看到父亲收拾好行李出门旅行去了，经过分析，了解到他父亲得了重病，即将死去。在这里，梦者通过象征作用把得病垂死这一抽象思维表现为具体的形象——出门旅行。

再度校正作用，也叫作梦的润饰作用，是最能被人观察和理解的。因为梦的浓缩、置换和象征作用，隐意变得面目全非。经过再度校正，梦把各种材料（即梦的工作的直接产物）重新组合成新的连贯的整体，这是梦的工作的最后一道程序，它把隐意"密封"起来，让人们去破译。例如，在前面的例子中，梦者意识中有发展同性恋的冲动，通过置换作用，他在梦中看到别人在进行同性恋，经过梦的再度校正作用，他梦见一群人在酒吧里面喝酒。梦者通过一系列梦的工作来掩盖自己真实的欲望。

4. 梦的工作与释梦

弗洛伊德认为，梦的工作与释梦是两种方向相反的内容。如果说梦的工作是把一个事物深深地埋起来，释梦则是把它挖掘出来。从这个角度来讲，将隐意变成显意的过程就是梦的工作。反过来，由显意回到隐意就是释梦的过程。我们可以使用自由联想等方法进行释梦。在释梦时，我们可以问病人对于梦中的某一内容有什么联想，让他将原来的观念留在心里，任意想象，这叫作对梦的自由联想。

（三）阻抗分析

在精神分析治疗采用自由联想技术之前，当弗洛伊德还只是使用催眠和"压力"技巧时，阻抗被认为是病人抵抗医生对其施加影响的一切因素。弗洛伊德将这些抵抗的倾向视作一些相同力量的反映，在治疗情景中，这些力量导致并且促使病人将痛苦的记忆与意识相分离。

1. 阻抗的定义

阻抗意味着对抗，阻抗是对分析进展、心理治疗师和分析性方法及过程起反作用的反向力量，这是指病人有意识或无意识地回避某些敏感话题，有意或无意地使治疗重心偏移。阻抗能阻碍病人的自由联想，妨碍病人试图回忆和试图达到的领悟。也就是说，阻抗是针对病人的合理化自我及想改变的愿望起反作用的力量。阻抗可以是意识、前意识和潜意识的，可以用情绪、态度、观念、冲动、想法、幻想或行动的方式来表达。

2. 阻抗的分类

阻抗可分为有意识的阻抗和无意识的阻抗。有意识的阻抗可能是由于病人怕心理治疗师对自己产生坏印象，或担心说错话，或不信任心理治疗师，这种阻抗经心理治疗师说服即可消除。无意识的阻抗则表现为对治疗的抵抗，而病人自己并不能意识到，也不会承认。病人往往口头上表示迫切希望早日完成治疗，但在行动上对治疗并不积极，也不热心。因此这种无意识的阻抗行为或思想是病人熟悉的、合理的、符合目的的，这种阻抗常常根深蒂固，成为病人的习惯。

3. 阻抗的临床表现

阻抗可以各种微妙和复杂的形式发生。在分析中，所有的行为都可以为阻抗的目的服务，所有的行为都有冲动和防御两个成分。阻抗可表现为：病人沉默；病人总在谈论琐事；病人在谈话中会回避特定的主题；谈话形式一成不变；病人迟到、失约，或忘记付费；病人梦的缺失；病人有厌烦情绪；付诸行动等。付诸行动作为一种阻抗，是一种重复性地用行动代替语言、记忆和情感的行为。并且，在付诸行动中，总是有些扭曲的内容。付诸行动有多项功能，但它的阻抗功能最终要被分析，因为如果心理治疗师不这样做，阻抗的后果就会危及整个分析。当付诸行动出现时，心理治疗师应当指出这是阻抗，应该挖掘其动机。

4. 对阻抗的分析和处理

在对阻抗的分析中，首要任务是识别阻抗，特别是阻抗比较隐秘或者表现为无意识阻抗时，识别阻抗更为重要。在识别阻抗之后，应展示阻抗，因为在分析阻抗前，心理治疗师应告诉病人将要分析什么，也就是病人应该知道他是否在阻抗，他正在阻抗什么，为什么要阻抗，以及他是怎样阻抗的。只有当心理治疗师判断病人有能力面对阻抗时，才能引导病人面对阻抗，否则只会增加病人的否认和掩饰。为了使病人更好地看清阻抗，有时心理治疗师可让阻抗进一步发展，一直到适当的时候再指出阻抗。弗洛伊德因此提出一个原则——"先于内容解释阻抗"或"表面地解释"。这个原则强调，处理阻抗的第一步是向病人指出他在阻抗，使病人意识到自己的阻抗，以后等到适当的时机，心理治疗师再向病人指出病人为什么要采取阻抗、防御的是什么。

认识、展示和澄清阻抗的目的最终是解释阻抗。在分析阻抗动机时，心理治疗师经常需要寻找引起阻抗的情感以及情感背后的根源。病人做出阻抗常常是为了躲避某种体验。有时，分析阻抗的最佳途径不一定通过情感体验或既往经历，而是通过阻抗方式，特别是当某一个个体经常重复使用同一阻抗方式，这会提示这一个体的行为特征或性格倾向。这种针对习惯性阻抗形式的分析是找出阻抗特征的捷径。一旦病人认识了阻抗方式，病人就应在治疗之外寻找恰当的行为模式，确定这种行为模式的目的和演化路径，并最终了解此行为模式的由来，了解是什么原因使病人形成习惯采用这种阻抗方式。

在临床实践过程中，人们发现了很多常用的处理阻抗的技术，如：放慢治疗进程，减轻病人的情绪压力；加强情感支持与接纳程度；心理治疗师接受病人做出的阻抗现实；心理治疗师分享私人情感经历；心理治疗师为病人提供选择，注意非权威性语言的使用；病人利用身体表达需求。

（四）移情分析

从精神分析的发展过程中，我们知道，弗洛伊德在他最早的工作中使用了催眠治疗。通过对治疗工作进行研究，他发现，催眠治疗的重要手段之一是使用暗示，但有的病人并不接受心理治疗师的暗示。通过反复的实践和探索，弗洛伊德放弃了催眠暗示，而代之以自由联想。因为他通过进一步的研究发现，在催眠和暗示中，病人的阻抗和移情反应被忽略了。这个转折可以说是精神分析的开端。由此我们可以看出"移情"这个概念在精神分析中的重要性。事实上，弗洛伊德在他和布洛伊尔合著的《癔症研究》一书中，已经意识到了移情反应的危险性和它的治疗作用。正如拉尔夫·格林（Ralph Green）所指出的那样，精神分析与其他心理治疗方法本质的区别，在于它对移情这一领域深入细致的研究和探索。

1. 移情的概念

弗洛伊德在 1895 年提到，当病人的某一种感情上升到意识层面，而这种感情又仍然与潜意识中的种种记忆相联系时，这个病人就会有一种对心理治疗师的"错误联结"，这是弗洛伊德关于移情的最早描述。事实上，弗洛伊德的一系列著作，从《释梦》《移情动力学》到晚期的《超越快乐原则》，都在对移情的概念进行补充和阐述。后来，安娜·弗洛伊德提出，移情是指那些病人因其与心理治疗师的关系所引起的冲动性体验，这些体验并不是由于客观的分析治疗场景所造成的，而是起源于病人早期的客体关系，是这些客体关系在强迫性冲动作用下的重现。后来也有学者对移情做了这样的概括：移情就是病人潜意识地指向某个心理治疗师的各种非现实的角色和身份，这种情形发生在精神分析治疗的退行过程中，病人对那些角色和身份的回应，通常起源于他们早年的经历。移情有三个显著的特点：① 在当前情景中显现过去；② 显现熟悉而亲近的人；③ 拒绝接纳新的信息。

2. 移情的特征

移情具有不合时宜性。病人对治疗师的反应并非都是移情，这主要根据具体情况而定。

移情一般都涉及强烈的情感。在大多数情况下，病人对心理治疗师的强烈情感都是移情，比如爱、恨和害怕等。通常情况下，心理治疗师中性、节制和稳定的行为和态度不会引起病人十分强烈的情绪反应。因此，病人任何剧烈的情绪反应都可能以移情为主。

所有移情反应都是矛盾、对立的情绪。根据精神分析的基本理论，我们认为，这种潜意识的矛盾情绪来源于儿童性心理发育阶段的两难期，如对心理治疗师的爱常伴有隐秘的恨等。

移情一般反复无常。移情反应常常是一种不恒定、不确定和想入非非的情绪。这种情况在治疗早期尤其多见，因此有人将其称为飘浮式移情反应。

移情反应的最后一个特点是顽固不化。病人之所以顽固地保持其态度，是因为这种强烈的感情是本能和防御的需要。病人牢固和稳定的移情常常是潜意识防御和本能释放的混合物。

3. 移情的临床分类

移情可分为正性移情和负性移情。所谓正性移情，是指病人向心理治疗师投射爱、依赖等正性感受，病人希望心理治疗师能要求他的满足，并拒绝接受移情的解释，此时心理治疗师的任务是鼓励病人充分发展移情的每一步，在恰当的时候开始处理病人对分析的阻抗。负性移情则是病人敌意、侵犯、轻视等态度的表现。当病人不能容忍这种情感，或者说负性移情占了上风时，心理治疗过程很有可能瘫痪，甚至病人要求中止治疗。当病人服从、容忍这种负性移情时，病人要么做出一种微妙、潜在的妄想性防御，要么有一种潜在的受虐倾向，要么对正性移情做出防御，要么以上三者皆有。正性移情与负性移情的区分并不是绝对的，二者可以相互转化，这在某些时候甚至是突然的。当移情较强烈时，正性移情或爱的移情就可能含有色情的愿望，而负性移情或攻击的移情则可能含有破坏的或恨的愿望。这些强烈的感情代表着病人在儿童心理发展关键时期与父母以及其他重要人物之间关系的再次体验。在心理治疗中，心理治疗师揭示了病人移情的机制，使得这些情感再次进入意识，使得造成病人心理痛苦、形成病人人格的重要原因暴露出来。

4. 分析移情的技术

（1）镜像作用

心理治疗师应能使病人最大限度地表达能反映其儿时重要经历的移情反应。

弗洛伊德指出，心理治疗师应能作为病人的镜子，使病人能通过心理治疗师的反射看清自己。治疗师恒定的中立态度，如同镜子一样，能忠实地反映出病人的喜怒哀乐。

（2）中立的态度

中立的态度应包括心理治疗师与病人保持一定的陌生感，对于精神分析这种持续时间比较长的心理治疗方式，这一点尤为重要。如果病人对心理治疗师缺乏确切的了解，病人就更容易产生幻想；病人对心理治疗师越是所知甚少，越是容易相信自己不恰当的反应是一种投射，而这些幻想和投射是产生移情所必需的。

（3）节制原则

弗洛伊德曾指出，分析治疗应尽可能地节制。我们必须认识到，某种程度上，病人的症状具有一定的功能，导致病人就医的症状常常部分是压抑的本能冲动寻找满足的方式。治疗期间，病人自然会寻找关怀、注意等替代性满足，此时只要心理治疗师能克制自己的情感，坚持不提供替代满足，那么病人就可能把这种本能冲动直接投向心理治疗师，病人长时间得不到满足，就可能被诱导退行，这样病人的神经症症状就可能通过移情而重演。

5. 分析移情的技巧

（1）展示移情

在探索移情之前，心理治疗师首先应让病人知道，他对心理治疗师的反应将是讨论的中心，而引起反应的事实内容往往处于次要位置。病人必须面对和意识到自己的移情反应，如果病人并不清楚这一点，心理治疗师就必须指出并将移情反应展示出来。更经常的是，如果让病人的某种感情继续升温，达到某种程度时，病人将会自动意识到自己的移情反应。如果经过充分等待后，病人已经能认识移情反应，心理治疗师就应该用提问来确定移情的存在。如果心理治疗师对移情不能确定，而此时又不适合继续保持沉默，心理治疗师可直接问："我想你是否对我有些想法不便说出口？"当时机成熟，病人的理解力能帮助他认识移情时，心理治疗师可向病人出示推理的依据。

（2）澄清移情

一旦病人识别出移情，心理治疗师在下一步就应要求病人澄清，全面、深入地完成移情的细节。常用的方法有两种。第一种方法是询问详细情况。我们分析移情的最终目的是解释移情反应的潜意识根源，而寻找线索进入潜意识的最佳途径是搜寻移情反应，寻找引起情绪、冲动和幻想的深层次私人情感的详细细节。心理治疗师应要求病人尽可能地补充、完善和详尽表述各种情感活动，并叙述与情感活动相关的联想。第二种方法是找出心理治疗师的什么特征和行为引发了移情。心理治疗师本人的形象特征，甚至心理治疗室的布置都可引发病人的移情，心理治疗师的反移情也是引起病人产生移情的主要原因之一。

（3）解释移情

解释移情是精神分析的独特技术。解释移情意味着将病人潜意识的内容转变成意识内容，使病人能对自己的心理现象有本质的了解。病人通过展示童年心理体验，将早年的行为与目前的行为联系起来，来解释移情，这一过程并非一蹴而就的。通过展示和澄清，心理治疗师促使病人的自我能够审视自己的心理过程，使潜意识内容逐渐进入前意识，为解释移情做准备。这时，病人需要具备分裂自我的能力，即病人的一部分自我能从自我活动中分离出来，作为旁观者来观察自己，这种自我的分离使病人有可能发现自己心理现象背后的意义和原因。解释工作不能超越病人自我的理解和感情的承受能力。

（4）修通移情

修通移情是指经过解释，病人的内省力被不断重复和完善。内省力的重复对于分析和解决阻抗是必须的，这能帮助自我放弃习惯性防御而尝试新的方法，不断重复也能使自我拥有充足的时间积蓄力量，去解决放弃习惯性防御后所产生的焦虑。心理治疗师需要注意经过解释后移情发生了什么变化，如果病人缺乏自动反应，心理治疗师可询问病人对解释有何感想，或者心理治疗师应耐心等待，让病人有足够的时间和空间自己慢慢体会解释的意义。

（五）解释技术

解释是精神分析中最常使用的技术。要揭示症状背后的无意识动机，消除阻抗和移情的干扰，使病人对其症状的真正含义有所领悟，解释就是必不可少的。解释的目的是让病人正视他所回避的东西或尚未意识到的东西，使无意识的内容变成意识的内容。解释技术包括四个方面的内容：移情、防御（阻抗）、良知（超我）和梦。

（六）心理治疗的设置

心理治疗的设置，就是心理治疗师对心理治疗的实际操作过程的具体安排，是心理治疗师为心理治疗的实施所做出的精心设计，也是事先安排好了的、要求心理治疗师与病人均要遵守的基本规则。心理治疗的设置涉及有效治疗、保护病人与心理治疗师的重要技术。

治疗设置的目的在于保证心理治疗的顺利开展。在精神分析治疗中，设置也是治疗的一部分。坚守固定的设置，可促使病人认知、情感模式和冲突性关系的再现，因此心理治疗师可以较为容易地观察和理解治疗过程中所发生的事情以及病人的移情。在心理治疗的过程中，设置可以让心理治疗师把因个人的问题而对病人产生的影响降到最低点，真正让心理治疗成为以病人为中心的治疗。治疗设置的具体内容包括心理治疗室、病人的选择、治疗时间、治疗收费、对心理治疗师的要求等。

1. 心理治疗室

应安排固定的房间作为心理治疗室。心理治疗室的布置应当简单、舒适。心理治疗师不要坐在办公桌后面的椅子上，与病人隔着一个办公桌谈话；在治疗中，心理治疗师不应频繁接听电话。病人和心理治疗师的椅子都应当以舒适为宜，并按照一定的距离和角度摆放，使病人感到既亲切，又不过分生疏。

2. 病人的选择

传统上，我们认为最适合进行精神分析治疗的是歇斯底里、强迫症、焦虑症和恐怖症。一般来说，情感性精神病、精神分裂症、病态人格、药物及酒精依赖、长期的严重的人格障碍以及器质性病变所致的精神障碍都是应排除的病种。当代一些心理治疗者不再单纯根据精神病学的临床诊断选择病人，而是试图寻找更有普遍意义的标准。实际上，许多人认为，弗洛伊德的这句话仍然很有道理——"人不太老，病不太重"。有人据此提出，年轻、有吸引力、善言谈、聪慧和成功的病人较适合接受精神分析。一些更深入的研究尤其强调病人的两个特点：一是智力，主要表现为领悟力、言语表达能力；二是动机，即缓解症状和改变现状的愿望。其实，具有这些特点的病人不仅是精神分析的理想对象，而且可能是任何疗法的最可能的获益者。

3. 治疗时间

治疗时间应保持恒定，不要提前结束，也不要延长时间。在治疗中，心理治疗师要鼓励病人按时来做治疗，对病人的迟到、缺席等现象，应加以注意并进行讨论。关于节假日的停诊，应适时做出安排，可以提前通知病人，并与之讨论。

4. 治疗收费

心理治疗师一般根据一定的标准收费。治疗费用一旦确定下来，就不要随便改动。每一位心理治疗师在确定收费标准时，既应当考虑自己的经济状况，也应当考虑病人的承受能力。对于那些经济状况比较差的病人，心理治疗师可在病人经济条件允许的情况下进行调整。通常，在评估阶段结束，还没有开始心理治疗之前，心理治疗师必须明确与病人一起讨论收费问题。

5. 对心理治疗师的要求

在心理治疗中，心理治疗师的态度要中立。心理治疗师不要谈论太多有关自己的事情。对于病人提出的关于心理治疗师的问题，心理治疗师可有选择地做出回答。心理治疗师应当探索病人问题的含义，或病人为什么在此时此地会提出这样的问题。心理治疗师不要完全将自己的情感对病人表露出来。心理治疗师在开展治疗工作之前，都应当进行自我分析，并接受督导。

以上是心理治疗的设置中最基本的方面。除此之外，还有礼物、电话、合并药物治疗问题以及治疗的中断等，这些都属于心理治疗的设置范围。只有坚守这些设置，才可能保证治疗关系的有效性和可持续性。

（七）精神分析的治疗实施过程

1. 精神分析治疗的原理

精神分析治疗的焦点不应是消除外显症状，而应是向病人者揭示内在冲突的原因和冲突过程，即把这一系列的无意识过程和材料经过分析、解释，让病人在意识层面得以了解和领悟。一旦病人明了自己得病的原因和情形，症状便有了一个合理的解释，治疗工作自然就可以"对症下药"。所以，分析治疗工作的要旨可以简明地归结为：促使无意识过程向意识转化。一切神经症都是由被压抑在无意识中的那些幼年时期的精神创伤和痛苦体验造成的，包括对父母的敌意、性感情、虐待、无助感、未满足的需要、伤害。

2. 治疗目标

当代心理治疗有两大目标：缓解症状、改变人格。其中，改变人格有时是指矫正像攻击、怯懦这样的人格特质，有时是指一些更一般因而也较模糊的概念，比如"更有效率""更为舒适的个人生活"。这些概念可在工作、人际关系、性等方面表现出来，比如：更能发挥智力和情感方面的潜能；使人际交往，包括与同性和异性的交往更有成效；对自己有更强烈的认同感；与双亲分离（不再依赖），但又能保持良好的关系；稳定的婚姻关系。也有学者把人格的改变主要限定在心理动力学的变化上，这是指弗洛伊德人格结构体系内的自我、本我、超我的动力协调。自我力量的加强，能更好地控制、应对本能驱力，也能更好地处理外部世界与良知之间的矛盾冲突。

3. 治疗阶段

治疗主要包括以下四个阶段。

（1）开始阶段

开始阶段就是第一阶段。这个阶段的任务是建立治疗的同盟关系：明确病人的问题；确定病人的障碍是否适合精神分析；设法了解病人及其潜意识冲突的情形。

（2）移情发展阶段

这是治疗的第二阶段。这个阶段的任务是移情的出现和解释。随着治疗的进行，病人开始出现对心理治疗师的移情。心理治疗师要及时进行解释，使病人对他将过去的经历、体验投射到心理治疗师身上这个情况有充分的认识。

（3）修通阶段

修通意味着有反复、有曲折，是漫长、艰苦的过程。这是治疗的第三阶段。这个阶段的任务是帮助病人对移情有更深刻的认识，并着力克服治疗中遇到的各种阻力，使病人对心理治疗师给出的解释，即其症状的隐含意义有更为清晰的认识。在这个阶段，心理治疗师需要运用以解释为主的各种技术，结合自由联想的材料和移情表现，向病人揭示其无意识欲望和无意识冲突，使病人了解症状的缘由，对症状加深理解和领悟。

（4）治疗的结束阶段

这个阶段也被称为移情的解决阶段。需要注意的是，当治疗即将结束时，病人的移情可能突然变得更为突出。常见的表现为病人已经消失的症状突然出现并且加重，或者病人推翻原来的解释和领悟。这实际上是病人不愿结束他对心理治疗师的情感依恋的表现。在最后一个阶段，心理治疗师的任务是处理病人对心理治疗师的依赖问题和拒绝治疗结束的企图，还要彻底解决病人对心理治疗师产生的移情。

四、个案研究

在精神分析的治疗案例中，第一个要提到的就是安娜·欧。弗洛伊德对精神分析的兴趣是在 1884 年与布洛伊尔合作期间产生的，他们合作治疗一名叫安娜·欧的 21 岁癔症病人。安娜·欧原名伯莎·帕彭海姆（Bertha Pappenheim），生于 1859 年 2 月 27 日，死于 1936 年 5 月 28 日。安娜的父母都出自名门望族。他们的家族在历史上曾出现过几个智力不凡的人物。母系这一支中，其中一位就是有名的大诗人海涅（Heinrich Heine）。她的母亲擅长交际，与当时许多著名的商贾、金融家和犹太社团领导有联系，她母亲的兄弟亦为有名望的绅士。安娜的英语很流畅，能用法语和意大利语阅读，过着维也纳上流社会妇女的日常生活，日常生活中喜欢骑马、刺绣。

1880 年，布洛伊尔治疗安娜时，她是一个刚满 20 岁的知识女性，有着一系列莫名其妙的歇斯底里症状：右侧、左侧身体会在不同的时间里出现瘫痪和麻痹情况；有持续性的神经性咳嗽；会出现视觉和听觉障碍；会有古怪的饮食习惯（如在几个星期里全靠橘子过活）；会一度失去说德语的能力，但仍然能说英语；会体验到她称之为"缺席"的解离状态。

按照布洛伊尔的描述，安娜一直很健康，成长期并无神经症迹象。她非常聪明，对事物的领会迅速，有十分敏锐的直觉，智力极高，有很高超的诗歌禀赋和想象力，但受到了严厉的和带有批判性的抑制。她意志力坚强，有时显得固执，在情绪上总是倾向于轻微的夸张，像是很高兴，而又有些忧郁，因而有时易受心境支配，在性方面发育很差。布洛伊尔将她描绘成一位"洋溢着充沛智力"的女子。

1880年，安娜21岁。这年7月，她深爱着的父亲患了胸膜周围脓肿。安娜竭尽全力照顾父亲，不到一个月，她自己也出现了诸多症状，如虚弱、贫血、厌食、睡眠紊乱、内斜视等。按布洛伊尔的说法，那段时间安娜和她的母亲共同分担着护理父亲的责任。安娜的症状迅速加重，发展为肢体的痉挛和麻木，并伴有交替出现的兴奋、抑制和失神状态。12月11日，安娜卧床不起，直到次年的4月1日才第一次起床。4月5日，她父亲去世，她爆发出了异乎寻常的兴奋，在这之后，又陷入了持续两天的深度昏迷。后来，她似乎平静了一些，但仍有幻觉、失神、睡眠障碍和饮食障碍，出现过语言方面的错乱和强烈的自杀冲动。症状的加重似乎与她长期护理濒临死亡的父亲有关，但也同她对总体的生活状态的不满有关。她的才能和愿望受到她的家庭文化氛围的压抑。

布洛伊尔为她进行了催眠治疗。每天下午，安娜通常处于困倦状态，接着，在日落时分，布洛伊尔对她进行深度的催眠，对此，安娜发明了一个技术性的名称——"云雾"。如果在这个状态下，她能讲述白天出现的幻觉，思想清醒起来，显得平静而又快乐，她就会坐下来非常理智地工作、写作或画画直至夜晚。约清晨4时，她上床睡觉，次日又开始重复这样的流程。

随着治疗的推进，安娜的一些症状消失了，但这并不完全是由于催眠的作用，因为布洛伊尔在一开始就强调说，安娜完全不受暗示的影响，她从不受哪怕一丁点儿的断言的影响，只受争论的影响。所以对于安娜来说，症状的缓解不如说是自我暗示和宣泄的作用。布洛伊尔注意到，当安娜在治疗中说出她的某些幻觉后，她的症状就会消失。这种情形的一个典型例子就是安娜曾看见一只狗从杯子里喝水。高觉敷先生在《精神分析引论》译本序中提到过这个情节：

> （安娜）还有一个特殊症候，就是有长达六个星期的时间在干渴得无法忍受时，也不能喝水。在催眠状态中，她诉说自己童年时，如何走进她不喜欢的女家庭教师的房间，看见女教师的狗从玻璃杯内喝水，这引起了她的厌恶，但由于受到她尊敬的师长的影响，安娜只好默不作声。她在催眠中，恢复了她对这件往事的回忆，尽量发泄了她的愤怒情绪，此后她不能喝水的怪病才消失。从安娜的病例可以看出，某种症状可以用交谈疗法治疗，这个交谈疗法要在催眠状态下实施；并且，如果要使之有效，就需要采用大声说出症状的原始起因的方式。

也就是说，安娜在治疗中重新体验了以往的创伤性事件和相应的情感过程，症状由此得以缓解。安娜自己称这种方法为"谈话疗法"或"扫烟囱"。显然，这就是弗洛伊德四年后开始对他的病人实施催眠时所用的"催眠宣泄"法。

在安娜的病案中，最有意思的就是布洛伊尔和弗洛伊德对其症状和治疗过程有不同的看法，表面看来，这只是学术上的分歧，但实际上，它所涉及的是精神分析中的一个基本问题：移情和反移情。布洛伊尔在叙述安娜的病史时，说她在性方面的发育极不成熟。而弗洛伊德则认为，布洛伊尔之所以在病史中对安娜的性发育如此强调，似乎与他要回避治疗中的某种尴尬、急于证明自己的清白有关。这就是反移情。现代精神分析培训强调反移情，一个重要的方面就是要让心理治疗师更多地洞悉自身，可以说，弗洛伊德当时就已经萌生了这样的观点：心理咨询师如果不看清自身的反移情，就很难真正理解来访者的移情。弗洛伊德认为，在治疗安娜的过程中，布洛伊尔能够使用和病人建立良好关系的非常强烈的暗示，我们可以将这种良好的关系看作今天我们所谓的"移情"的一个完满的原型。我们有强烈的理由怀疑，在她的一切症状得到缓解之后，布洛伊尔一定从进一步的迹象中发现了这种移情的性动机。但是，他没有注意到这个出乎意料的现象的普遍性，这造成的结果是，他好像遇到了一件麻烦事，因此放弃了一切进一步的研究。

所谓治疗关系背后有性动机，纯粹是精神分析的论调，它是否成立还备受争议，但迹象还是有一些的。据《癔症研究》的编者说，厄内斯特·琼斯（Ernest Jones）在他的《弗洛伊德传》中，曾对此有过详细的叙述。阿尔布雷希特·希尔施米勒（Albrecht Hilschmiller）等在论著中也提到过所谓的"癔病性假性妊娠"。我们在此可以参照欧文·斯通（Trving Stone）在《心灵的激情》中颇具文学色彩的描绘。有一天晚上，安娜突然出现了严重的腹痛症状，布洛伊尔及时赶去，发现安娜已经认不出他了。他问安娜怎么会突然腹痛，安娜却说："我快要生布洛伊尔大夫的孩子了。"布洛伊尔的妻子因其丈夫每晚与那个迷人的女人安娜的接触而心生醋意。而这时，安娜则产生了怀孕的幻觉，并认为腹中胎儿的父亲是布洛伊尔。布洛伊尔带着轻度的恐慌结束了治疗，第二天便匆匆带着妻子到威尼斯去度第二个蜜月，在那儿，他们怀上了一个女儿，并从此过着幸福的日子。

弗洛伊德反复琢磨：如果真像布洛伊尔所说，她的病没有一丁点儿性的因素，那么，她在那么多可供选择的幻觉症状中，为什么偏偏选中了马上要生出她和布洛伊尔的孩子这个念头呢？她怎么又会认不出布洛伊尔医生呢？是不是因为她如果认出了他，就不可能像对一个陌生人似的对他说"我快要生布洛伊尔大夫的孩子了"？当她抚摸着自己平坦的腹部时，怎么会生出这样的奇想呢？弗洛伊德认为，布洛伊尔之所以放弃了对安娜的治疗，原因就在于安娜强烈的正性移情，换句话说，就是他无法处理自己的反移情。弗洛伊德还认为，布洛伊尔的治疗是不彻底的，安娜出现了移情，却没有得到处理，所以并没有治愈。他把这个想法告诉了荣格、茨威格、琼斯，还有其他人。据说，圈内人都知道这个"秘密"，但是，不见得每个人都明白弗洛伊德的意思。如果有人把它理解为布洛伊尔没治好安娜，再和她进出疗养院、继续受神经痛的折磨联系起来，就会对《癔症研究》一书的真实性和科学性提出质疑。由此看来，布洛伊尔主要关心的是以心理治疗缓解某些症状，而安娜随后严重的面部疼痛和用药已成为主要的难题，这是心理治疗无法治愈的。

《弗洛伊德与安娜·欧》一书提到安娜身上有三种病：癔症、神经痛、吗啡成瘾。布洛伊尔用谈话疗法治好了她的癔症，从而创建了精神分析。随后几年，她进出疗养院，都是治疗神经痛和吗啡成瘾。有许多证据证明，布洛伊尔对安娜产生了反移情，但没有直接的证据能证明安娜对布洛伊尔产生了移情，所谓"怀孕幻觉"（安娜突然表现出要生孩子的样子，并说"布洛伊尔医生的孩子要出生了"）并没有得到原始资料的证实。但是通过对案例的分析，我们可以确定，安娜有强烈的恋父情结，父亲死后，她把布洛伊尔当成了父亲。另外，从她后来成为女权主义者而且终身未嫁来看，她的恋父情结并没有得到解决。1888年，她与母亲定居法兰克福，此后她写过短篇小说和戏剧小品，出版过自己的著作，并热心于社会公益事业，在当地颇有影响力。1954年，一种印有她画像的邮票被发行，人们用这种方式来纪念安娜。

五、对精神分析的评价

（一）贡献

弗洛伊德开创了潜意识的研究领域，提出了人格结构理论、性心理发展理论以及心理防御机制理论。在弗洛伊德以前，心理学主要研究意识现象，弗洛伊德把潜意识现象看作人类心理的主要方面，对潜意识的规律和内容进行了系统的揭示，扩大了心理学的研究领域。弗洛伊德的精神分析开辟了性心理学、动力心理学和变态心理学等新的研究领域。他对性的象征心理和性本能进行了深入的研究，他不满足于传统心理学对心理和行为的表面描述，而是用能量和系统的观点来考察它们背后的机制，开创了动力心理学研究这一新领域。弗洛伊德用潜意识理论对变态心理和行为的形成原因以及有效的治疗方法进行了系统的研究，建立了现代心理治疗。弗洛伊德的精神分析揭示了人类的深层心理和整个人格，成为一种可以解释个人、文化和社会历史的世界观和方法论，因此，精神分析超越了心理学的范畴，对社会科学的广泛领域产生了深刻的影响。弗洛伊德对人类的无意识心理现象做了系统探讨，使无意识概念被正统心理学接纳。精神分析是第一个正规的治疗体系，它的出现使心理治疗进入了一个新的历史时期。

（二）局限性

首先，它的疗效并不是确定的。其次，它疗程太长，花费太大，正统的心理分析治疗是一种典型的贵族式治疗。有学者认为，精神分析的局限性主要表现在以下方面：精神分析学说有太强的生物决定论色彩；精神分析学说过于强调性本能的作用，这是不符合事实的，它把性失调和性压抑解释成一切神经症的成因更不符合事实；忽视环境、社会力量的作用；冲突的复杂性、多样性被惊人地单纯化、公式化了，这绝对是有违事实的；其方法论遭到更普遍的批评；弗洛伊德收集、处理和解释资料的程序完全不符合一般科学研究的要求。

第二节　客体关系理论

"客体"一词，是最早由弗洛伊德创造的专业名词。比较概括地说，客体指的是特别有意义的人（或者事物），这个人（或者事物）是另一个人的感情或内驱力的客体或目标。在弗洛伊德的理论中，客体是原欲驱动的目标（客体可以是人，也可以是物，例如，它可以是一件衣服或一件艺术品，只要其拥有释放能量的潜力）。因此，客体关系理论中所用的"客体"这一术语，沿袭了传统精神分析中"客体"的叫法。

与关系结合在一起的时候，客体涉及人与人的关系，并且可以提示过去关系的内心痕迹，而过去的那些关系塑造着一个人现在与他人的互动模式。客体关系是指存在于一个人精神中的人际关系形态的模式。比如，如果灰姑娘去见心理治疗师，可能是因为她与王子的婚姻有问题。传统上，弗洛伊德可能探讨性压抑，探讨她的未得到解决的婚姻中的俄狄浦斯情结。而这个心理治疗师将在防御机制和自我与本我之间的冲突结构中，分析灰姑娘的问题。依据客体关系理论观点来进行治疗的心理治疗师必然会注意到灰姑娘所遭受的是早期因丧母所产生的心理丧失。这样的心理丧失导致灰姑娘习惯于运用"分裂"的心理防御机制，因此她把某些女性理想化（譬如她那仙女般的教母），而视其他女性为"全坏"的（如她的妹妹和继母）。她将王子理想化了，即使她和王子相处的时间不长。这种建立在这么不自然的内在自身及客体表象之上的婚姻中，一旦灰姑娘要去面对具有人性缺点的真实王子时，势必会产生问题。在客体关系理论中，我们应关注灰姑娘自己的内在世界与现实世界中的人及情境之间存在的落差。

客体关系理论是心理动力取向的人格发展理论，主张人类行为的动力源自客体。客体关系理论在精神分析的理论框架中探讨人际关系，更强调环境的影响。这种理论认为，真正影响一个人精神发展过程的是人出生早期作为婴儿与父母的关系。客体关系理论探讨的是婴儿与母亲的关系如何影响个体的精神结构，以及个体如何成长起来，并将人格发展的重心从俄狄浦斯情结转移到从婴儿出生到3岁的俄狄浦斯情节前期的冲突之上。

在本部分的内容中，我们将着重介绍四位客体关系学家的思想理论：梅兰妮·克莱茵、罗纳德·费尔贝恩、唐纳德·温尼科特和玛格丽特·马勒。

一、克莱茵的客体关系理论

（一）克莱茵的生平

梅兰妮·克莱茵（见图2-3），奥地利精神分析学家，儿童精神分析研究的先驱。克莱茵出生在维也纳，父亲是犹太法典学者和内科医师。克莱茵5岁时，她的二姐西多涅去世；克莱茵十几岁时，她的哥哥去世。克莱茵高中毕业后进入维也纳大学学习历史和艺术，21岁结婚，丈夫是工程师，他们有3个孩子。克莱茵与父亲的关系比较疏远，与母亲更为亲近。她是家中最小的孩子。1910年，克莱茵在布达佩斯读了弗洛伊德的著作《释梦》，随后她联系了弗洛伊德最出色的弟子之一费伦齐，开始接触个人分析。在个人分析发展到一定阶段时，费伦齐建议她考虑将精神分析技术应用到对儿童的心理治疗工作中。克莱茵采纳了费伦齐的建议，她几乎开创了这个临床研究的全新领域。

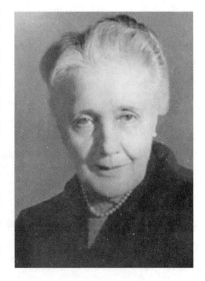

图2-3 克莱茵

1919 年，克莱茵发表了她的第一篇论文《一个儿童的发展》，1921 年，她应亚伯拉罕之邀去柏林，并与丈夫离婚。克莱茵继续从事儿童精神分析，1924 年，她开始接触亚伯拉罕的分析理论。1926 年，克莱茵定居伦敦，直到去世。在克莱茵自 1921 年到 1960 年的著作中，她扩展了弗洛伊德的客体和客体关系的概念。她在一些重要的领域追随弗洛伊德，例如强调本能内驱力，用之来解释动机和人格的形成，但是她提出的一些概念是富有创造性的，并且完全远离了弗洛伊德。

与弗伊德最初对儿童的理解基于他对病人（主要是被诊断为神经症的女人）资料的收集不同，克莱茵采取了与有问题的儿童直接接触的大胆步骤。在那个年代，这是一个未探索的领地。她的病人基本都是儿童，这迫使她发展新的技术和了解孩子内心世界的新方法。她结合自己对儿童的观察，创造性地应用不同的游戏，希望通过使用玩偶、泥巴、图画和其他一些非语言的方式来了解儿童的内在世界。克莱茵揭开了儿童心理世界的神秘面纱，她认为，即使是婴儿，内心也充满了原始的残酷的冲突、危险的自相残杀的倾向、排泄与性欲的冲动。

当描绘这个新的领域的轮廓时，克莱茵运用了弗洛伊德的理论。她讨论了她的创造性的理论和临床工作。她观察儿童，揭开了婴儿处理内部焦虑、内驱力、原始冲动和恐惧的一些机制。她了解到，想象是对内驱力和情感的反映，想象也支配着婴儿早期的心理生活。

克莱茵的创造性工作具有重要的过渡意义，在弗洛伊德和其他精神分析思想家之间架起了一座桥梁。从她对婴儿和孩子的观察中，她扩展和改良了弗洛伊德的客体和本能的思想。

精神分析学家威尔弗雷德·鲁普莱希特·比昂（Wilfred Ruprecht Bion）对克莱茵评价很高：很多人很有天分，但他们没有足够的人格力量来支撑自己的天分；梅兰妮·克莱茵有着独特的性格和勇气，也有着坚韧的毅力和强烈的进取精神，这些品质与她的天分相辅相成，相得益彰。

（二）主要理论

1. 内在客体关系——母婴关系

克莱茵发现，与儿童用来控制情欲和冲动的能量相比，儿童使用了更多的能量来建构他们的世界。因此她声称，儿童的行为较少受其情欲和冲动驱使，而更受其生活中重要人物的情感所左右。对克莱茵来说，这些人物的内在表象，也就是她所称的儿童的“内在客体世界”，是构成心理的素材。儿童的内在世界是一个关于人际关系的世界。

在构成儿童生活的所有关系中，克莱茵对母婴关系最为感兴趣。克莱茵认为，由于这一关系非常强烈，并且包含了儿童与世界的许多互动，因此它成为其他所有关系的原型。克莱茵的一个基本观点是，自我的核心与婴儿最初且最基本的客体关系（即与母亲的关系）联系非常密切。相比其他任何关系，这种关系更能成为建构儿童内在世界的基础。在克莱茵的著作中，尤其是她早期的著作中，有很多独特而又颇具争议的观点，其中一个就是母婴关系的起源。克莱茵认为，在婴儿出生前，母亲就已经为婴儿而存在。作为天生的源自内在的存在，母亲建构了一种无意识的内在知觉的形式，这种形式是婴儿遗传基因的构成部分。连同其他固有的形象（如乳房等）一起，"内在母亲"决定了儿童对外在世界的回应方式。我们无须很深入地了解克莱茵所描述的类似集体无意识的内容。实际上，虽然克莱茵并没有使用"原型"（archetype）这一术语，但在儿童的心中，母亲的存在就像是一个"原型"。正是这最初的母性形象，而不是周遭其他事物，引导着儿童与一位有血有肉的抚养者（也就是真实母亲）之间产生互动。

2. 死亡本能——好客体与坏客体

在克莱茵早期的思想中，另一个独特的观点与死亡本能有关。一方面，与弗洛伊德一样，克莱茵也相信存在一股破坏性的内在力量，如果不控制的话，它会导致自体（self）的毁灭。弗洛伊德认为，这股破坏性的内在力量通过虐待他人或者虐待自己而被释放出来。在弗洛伊德后期的思想中，他在很大程度上抛弃了这种观点。例如，在分析抑郁症时，他使用了"关系"而不是"本能"这一术语。另一方面，克莱茵继续坚守关于死亡本能的观点，并且认为，个体内在的生与死之间的力量斗争，最终会被投射到外在世界中去。

根据克莱茵的观点，这种死亡本能是儿童早期喜欢将世界分为好与坏的原因。例如，大部分的死亡本能被投射到外在客体上，就产生了一个充满坏人和恶人（即坏客体）的世界。为了不让儿童的世界遍布坏客体，部分儿童的原欲能量便被投射到外界以产生好客体。所有这些客体依次又被内射到儿童的内心原欲，产生了一个内在表象世界，这个世界被分为两个部分，一个部分是破坏性的（坏的），另一个部分是善意仁慈的（好的）。

正是好客体和坏客体之间的动力性相互影响，构成了克莱茵关于婴儿精神世界的观点。婴儿通过持续地投射并内射那些厌恶的感觉，试图处理内在的破坏性冲动。虽然随着克莱茵事业的发展，她越来越对儿童"真实"的互动感兴趣，但是她从未放弃存在死亡本能的观点。她认为，生命是被创造与毁灭之间强大而神秘的内在斗争所控制着的。

因此，克莱茵认为，婴儿持续地处于保护自己的亲密者与摧毁他们这两种愿望之间的冲突中，也就是在保护（爱）和破坏（恨）两种感情中周旋。她用"状态"这一术语来解释这一冲突。为了处理"爱"和"恨"或"好"和"坏"的二分感觉，婴儿会将他们的体验组织为"状态"。克莱茵指出，婴儿的客体关系发展包括两个基本的状态。

3. 两种发展状态

弗洛伊德对发展的理解，涉及本能能量在人的身体上的表现，例如口欲或肛欲阶段。与弗洛伊德不同，克莱茵从关系的角度看待发展。在婴儿四五个月时，最初与婴儿的自我相关的是部分客体，然后拓展到整个客体。这个从部分客体到整个客体关系的过程，表现了从一个状态到另一个状态的过程。

第一个状态是"偏执-分裂状态"。这个状态从婴儿出生开始，持续到婴儿生命最初的三四个月，表现为婴儿最初降临世界的特征。克莱茵觉得，出生时的痛苦以及子宫内的安全感的失去使婴儿觉得在被迫害、被攻击，因此她使用了"偏执"这一术语。后来，克莱茵将这一状态称为"偏执-分裂状态"，以描述这一时期不可或缺的内容——分裂。

在偏执-分裂状态，婴儿开始接触他的第一个客体——乳房。婴儿与这个客体（更确切地说，是"部分客体"）之间的互动构成了婴儿第一个真实的客体关系。这也是婴儿不得不应对自己的破坏性冲动的第一个机会。

克莱茵极其生动地描述了婴儿的破坏性冲动，认为它主要表现为"吸血鬼式的吸吮"和"掏空乳房"的举动。她写道："在他的破坏性幻想中，他啃咬并撕裂乳房，吞噬它，毁灭它；并且他感到乳房也会以同样的方式来攻击他。"虽然儿童毫无疑问也体验到了对这个他赖以生存的唯一来源的积极情感，但它所激起的负向反应的确颇令人畏惧。如此，这些映像的内射引起了大量内在的骚动就不足为奇了。婴儿对这些骚动的反应是把这些映像彼此分离，也就是说，从心里把感到害怕的、恶性的映像和那些感到舒服的、良性的映像分离开。这种将内在世界分成令人受挫的、极具破坏性的（坏的）成分和令人满足的、让人喜爱的（好的）成分的早期分裂，代表了婴儿调和内在冲动的原始方式。

第二个状态是"抑郁状态"。它开始于婴儿出生后第一年的第二季度，并一直延续到第二年的开端。在过一时期，婴儿的心理快速发展，分裂过程也是逆转的，母亲作为一个完整的客体被婴儿接受。在与母亲的互动中，婴儿开始觉察到来自同一个人的好的和坏的情感流动。现在，婴儿对母亲的体验更加真实——作为一个可能犯错误的人，母亲是好坏兼备的，而不再是非好即坏或非坏即好的。到了这些情形发生时，婴儿便被迫承认他对母亲的负向情感（通常是厌恶）。

虽然分裂过程的逆转标志着婴儿通往成熟方向的一个进步，但进步的取得是需要付出代价的。婴儿逐渐感觉到他已经伤害了，甚至摧毁了母亲。这些感觉即便只是由幻想中发生的事件引发的，程度也非常强烈。对婴儿来说，现实与幻想之间的界限仍非常模糊，因此就出现了克莱茵所说的"抑郁性焦虑"。此时，婴儿所做的一切似乎都是在以一种类型的焦虑（迫害性焦虑）来替换另一种类型的焦虑（抑郁性焦虑），因此内疚感替代了破坏性冲动。

不过，这种替换也有积极的一面。婴儿在主观上体验到自己带给母亲的痛苦，并同时为此感到难过，这意味着婴儿已经开始发展共情的能力。这与成人想要补偿受伤客体的愿望一样，它意味着婴儿已经获得了更高层次的客体关系。当婴儿发展到这一程度时，好的内在客体就更加稳固地建立起来了，并且安全的感觉开始日益取代被迫害的感觉。

和偏执-分裂状态相比，抑郁状态是婴儿朝着成熟方向发展的一个重要阶段。首先，婴儿有能力去整合自己对母亲的分裂感觉，并将这些感觉组合成一种完整的感觉。其次，虽然抑郁性焦虑令人不好受，但它开始取代迫害性焦虑，并且为建构更加成熟的相互关系铺平了道路。最后，补偿的能力开始成为核心，这意味着关系更多地建立在关心和保护的基础之上，破坏和毁灭的根基越来越弱。

克莱茵用"状态"一词来描述婴儿心理发展所经历的重要阶段。她用婴儿处理爱与恨关系的方式来描述婴儿的心理发展，而不是运用性心理发展期的概念来进行诠释。有学者认为，克莱茵使用精神病学术语来描述婴儿的不同状态是不适宜的，因为这些状态本质上都是正常的发展过程。抛去这些术语的病理学内涵，它们描述了婴儿应对重要人物（真实的和表象的）的尝试，而不是应对生理冲动的尝试。

早期人格发展的研究来源于原始客体关系，因此克莱茵对客体关系理论的贡献可以概括为：她开拓了对早期人格发展的研究。由此，克莱茵推动了研究的重点由对恋母期的关注转向对前恋母期的关注，从分析婴儿满足他们的性心理驱力的方式转向分析他们建构其表象世界的方式。克莱茵不仅是最先提倡存在早期内射的学者之一，而且她还支持内在客体世界构成了人类精神的基石的观点。

虽然克莱茵的很多观点（如母亲体验的原始起源、内在善恶力量的斗争等）现在已经都被淘汰了，但是她提出的有关分裂及其他无意识机制的运作观点影响了整整一代客体关系理论学家。如果说弗洛伊德是精神分析之父，那么梅兰妮·克莱茵就是客体关系之母。

4. 关键概念

（1）本能

克莱茵对婴儿心理世界的探讨强调生物的驱力和本能。内驱力和冲动，支配着这个内部世界。父母与婴儿之间的互动，或者说，事实上所有的互动和客体关系，都是以内驱力形式呈现的。克莱茵在生物内驱力互动方面的强调，使本我（id）成了她的心理学的中心。在这里，她比较多地聚焦于以幻想形式表达的内驱力的作用，而不是父母的影响。

婴儿的焦虑，主要来源于死亡本能。克莱茵与弗洛伊德分享了这个概念，这个概念是非常有争议的，并且没有被广泛接受。当恐惧死亡和毁灭的时候，死亡本能被想象性地体验了。这种对死亡和毁灭的恐惧，存在于自体，依附于客体，在无助的婴儿的想象当中，客体变得不能控制和过于强大。

（2）幻想——内部世界的基础

婴儿的内部生活包含幻想的世界，心理活动的形式从婴儿出生的时候就表现出来了。在这个心理世界里，婴儿通过幻想可以服务于身体本能和冲动，并对强烈内驱力和情感做出积极反应。这样，饥饿的婴儿能通过对乳房的幻觉性幻想来控制饥饿。

虽然这些心理过程发生在幻想和某一个心理水平之中，但婴儿体验了这些身体和心理上的幻想。这些幻想和内部客体似乎非常生动和真实，因为婴儿在这个阶段不能区分现实世界和自己的幻想生活。这样，每一种不安和受挫都被感觉到，似乎是一种个人的攻击，通过一种敌意的力量被强加给婴儿。无助的婴儿体验这些被幻想的客体和确实发生时的感觉，心理的发生是相对身体而言的。例如，婴儿用他的嘴发出吮吸的声音或吮吸他的手指，幻想他们确实在吮吸乳房，或有女子的乳房在他们内部。强烈的恐惧感觉以及婴儿用来处理这种感觉的机制，类似于成年人的精神病和混乱世界，然而克莱茵很清楚地说，婴儿没有精神病，这种幻想的混乱的世界对婴儿来说是正常的。

（3）客体

克莱茵改变了弗洛伊德对客体的看法。在弗洛伊德的内驱力模型中，内驱力最初是缺少客体的，因为最初的满足是得到了的，这和什么是特殊客体没有太大的联系。但是，克莱茵认为，内驱力天生就是朝向客体的。例如，婴儿从乳房处寻找奶水，吃的过程不仅仅是快乐的。克莱批评弗洛伊德的本能概念是无客体的，对于克莱茵来说，每一种冲动和本能都是与客体联系在一起的。

因为婴儿的自我和知觉的能力是不成熟的，并且婴儿仅仅只能朝向一个方向或当时的人的一部分，所以最初婴儿仅与部分客体相联系。对于婴儿来说，最初的部分客体是母亲的乳房。在早期的发展水平，婴儿仅仅能体验满足和失去乳房，在婴儿的心理方面，体验到的乳房要么是好的，要么就是坏的。在与乳房的关系中，婴儿感到被满足或被拒绝，好的或坏的乳房使婴儿满足或不满足。被抱在怀里和被喂养的感觉使婴儿愉快的感觉提升了，这些能使婴儿感受到满足的客体就是好的客体。

这种与部分客体相连的倾向，说明了儿童与每一件事情、与他自己身体的一部分、与别人、与无生命的客体的幻想性的不现实的关系特征。在婴儿生命最初的两三个月中，客体世界包括敌意的虐待部分以及真实世界的一部分。

克莱茵运用"内部客体"这个词多于"客体表象"，这暗示了客体表象是一个来自已经成功地分离的客体，因为儿童处在发展的较后阶段。以后的理论家，像科胡特等，用"自体客体"来表达在自我体验和需要的客体体验之间的一种融合的状态。内部客体与自体客体是相适应的。

（4）心理机制

婴儿运用一系列心理机制去控制强烈的需求、恐惧和幼年的情感。婴儿如何与乳房发生联系表明了一些机制，如投射、内射、分裂、投射认同。

投射是心理或想象的过程，通过这个过程，婴儿相信客体有一些分离的感觉或冲动，确切地讲，这些是婴儿自己的感觉。这样，喂养情况好的婴儿感受到快乐，然后把这种好的感觉转移到客体上，相信乳房是好的，这个好的乳房变成了整个生活是好的原型，而坏的乳房则代表着邪恶的、有迫害性的那些事物。当婴儿把他的受挫和怨恨的感觉转向剥夺性的、坏的乳房的时候，他把自己恨的行为归因为乳房本身。

内射是另一个重要的机制。这是一种心理的想象，通过这种想象，婴儿把在外部世界感觉的东西带进他们自己内部。这样，任何来自外部世界的危险进入了内部，变成了内部的危险。受挫的客体和焦虑的来源，虽然对于婴儿来讲是外部的，但是通过内射，它们变成了受惊吓的婴儿的内部迫害。

婴儿应用分裂（spliting）机制来保护自己，使自己感到是安全的。分裂包括分开或保持分开的感觉和自体诸方面。婴儿通过将他的自我和客体分裂为比较容易处理的状况，即分裂为好的和坏的方面，并使好的和坏的分离开，以此来保护自己。婴儿与母亲和她的乳房的关系是复杂的，在这个关系里，有爱和恨的情感，受挫和满足是同时存在的。分裂通过改变婴儿与母亲的复杂关系，简化一些事情，呈现出许多种简单的关系（例如，可爱的客体和满足的自体、可恨的客体和受挫的自体、可爱的乳房和被爱的自体、令人沮丧的乳房和仇恨的自体）。婴儿通过保持它们与满足的情感分开，使危险的情感被分散。

婴儿试着通过想象的过程去进行防御，强制他自己的内部世界进入外部世界，然后再内化（或保持连接）这个客体。婴儿期望通过外化，缓解一些内部焦虑和内部危险，从而在外部世界缓解这些焦虑和危险。这个过程被称为投射认同。例如，当婴儿体验到饥饿时，他通过分离部分情感和痛苦的经验来保护他自己，把这投射到客体——令人沮丧的乳房上。但是婴儿把痛苦分离到外部客体这个过程对婴儿来讲并没有太大的帮助，因而就需要有一个更进一步的过程，即把痛苦又内射回到自体的分离部分和客体的混合物。也就是说，婴儿试着去处理他的需要和恐惧，似乎他正在对着乳房说："因为我正在痛苦，你不喂养我，你就是坏的。你引诱我、吞没我，我感到我是坏的。"当获得满足时，一个类似的过程也同样发生。一个胃部充满温和奶水并感到满足的婴儿，可能想象一些事情，如"你喂养我，使我感到快乐，你必定在我的内部使我感到很好"。

投射认同过程包含投射和认同的相互作用。这个与成年患者有关的过程，能诱导患者对心理治疗师产生某种情感，心理治疗师可能认识到自己在患者的幻想和内部世界中扮演的角色。因此，心理治疗师能够运用克莱茵提出的概念来理解投射的患者是怎样无意识地对心理治疗师诱发这些情感的。于是，一个男性患者，因为他的女性心理治疗师对他所做的反应而变得沮丧；他可能把她想象成母亲（无意识地唤起她身上母性的关怀），但是他对她也可能有性的感觉和幻想，因此当他把她关怀的反应误解为性的反应时，他就变得焦虑和愤怒。

这些过程被假设发生在幻想的水平，但是克莱茵经常使她的读者混乱。一方面，她多次刻画这些意象，好像它们是现实的心理结构，能够思考和感觉。另一方面，她有时不能区分客体和这些客体的心理意象，不能区分幻想的内容和进行幻想和感觉的实际心理结构的区别。

（5）客体关系的内部世界

克莱茵强调，婴儿对他们自己的形成和对他们客体关系的内部世界的形成有积极影响。婴儿不断地运用投射和内射的机制面对满足和受挫的循环，同时，婴儿能控制他们的内部需要和建立客体关系。也就是说，婴儿把他的情感和能量转变成并贡献给客体，创造出他的第一客体关系。第一客体涉及自体或情感的分离方面。自体或情感被投射到外部客体，然后转回来作为内部客体。

内射和投射在内部客体和外部客体之间、内部本能和环境之间建立起了紧密的联系。内射建立了一个内部世界，这个内部世界部分地反映外部世界。内部情感的投射，渲染了婴儿外部世界的感觉。为了尽力防御他们自己，婴儿试着通过想象的过程，强制自己的内部世界进入外部世界，然后再内化这个世界。本质上，婴儿创造了他自己的世界。

内部的客体是自体和外部客体的混合物。外部客体的重要性仅在于它是怎样限制投射的，而不在于它自身作为一个客体。这样，自我（或自体）的影子落在了客体上。克莱茵的内部客体比较多地反映了本我，而不是外部客体。克莱茵的内部世界强调的是外部世界对婴儿情感的修正，而不是强调外部世界。传统的精神分析的客体意味着一个客体的意象，对外部客体的想象通过本能来修正，这个客体意象影响外部世界而不影响本我。

克莱茵的心理学理论认为，自然本性和本能比修正过的外部客体的角色重要。例如，哺育婴儿的父母调和婴儿本能的需要。依据传统的精神分析的理论，克莱茵没有太多地强调在环境中父母客体的影响。她过度强调了婴儿内部世界的重要性，认为内部世界是婴儿自我影响的东西。混乱来自内部，来自婴儿的本能，而不是来自外部，恶劣和恐怖产生于内部。

最初，婴儿只能与部分客体相联系。相联系的部分客体，导致婴儿内部世界在婴儿生命最初的两三个月里充满了迫害和敌意，当然其中也伴随着满足的片段和部分。它是幻想的类似精神病的危险和焦虑的世界，危险和焦虑来自婴儿自己的破坏和期望死亡的本能。然后，发展使得婴儿逐渐地与整个客体相联系。健康的发展，意味着婴儿通过他的愤怒、爱和贪婪，使扭曲关系减少。婴儿开始把他的母亲作为一个整体来看待，去爱母亲，从母亲身上获得快乐，将她视为有多个特征而不是只有单个特征的人。当婴儿从一个完整的人——母亲——身上获得快乐时，婴儿增强了他自己的自信和力量，并在外部世界与整个人相联系。所有其他关系都建立在婴儿与母亲乳房的基本的客体关系上。

婴儿的这些感觉和幻想都"刻"在婴儿的心里，不会渐渐消失，而是被贮存和保留在婴儿的活动中。这些感觉和幻想在个体的情感和互动的生活中产生了持续的影响。例如，机敏的心理治疗师会注意到在移情关系中它们的表现。

（6）自我和超我

心理结构的建立，意味着在心理内部，通过认同和内化，产生了一个新的组织结构。克莱茵认为，客体关系在婴儿出生时就存在。婴儿与其所摄取的第一客体——乳房的关系，在自我和超我的发展中扮演着重要的角色。

克莱茵认为，自我的形成是通过最初的好客体的内射完成的。婴儿吮吸乳房和乳房里的奶水，好的乳房变成一个焦点，自我围绕着它而发展（自我从婴儿出生时就切实地存在了）。母亲好的方面（她的爱、哺育、关照）进入婴儿的内部世界，并且变成了婴儿自我认同的特征。这些被内射的客体，变成婴儿进一步获得心理发展的组织者，并且不断地被其他客体修正。

比较特别的是，婴儿作为他的自我保护的一部分，把死亡本能和力比多或者生本能，转向外部客体——使婴儿既有受挫感又有满足感的乳房。通过这种保护策略的运用，以及内射和投射的变动，婴儿创造了一个自我和客体的混合物，这就是发展自我的核心。正如婴儿分离一些迫害的情感，保留其中一部分并且投射另一部分到外部，这样婴儿就分离了力比多，力比多的一部分投射到外部，剩余部分保留在内部。被保留的部分，即好的情感片段，与理想的、好的客体——乳房——建立起了关系。

在自我发展的早期阶段，婴儿的内部世界是客体和自我的无秩序想象、没有内聚力的世界和部分的客体。为了与这个世界对抗，婴儿在第一年从部分客体转移到整个客体，从零散的自我转到比较有凝聚性的自我。在开始区别和确切地感知现实时，婴儿的能力是有局限性的。造成的结果是婴儿将他自己的恐惧、需要、贪婪提供给了这个世界。随着婴儿不断成熟，未被组织的幻想变得比较统一，婴儿克服了自己是万能者、自己能控制整个世界的错觉；同样，投射和内射的机制减少，更准确的知觉增加。

婴儿把他自己分裂的、需要的特质投射到客体、乳房上，再内化想象的客体，作为他自己和客体的混合物。以这样一种方式，婴儿自己的梦被转移到对乳房的贪婪上，变成了一种超我的需要。此外，超我是幼儿的贪婪投射到需要——阻挠坏的乳房——的结果，坏的乳房变成了内化了的破坏性的客体。分裂机制能分开这种内化混合物，这样，那些被内化的迫害者或道德观念是出现在外部的，并不是部分的自体或部分的超我。

婴儿在他自己的内部创造出对父母不真实的幻想——父母伤害他，好像要切割、吞没、撕咬他。这些危险的客体，被内化为野蛮的畜生和恶人。婴儿害怕被吞没和杀戮。这些被内化的畜生和恶人，与婴儿的贪婪和恐惧混合在一起，变成了超我撕咬和吞没的被内化的客体。当然，超我不能确切地代表真实的父母，但是它被建立在父母的想象之外，婴儿进入他自己内部，通过他自己的感觉、幻想去修正、调整和改变。事实上，婴儿自己的感觉，以及实施自相残杀、性虐待的冲动，使得早期的超我特别具有讽刺意味。婴儿以一种具体的方式体验这些混合性客体，好像它们是活着的、正在伤害或迫害着他们的事物。当然，如果婴儿体验到在内部世界的人是和平共处的，婴儿将获得比较好的内部的协调和整合，在自我和超我之间也将有比较少的冲突，而不再有被吞没的恐惧和内部的被伤害感。

克莱茵基于她对严厉的超我的观察，在与儿童的游戏治疗中发现，超我出现得非常早（这个观察结果与弗洛伊德在治疗中的观察结果相反）。游戏治疗唤起了儿童投射他们想象的内部世界，然后儿童再投射到玩具、玩偶和心理治疗师身上。克莱茵在治疗一个只有 33 个月的儿童丽塔的工作中，遇到一个严肃无情的超我。超我的内部结构，通过令人痛苦的负面人物和唤起焦虑的认同而被显露出来。在游戏治疗中，丽塔扮演了严厉和惩罚性的母亲的角色，对待孩子非常残忍，并在对待玩偶或克莱茵时表现出来。丽塔十分需要被惩罚，而她又有罪恶的情感和对夜晚的恐惧，从她这种矛盾的心理中，克莱茵断定，超我的出现比弗洛伊德假定的要早。

克莱茵与弗洛伊德、费尔贝恩在结构方面的想法不同。弗洛伊德将本能的能量和结构的元素分开，但是克莱茵认为，它们是不能分开的，克莱茵在这一点和费尔贝恩的意见相同。对于克莱茵来说，内驱力是表示关系的，她看到了表现本能的幻想和努力与客体接触的幻想。人格基本上由这些内部客体关系的幻想组成，自我和超我之间的区别被模糊了。弗洛伊德非常清楚地把自我从本我中区分出来。他认为，心理冲突来自本我威胁自我的本能，因此，冲突能发现本我和自我的差异。（这将可能出现在婴儿生命的第二年或第三年里，接近俄狄浦斯情节开始的时期。）克莱茵在结构方面对本我强调得较少，多强调幻想方面，幻想似乎把自我和本我作为一个能量的两个方面结合起来，所以她断定，冲突可能在最早的发展阶段出现。克莱茵提出，在婴儿生命的开始阶段，存在有防御作用的功能性自我，这暗示着婴儿有较高水平的心理组织和结构，这比弗洛伊德所描绘的那个时期更早。

克莱茵同意费尔贝恩关于本能和结构之间的模糊和区别的观点，她认为，人格是内部客体的体验和幻想的顶点。克莱茵在这方面与费尔贝恩的不同之处，是她认为好的、坏的乳房被内射。费尔贝恩认为，没有必要内射好的乳房，只需要内射坏的乳房，他的理由是，内射的过程是防御的，婴儿在面对坏的客体时需要防御，不需要防御好的客体，好的客体可以保留在外部真实的世界中。但是克莱茵认为，被内化的好的乳房作为生活的资源，是自我充满活力的一部分。克莱茵主张，作为在自体获取和保持强有力的好的或理想化客体的方式，婴儿内化好的乳房，这相对婴儿的内部存在来说是必需的，因为乳房的一个重要的作用是用来抵抗存在于婴儿内部的死亡本能。

（三）主要运用

1. 病理学与治疗

在克莱茵看来，心理的危机来自内部。死亡本能引起儿童内部的焦虑和施虐的恐惧。儿童所具有的对于不同客体的破坏感激起了对关系的恐惧。内部现实是通过儿童对外部真实世界的知觉而形成的。因此，受挫和不适让他们感受到充满敌意和攻击的力量。这些早期的焦虑影响以后的客体关系。克莱茵为环境的变迁和好客体的作用留下了一点空间。她所强调的，大部分是有关幻想形成和内部客体的本能方面的内容。心理治疗的任务是尽可能地减轻这些焦虑，并改变所内化的客体和内部虐待者的粗鲁印象。心理治疗的过程是分析和解释移情。

所谓心理治疗中的移情，是一种想象的翻版，是一种恐惧的和含有过去关系体验的感觉的新样本。它是一个过程，在这个过程中，病人在心理治疗师身上体验到的感觉和想象会使他联想到过去生活中的一些人和关系。在生命伊始，儿童就有客体关系，它是发生在儿童与人之间的包含着爱和恨、焦虑和防御的关系。由于移情，儿童开始于客体关系的早期体验，移情的分析就能使心理治疗师和患者探索这些早期关系和随这些关系产生的感觉。

因为治疗的过程所触及的是产生幻想和感觉的本能基础，所以治疗可能会减轻被压抑的焦虑和施虐的罪恶感，病人早期痛苦的情感模式和方式也可能被减少。治疗的改变来自对病人移情的分析，以及将病人目前的情感和态度与最早的客体关系联系在一起。

心理治疗师可能表现为儿童早期生活中的一系列不同的人物，例如父亲、母亲或父母亲的一部分，或者个体的超我和本我的一部分。虽然婴儿在早期生活中只有很少相关的人，但由于父母的角色和不同的方面在婴儿的内部世界被再现，所以婴儿发展出大量不同的客体。这些客体的人或关系，既包括整体，也包括部分，被转移到心理治疗师身上，需要修通（working through）来加以解决。在这种治疗情景下，移情的改变依赖于在心理治疗中发生了什么。心理治疗师可以快速地、成功地成为"敌人"或者"帮助者"，或者"坏的母亲"，或者"好的母亲"，也就是说，这取决于心理治疗师是破坏性的还是安全的。

克莱茵认为，治疗，特别是游戏治疗，使比较早地内射到儿童生活中的人或客体得以外化。它能促进儿童内部世界和内部世界冲突的外化，儿童的内部世界被替代到了外部世界。例如，克莱茵提供了一个个案，一个5岁的男孩饲养了几种野生动物，例如大象和狼，来帮助他抵御他的敌人。克莱茵发现，这些动物代表着儿童自己的施虐冲动：大象象征他的施虐冲动，指向踩坏和重步的行走，象征他需要撕裂和鞭打；狼象征他破坏性的粪便和来自内部的坏特质。这个男孩将变得好斗，这些暂时温顺的动物将攻击他，这样他被他自己的破坏性和内部的迫害者所威胁。克莱茵认为，心理治疗师可能扮演各种角色，例如动物或驯兽师，或公正的上帝般的母亲。每一个角色都代表着一些儿童内部过去的人或物，以及儿童的本我或超我。

2. 个案研究

下面这个个案展示了克莱茵独特的临床治疗手段与方法。在这个个案中，她依照她自己的理论概念理解病人的情绪问题。克莱茵是最早为治疗儿童提供精神分析原则的人之一，她与非常年幼的儿童一起工作，这是极具创新性的。克莱茵相信儿童在一些具有象征意义的方面，如游戏和比赛中，表达了他们的想象和希望。儿童内心和成人内心之间的不同是对游戏治疗的接纳。游戏治疗的实质是解释在游戏中表达出来的想象、感觉和焦虑，或者解释儿童虽有能力但不能参与游戏的障碍。克莱茵认为，解释是释放那些用来压抑原始的情感和冲动的能量。

1923 年，克莱茵用游戏治疗的方法治疗丽塔，丽塔只有 33 个月大。在她生命的第一年，丽塔喜欢她的妈妈，之后丽塔有了对父亲的深情以及对母亲的敌意。例如，当她 15 个月的时候，她不断地要与父亲单独待在房间里，还要坐在他的腿上看书。在 18 个月时，她又改变了，她的妈妈又是她所钟爱的对象了。在这个时候，她开始害怕夜晚，也害怕动物。她变得比较亲近她的母亲，并发展出了对父亲的极度不喜欢。当丽塔 2 岁的时候，她的弟弟出生了，她开始表现出某种强迫的仪式。到她 3 岁时，她非常矛盾，因为她很难处理它。她是强迫的，在乖巧和淘气之间喜怒无常，在游戏中表现出焦虑和拘谨。因此，她的父母带她到克莱茵那儿去接受治疗。

克莱茵对她进行了 83 次治疗。在最初的治疗中，丽塔单独与克莱茵在一起的时候是焦虑和沉默的。克莱茵的工作是用语言描述病人的行为。克莱茵解释负性移情，丽塔害怕当她单独与克莱茵待在房间里时，克莱茵可能对她做一些事情。克莱茵认为，这与丽塔晚上单独一人时害怕坏女人攻击她有关。在玩游戏的时候，丽塔非常拘谨，强迫性地给她的洋娃娃穿衣服和脱衣服。克莱茵将其理解为隐藏在强迫行为背后的焦虑，并解释这种焦虑。后来，丽塔出现了复杂的睡前仪式，包括严实地盖好被子的仪式，丽塔认为如果不这样做，就会有老鼠从窗户进入房间来咬她。她将玩具大象放在她的洋娃娃的床上，防止洋娃娃起床进入父母的房间。克莱茵解释，大象承担了父母的角色，父母的禁令一直影响着她的感受，她希望取代她妈妈的位置，与她的父亲在一起。睡前仪式的意义，是使她不能起来，使她不带有朝向她父亲的攻击欲望。她害怕由于自己拥有攻击父母的愿望而受到惩罚。在治疗中，在她玩的游戏里面，她惩罚她的洋娃娃，并且表现得愤怒和恐惧，这表明她扮演她自己的两个部分：一部分是施加惩罚的力量，另一部分是被惩罚的儿童自己的力量。

克莱茵指出，丽塔的焦虑不仅反映了她的真实的父母，也反映了过分严厉的、被内化了的父母——超我。她认为，儿童在 1 岁左右开始建立超我。克莱茵认为，丽塔在游戏中的拘谨来自她自罪的感觉。她与洋娃娃的游戏象征她与弟弟玩耍，她想在她母亲怀孕期间从母亲那儿偷走他。禁令不是来自真实的母亲，而是来自内化的母亲，这个内化的母亲对待她的方式远比真实的母亲更加苛刻和粗鲁。

（四）对克莱茵思想的评价

克莱茵的工作是在弗洛伊德之后展开的。她的工作对建立和发展客体关系理论做出了实质性的贡献。她使用了弗洛伊德的一些词汇和概念，例如本能、结构、客体，但是在某些容易混淆但仍然重要的方面，克莱茵扩展了它们的含义。克莱茵继承了弗洛伊德对本能的强调，但是她将本能理解为与客体有内在联系，所以内驱力是具有关系性质的。自生命初始期，冲动就发生在客体关系的衍化之中，并且是由客体定向的。婴儿寻找营养物和乳房，不单单是为了释放。克莱茵对内驱力和客体关系两方面的强调，与弗洛伊德的观点迥然不同，弗洛伊德认为，实质上内驱力是无目的的。

克莱茵没有像弗洛伊德那样，在本我与自我、能量与结构之间做出区别。她将幻想作为本能，这不同于弗洛伊德的将幻想作为本能的变形的概念。这个不太明确（费尔贝恩以后将使其明确）的区别暗示，本我和自我是同一部分的不同方面，而不是独立的结构。本我，是自体幼稚的方面，其功能主要是获得与世界的滋养性接触。克莱茵认为，自我在婴儿早期心理生活的发展比弗洛伊德确认得早。她假定，自我出现在出生的时候，并且伴随着非常早的俄狄浦斯情结，由此使超我形成。

克莱茵描述了很多儿童的魔幻般的、恐怖的心理世界。她对儿童的客体关系的内心世界的理解是她工作的主要成就。她对早期心理机制的见解，促进精神分析研究领域从传统的俄狄浦斯情结发展到早期的双重关系，即母婴关系。她改变了精神分析在游戏治疗中的概念，但是她的一些治疗技术，例如过早地做出解释，使人们有了不一致的看法。她关于发展的概念，尽管遭到人们的批评，但还是对心理障碍和关系冲突具有重要意义。她发展了"内部客体"这个概念，创造了"部分客体"和"整体客体"这两个专有名词。她所做的工作为英国客体关系学派的崛起奠定了基础。克莱茵的理论将人的内心世界看成是不断变化的，她描述作为千变万化的、断裂的早期内部心理世界，其中一些方法可被称为现代和准现代的方法。

二、费尔贝恩的客体关系理论

（一）费尔贝恩生平

罗纳德·费尔贝恩（见图 2-4）1889 年出生于英国爱丁堡，1911 年毕业于爱丁堡大学哲学系。在随后的 3 年时间里，费尔贝恩前往德国和英国学习神学和希腊文化，他在经历了第一次世界大战后，决定做心理治疗师。1923年，费尔贝恩获得爱丁堡大学医学学位，并成为爱丁堡皇家医院的一位精神科医师。1927—1935年，费尔贝恩担任爱丁堡大学心理系讲师，同时在儿童心理门诊任精神科医生。第二次世界大战初期，费尔贝恩在一家急诊机构任精神科医生，担任政府部门精神病学顾问。1952年，他出版了《人格的精神分析研究》。同年，费尔贝恩的妻子去世，留下了两个儿子和一个女儿。1959年，他第二次结婚。1963年，费尔贝恩获得《英国医学心理学杂志》特刊赞誉。1964年，费尔贝恩去世。

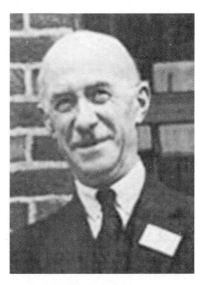

图 2-4　费尔贝恩

费尔贝恩的大部分职业生涯是在爱丁堡、苏格兰这些地方度过的。克莱茵的思想给他留下了深刻的印象。他自己的思想是基于他对精神分裂症患者的治疗，并呈现在他所撰写的一系列著作中。这些思想是大胆的，也是充满独创性的。

（二）主要理论

费尔贝恩通常与克莱茵一起被归入客体关系学派中的"大不列颠学派"。20世纪40年代，费尔贝恩发表了一系列临床报告，这些报告也使他进入了客体关系理论学家的名单。在这些文献中，他指出人类行为的最终目的不仅是满足身体的愉悦，而且包括建立有意义的人际关系。在费尔贝恩的观点中，建立关系的欲望是动机性的力量。对费尔贝恩来说，原欲并非源于寻求快乐的需要，而是源于寻求客体的需要。基于此观点，费尔贝恩提出了有关人类发展的关系理论。他不赞同当时占主导地位的弗洛伊德的性心理发展阶段的观点，而是列出了一个聚焦于关系而不是降低原欲张力的成熟顺序。与克莱茵一样，他高度重视早期母婴关系。但与克莱茵不同的是，他关注依赖在关系中的作用，而不是关注毁灭性幻想。

在所有撰写客体关系论著的人之中，费尔贝恩的客体关系模型是最纯粹的，他忽视生理方面，只是纯粹的关注心理方面。这个模型与弗洛伊德的动机与人格模型非常不同。克莱茵开始对内部客体给予关注，但依然保留了弗洛伊德对本能内驱力和病理方面的强调，而这是费尔贝恩强烈否认的。费尔贝恩断言，他正在发展纯正的人格心理模型，校正和完成了弗洛伊德所陈述的一些理论。

后来的一些学者对费尔贝恩所创立的独特的客体关系模型进行了修正。这些学者，例如伊迪丝·雅各布森（Edith Jacobson）和奥托·康伯格（Otto F. Kernberg），试图在客体关系和经典的本能模型之间建立起联系。

1. 关键概念

（1）动机和客体的自然属性

费尔贝恩认为，人有与他人建立关系的基本倾向。力比多具有寻找客体和高度定向的特征，客体总是作为一个人出现。费尔贝恩用病人的反对性的哭叫证明这一点。病人对心理治疗师说："你总是说我想得到需要的满足，但是我真正所想的是父亲。"费尔贝恩是以这样的方式来理解动机的，即自我努力与客体形成关系不仅仅是为了寻求满足，因为在经典的内驱力理论中，内驱力是为了减少紧张，力必多是为了寻找快乐，客体的角色只意味着这些朝向的结果。任何事情、任何人都可能是内驱力的客体，以使紧张尽可能地减少，使满足尽可能地获得。但是费尔贝恩反对内驱力没有直接朝向期望获得安全的方向的观点。

（2）结构

费尔贝恩开始讨论自我的内部结构，他通过观察应对残酷生活状况的儿童的经历来进行讨论。如果儿童有一对（善于）挫败和虐待他的父母，在那种必须改变的糟糕至极的环境中，儿童仅有的力量是改变自己。儿童期望在他的世界中，通过在心理上将客体分裂为好的或坏的来控制问题客体，然后接受（容纳）或内化坏的客体。造成的结果是，环境或客体成了好的，而儿童自己成了坏的。受虐待的儿童将施虐的父母看作好的，而把他们自己看作坏的、应该遭到惩罚的。

被摄入内心的客体变成了动力性的结构。因为自我在本质上与客体紧密地联系在一起，自我和客体是不分离的，客体必须有一部分自我与它接触，这对自我有情绪上的重要性。费尔贝恩讨论的客体是内部客体。内部客体是结构性的，作为结构，它们是动力性的，也就是说，它们在心理上充当独立的结构。因而，费尔贝恩认为，客体不仅仅是内部的人物或心理的表象，而且是心理活动的机能。被虐待的儿童可能依赖他们的施虐者，并且恨他们自己。在以后的生活中，他们可能会陷入自己作为受难者的关系之中。

费尔贝恩的心理学理论研究的是自我与各种被内化了的客体的内部关系；他也研究在个体与外部客体（即现实中的人）的关系中，这些内部关系怎样发挥作用，怎样呈现自己。与内部客体关系有关的简单例子，可能是拇指吸吮者用他的拇指作为代替物，替代缺乏或者不能满足的客体关系；另一个例子是手淫者，其因为对外部世界不满足或实际不存在的关系，而转向被内化了的或想象的客体。

费尔贝恩改变了弗洛伊德所解释的内驱力能量的自然属性和它的地位。费尔贝恩设定力比多在自我中，创造性的自我有它自己的能量，而并非弗洛伊德模型中所认为的能量来自不同的心理结构或本我。他确定在自我中存在力比多，并且将其视为建立关系的内驱力，而排除了本我的作用，修正了超我的概念，当然，他也从根本上改变了自我的含义。自我变成了动力结构，也就是说，心理结构积极地对一些人和事物发生作用。

（3）内心状态

费尔贝恩认为，自我的关系不是自我与冲动的斗争。自我寻找与外界的真实的人的关系。如果这些关系是满足的，自我完全保留它们。然而，不满足的关系会引起一些重要事情的发生。在内部客体的人格范围内的康复，就必须对坏的外部客体进行补偿。因为自我的不同部分此时与不同的内部客体建立了关系，所以，这些内部的、活跃的客体的建立引起了自我一致的分裂。客体被分裂的时候，自我也分裂了，并与客体的不同部分相联系。简而言之，自我受挫的部分与客体的关系变成了内部的客体，这些内部的客体变成活跃的心理结构。所谓的"心理状态"所涉及的，就是这些已经成为结构的一部分并与被内化的客体有关的自我的结构。

在与他人的冲突中，这些内部结构的作用会显现出来。例如，在糟糕的婚姻中，这些麻烦的内部客体被外化在关系中。在情绪水平上，丈夫可能有时感到他不是他自己，而是其他的人或其他人的一部分，通常是过去客体关系中的人物。他的妻子可能完全表现得像他的父母，在婚姻中，他可能感到他像一个男孩，而不是通常处于工作状态或者与朋友在一起的成年人。他可能感觉他的妻子有两个方面：一面是可恨的人，另一面是令人思念的母亲。他的妻子可能非常困惑，当她试着接近丈夫时，他迫使她离开，因为他的反应针对的是她的一部分——她不知道的恨的部分。

2. 费尔贝恩与弗洛伊德的区别

费尔贝恩理论的产生来自他所看到的不恰当的驱力模型。他与弗洛伊德的根本不同是他忽略了动机的自然本性。对于费尔贝恩来说，动机不是来自服务于身体冲动的本我，而是来自自我与客体的关系的斗争。我们能从费尔贝恩的心理学理论中看出这些本质区别，包括他看待内驱力、客体的本性以及冲突的本性的方式。

费尔贝恩的心理学理论，来自他对弗洛伊德强调内驱力是人的基本动机的抗拒。弗洛伊德基于他那个时代的科学基础的假设是，心理能量不同于心理结构，费尔贝恩批判了这个假设。赫尔曼·冯·亥姆霍兹（Hermann von Helmholtz）主宰了维多利亚（Victorian）时代后期的科学，他主张宇宙由混乱的、永恒的、不可分离的部分的整合组成，从这些部分分离出的固定的能量赋予了宇宙运动的能量。弗洛伊德的来自结构的能量的分离，显示在假设冲动和本能的模型中，他认为一些事情影响消极的人格结构。费尔贝恩反对这种理论，他说，好像冲动总是惊扰和伤害自我，就像快感出其不意地被控制在内裤中一样。弗洛伊德来自结构的能量的分离，是力比多完全不直接的结果，冲动仅仅是关注寻求快乐和解除它的自我紧张。

费尔贝恩对弗洛伊德冲动模型的局限性所提出的另一个批评性观点是，虽然心理治疗家可能帮助病人了解他冲动是什么，但弗洛伊德的模型没有建议这些冲动可以做什么或怎样处理这些冲动。例如，虽然病人可能知道冲动、紧张是一些不能被接受的行为引起的，但它未清楚地表明病人为了处理这些冲动该做些什么。

在反对弗洛伊德的动机理论和内驱力生物学的过程中，费尔贝恩发展了他认为的真正的心理模型，从而终止了弗洛伊德所建立的模型。费尔贝恩的模型基础是客体关系心理学，集中关注具有心理表象的众多含义的客体以及自我的不同部分的内部相关性。他研究这些自我的内部关系，研究它们是怎样在关系中被内化、怎样幻想冲突的。

弗洛伊德所采用的概念和观点，来自与费尔贝恩的病人不同的一组病人。弗洛伊德的早期工作是对歇斯底里的神经症病人的治疗，对安娜的治疗帮助他形成了概念模型，强调冲动的角色和它与自我的冲突。经典精神分析把神经症理解为本我和自我直接的冲突。弗洛伊德最初认为，追求快乐形成了个体活动和行为。费尔贝恩为精神分裂症病人进行了治疗工作，他发现，这些病人的问题是发展得比较早的关系问题，而不是冲动的本性。通过对动机本性的巨大改变，费尔贝恩改变了心理结构和心理冲突的性质。心理结构是能量化的、动力性的自我，冲突不是自我和本我之间的，而是发生在与自我内部客体相关的、自我的不同部分之间。

3. 分裂机制

费尔贝恩关于发展的论述涉及很多方面，但很明显，他极为重视母亲与儿童之间的早期互动。因此，费尔贝恩的论述中心在于依赖被体验的方式，以及儿童与母亲之间的依赖关系如何被结构化地并入儿童的自我之中。为了解释这一过程是如何发生的，费尔贝恩在很大程度上依靠了"分裂"这一心理机制。

费尔贝恩使用"分裂"概念来描述儿童应对一个不一致的、令人不满意的世界的方式，也就是应对一个不一致的、令人不满足的母亲的方式。在大部分情况下，母亲被体验为好的——她能满足儿童的需要，达成儿童的愿望。但在一些情景中，母亲也被体验为坏的——她有时会忽略儿童，拒绝和他亲近，阻挠他的愿望实现。由于儿童既无法控制母亲的行为，又离不开母亲，因此儿童便面临一个两难的处境。对母亲的依赖限制了儿童的选择，迫使儿童去寻找解决方法。

费尔贝恩提出，儿童通过建构一个内在世界来处理这个两难的处境，这个内在世界具有母亲的不同方面，这就构成了分裂的最早期形式。通过将母亲分成好的部分和坏的部分，并且从心理上将这两个部分分离开，儿童就可以继续保持对母亲的依赖，而不必时时感到受威胁。造成的结果就是，内在世界被分为好的内在客体和坏的内在客体，分别对应母亲令人满足和令人不满足的方面。

费尔贝恩将好的内在客体称为"完美客体"。这种内在表象包含了母亲令人舒服的和有回报的方面。当母亲的这部分被儿童内化的时候，儿童会感到自己是喜悦的、是可爱的。

有两种形式的令人不满足的或坏的内在客体。一种形式是令人兴奋的客体。这种客体是在逗弄、挑逗并以其他方式引诱儿童的互动中产生的。结果是儿童逐渐感到沮丧和空虚。另一种坏的客体，即拒绝性的客体，是通过与带有敌意的、退缩的母性人物之间的互动而产生的。儿童感到自己不被人爱且不受欢迎，并逐渐对此感到愤怒。这两种坏的内在客体，连同好的客体一起，构成了儿童表象世界的三重区间。

每种内在客体都可以通过费尔贝恩所称的"平行的自我分裂"而产生一种独特的自我状态。例如，母亲引诱人的一面（即令人兴奋的客体）会导致婴儿式原欲自我的产生。这是人心理上一直感到饥渴但从未被满足的那一部分。被这种自我状态控制的儿童会永久地感到受挫和被剥夺。

拒绝性的客体会产生反原欲自我，这是自我中充满了憎恨与报复心的那一部分。儿童对曾经历过的被否定事件满怀抱怨，并极度渴望拥有接纳感，向往自己认为值得拥有的团结与联结，但是却被一直存在的恐惧所支配，害怕自己不被人爱，害怕自己不受欢迎。被这种自我状态所控制的儿童充满了愤怒，并且在大部分时间里都是满怀憎恨的。

最后，还有一个"中心自我"。这一部分自我源于完美客体，是唯一仍与母亲那些曾经令人满足的部分相联系的部分。一旦另外两种状态令人烦扰的方面被分裂出去，"中心自我"就会导致儿童产生顺应环境的行为。

在不同的状态中，只有"中心自我"有助于在真实世界里与真实人物建立关系，其他两种自我状态由于会引发痛苦，所以倾向于被潜抑。但是，这些状态的隔绝或分裂会使内在世界变得支离破碎，且使自体的大部分被隔离在意识层面之外，这就为精神疾病的发生奠定了基础。

按照费尔贝恩的说法，过于极端的分裂会导致异常行为。儿童试图通过控制母亲的负向部分来保护母亲的积极部分，结果是整个内在体验领域被潜抑。自体潜抑的痛苦部分不会服从意识的控制，最终会被体验为受挫、被迫害的内在感受。

所有这些最终会影响在现实世界中发生的事情，最初导致分裂的机制同样也会导致婴儿期依赖在后续关系中持续存在。恐惧的核心是害怕失去关系。个体尽一切努力避免经受被抛弃的痛苦。当这种分离有可能发生时——不管这种分离是真实的还是想象的——心神不定的个体都会对人际世界做出反应，或者更强烈地表达他的需要，这就是愤怒。

婴儿正常的心理状态推动着内部结构的发展，受挫在建立这些内部结构中扮演着基本的角色。对于一个婴儿来说，持续地处于没有受挫的安全完美状态是不可能的。不完美的生活状态搅乱了婴儿与母亲之间的力比多关系，促使婴儿出现一系列的防御机制，由此形成内部结构。虽然受挫的程度在一些个体的案例中是不同的，但它确实是受挫的经验，使儿童将攻击性朝向力比多客体——母亲和养育他的乳房。

从情绪的观点来看，婴儿所体验到的受挫是缺少爱或被母亲拒绝。当婴儿想表达对母亲的恨时，他变得危险，这将使婴儿遭到更多的拒绝。这样一来，婴儿也不能表达对母亲的需要，所导致的结果是婴儿感受到耻辱和毁谤。婴儿通过攻击对受挫进行反应，从而摄入或者内化有关问题的客体。一个客观的观察者会发现，攻击使得婴儿感到矛盾或与客体分离。从婴儿的主观角度看，母亲变得很矛盾，即内部的客体具有两面性：好的和坏的，或安全的和不安全的。未成熟的人格使婴儿不能宽容好的客体同时是坏的，于是，婴儿逐渐试着缓和不能忍受的状况，内部结构就这样形成了。

正常情况下，如果可能的话，儿童将抵抗外部世界坏的客体所造成的挫折，但是他没有被允许有机会这样做。然而儿童可能抵抗坏的客体（例如经常惩罚或虐待婴儿，以及挑剔的或好斗的坏的父母），但是他不能离开他们。儿童需要父母并且依赖他们，父母有力量管制儿童。因此，为了能控制他们，儿童必须内化父母，把他们带入自己的内部，这是儿童摆脱他们的唯一一条途径。一旦完成内化，这些客体保持他们的力量来控制儿童的内部世界，儿童会感到被他们邪恶的灵魂所折磨。

4. 发展阶段和客体关系

在考虑发展问题时，费尔贝恩考察了客体关系的发展。与人（客体）的关系包含着一些类型的附属物，费尔贝恩的发展模型考虑了在他的内部客体上的个体附属物的特性。发展，指从婴儿在部分客体上的附属物（母亲的乳房）到在整个客体上的养育附属物（具备性特征的整个人）。成长，是从只是获取的婴儿心态，发展到比较成熟的、在两个不同的个体间的给予和接受的心态。

传统的弗洛伊德发展模型建立在力比多目的的自然属性上，这是指人怎样获得满足和力比多怎样被显示在身体的性感区域。费尔贝恩强调客体的自然属性和关系的性质，而不是冲动被满足的身体区域。经典的精神分析模型以个体应用的技术的发展阶段为基础，没有包含特殊的客体关系。这样，弗洛伊德谈论口欲期多于乳房期，谈论肛欲期多于排泄期。费尔贝恩似乎暗示，弗洛伊德强调吮吸作为力比多的满足，而不是通过这种口的结合使个体的关系特性得以体验。这样，弗洛伊德强调的是在性感区域的力比多的满足，而费尔贝恩强调的是关系的特性，力比多的满足只是第二位的。

费尔贝恩提出客体关系发展的三个阶段。第一阶段是婴儿的依赖阶段，意思是婴儿最初与客体的认同。第二阶段是中介的或过渡的阶段。第三阶段是成熟的依赖阶段，这个阶段暗示着独立的、相互之间完全不同的两个人之间的关系。

第一阶段，即婴儿的依赖阶段，是通过对客体的认同，以及通过口部的吞并或吸取心态，来表明其特点。口部的吞并是最早的同化客体的方式，被个体认同的客体变成被吞并客体的同等物。被吞并的客体与可见的客体形成对照，例如乳房与母亲。因为受挫、缺乏等情况，被吞并的客体可能被可见的客体取代。这样，拇指的吮吸代替没有出现的舒适的乳房。因为这个模型是以寻找客体的方式考虑发展问题，所以婴儿运用他的嘴寻找乳房是难免的，问题是要发现一个能容纳和吞并的客体。经过费尔贝恩所称的第一阶段以后，紧接着的是肛门阶段，即第二阶段，在此阶段，分化客体的任务趋向于它自己运用排除某些东西的方式解决问题。这是肛门的技术。当有一些预先占据的要清除的东西时，人是肛欲的。在这个阶段，心理的内化和客体的吞并导致心理结构的发生。这种内化过程标志着基本的内部心理状态。

第二阶段是过渡阶段，儿童与客体的关系被扩展。然而，儿童体验到冲突，这一冲突发生在日益增长的、强烈的要放弃与客体认同的婴儿心态，却又极力保持向客体认同退行这种心态之间。冲突有时被表现为既强烈地排除又极力地要保持（强迫/强制性态度）。只要这种冲突没有被解决，儿童就发展出防御的技术去处理这一冲突。费尔贝恩注意到，他的精神分裂症病人在他们的关系中，挣扎于这种未解决的冲突中，他们感受到婴儿的附属物，盼望放弃这种依赖的感觉。

第三阶段是成熟的关系阶段，儿童具有统治支配的能力。费尔贝恩认为，成熟的关系包含着给予和接受两个层面。这两个层面被置于两个可以表达他们两性关系的不同的人之间。关系的特质是第一位的，至于关系怎样被性欲或力比多表现出来，则是第二位的。

简而言之，费尔贝恩的发展模型表明了这种趋势，即从以认同为基础的婴儿的客体关系，发展到与整个和有差异的客体之间建立起成熟的客体关系。这个发展的过程预示着婴儿越来越能够区别个体和客体。当区别增加时，意味着个体对客体认同的逐渐减少。力比多的目标或者获得安全的途径也发生了改变，从而进入了由给予到付出为特征的状态。

费尔贝恩的发展模型所强调的关系与弗洛伊德强调的本能内驱力是不同的。经典的弗洛伊德发展模型建立在力比多的自然性上，这是指人怎样得到满足和力比多怎样被表现在身体的性敏感区。而费尔贝恩强调关系的性质，力比多的表现只是第二位的。费尔贝恩强调客体的本性以及客体的关系的性质，而不是冲动在身体的某一区域的满足。

从费尔贝恩的观点来看，经典的精神分析过于强调满足内驱力的技术的地位，而不太重视客体的性质。对于本能，经典的模型解释吮吸拇指是基于儿童的嘴是性的敏感区，力比多的快乐来自吮吸。但是为什么是拇指？为什么这个客体被用于获得满足？费尔贝恩对此的解释是，身体必须有力比多的客体，拇指代替了乳房。他不过于强调嘴和吮吸的方法，而是强调对能被吞并的客体的需要。

正因为身体对于表现生殖水平的能力（交媾）是延续的，它不需要关注客体关系是满足的还是成熟的。一个迷恋的少年的罗曼蒂克可以证明这一点。两个年轻的少年，有彼此寻找的需要，因为对于他们的家庭，他们有着同样强烈的反应，为了得到支持而分享彼此的需要。他们可能在相互之间获取很多，并且通过性关系表达他们的需要。但是，这种关系不含有给予和成熟的性质。而两个发展得比较好的成年人，可以摆脱与家庭的认同和分离危机，而享受到工作和生活的乐趣。

（三）主要运用

1. 病理学和内化客体

弗洛伊德以自我是与想表达的冲动相冲突的方式理解心理的病理状况。而费尔贝恩是从关系方面理解病理学的。也就是说，坏的内化的客体，在自我的内部被分裂。这些坏的、与自我的某一部分相关的内部客体被表现出来，并且在人的内部被体验为坏的。

较早的时候，在费尔贝恩理解的心理病理中，自我保护是本质的要素。在儿童所处的环境中，伤害性的客体表现出一些缺点，儿童把这些缺点呈现出来，这个过程是补偿性的。儿童宁愿在他的环境中有坏的客体，儿童通过内化这些坏的客体，使自己变成坏的，来控制这种坏的状况。这个内化和分离的过程趋向于使环境变好，但是在儿童自己内部有内化的坏的客体，儿童更进一步地通过压抑来防御这些坏的客体或施虐，无意识地远离这些坏的客体。如果这些被内化的客体有足够的能力改变或儿童压抑这些客体失败的话，它们可能在一系列方面引起心理问题。这些客体坏的强烈程度、能量改变的强度，以及自我与这些客体认同的程度，是这些坏的被内化的客体产生神经症和心理病理症状的所有方面。症状和反应的进一步形成要通过冲突的特别发展阶段，也要通过为了自我保护而建立起的各种防御机制。

儿童的最大需要，是始终确信父母将儿童作为一个人去爱，以及父母真诚地接受儿童的爱。这种确信取决于客体关系的成功或者失败。冲突的一方面是减弱与客体的联合以及与客体的认同，而另一方面，是促进分离，并发展与有差异的真正客体的安全的关系。费尔贝恩认为，精神分裂症病人的行为就像胆怯的老鼠爬出它们的洞穴，偷看客体的外部世界，然后搅乱安全的地方。这一态度表明，他们期望从婴儿的依赖状态走出来，并且处理分离焦虑。

代偿，是为了补偿与外部客体情绪关系的失败。代偿表达了与内化的客体的关系；个体转向被内化的客体，以代替安全的、满意的、存在于外部世界的与客体的关系。手淫、虐待狂、受虐狂是代偿的一些表现。

自我有着既接受又拒绝内化客体的矛盾情感。从婴儿的依赖进入成熟的依赖这个时期，儿童发展出不同的方法和技术，来处理或调整与内化客体的关系。例如，恐惧技术，包含外化被拒绝的客体以及远离它；偏执技术，包含外化被拒绝的内部客体，并把它看成活跃的坏的客体；歇斯底里的神经质的症状，婴儿不需要借助外化的客体，就可以拒绝已经内化的客体，但是婴儿也高估了被接受的客体，因为这个客体已经被外化了；歇斯底里在强烈的爱的关系中显示了这种模式，婴儿不喜欢他们自己，因为他们过分地认同被内化的客体，但是又纠缠被高估的具体化的客体。

2. 分析性治疗

按照费尔贝恩的理论，由于心理病理包含着与他人关系的紊乱，所以治疗就意味着重建与他人进行直接、完全接触的能力。治疗的目的是从无意识中剔除坏的客体。仅仅当这些内化的坏的客体从无意识中被剔除时，他们所投注的情感力量才能被溶化掉。这些客体被内化，是因为他们似乎是不可缺少的；它们被压抑，因为它们是无法忍受的。为了帮助剔除坏的客体，心理治疗师必须通过提供安全稳固的环境而成为对病人来说足够好的客体。

心理治疗师必须小心谨慎，避免强化病人身上的自罪感，或者避免似乎站在病人的超我一边（这种超我是对抗力比多自我的，是内部破坏者），因为自罪能增强阻抗，并保持被压抑的坏客体（自罪是一种防御，并且能帮助阻抗）。阻抗，是感到坏的客体从无意识中被解救出来的恐惧。因而，坏客体的剔除，能使病人的外部世界变成坏的世界，或者外部世界住满了魔鬼，这对病人来讲太恐怖了，是病人不敢去面对的环境。在某个时期，个体需要这些坏的客体（有他们在内部，可以使他的外部世界似乎比较好），这种需要在某些方面是连续的。恰恰是这种需要，为这些客体的存在和压抑得以持续提供力量。如果他们已经在神经质活动和情感类型上与这些客体如此类似，或者病人对这些客体如此依赖，一些病人会屈服于他们的坏的客体，他们将失去他们的自我同一性。

允许紊乱的那部分地回到坏的客体上面，是压抑性防御和自罪感的失败。通常，在许多症状的背后存在着这种压抑的回转。当这些坏的客体在无意识状态下逃离压抑的锁链时，它们会把一些情况变得更糟糕。一个例子是，在移情状态中，病人一旦与坏的客体相抵抗，他就需要通过内化和压抑这些坏的客体来处理。一定的创伤性情景也能引起这些坏的客体的释放（例如被放弃的体验、被恶人攻击的梦等）。对恐怖的坏的客体的再度出现的理解，使得人对一种现象有了一些见解。比如，一个已经很紊乱的人，杀死了另一个人，是因为他似乎看到了被恐吓的、被威胁的受害者。

3. 个案研究

费尔贝恩解释了一个病人的梦，这个梦非常精确地展示了他对内部多样性自我的理解，以及这些自我怎样与内部客体相关联。

病人是一个已婚妇女，因为性冷淡来寻求治疗。她梦见一个女演员在攻击她。她的丈夫看见了，但是没有帮助她，也没有保护她。在攻击她之后，女演员离开并继续扮演她在演出中的角色。梦者看见她自己流着血躺在地板上，但是她的血流向一个男人，然后又流回她的身边，之后又流到那个男人那儿。梦结束的时候，女人惊醒，并感受到焦虑。

传统的心理治疗工作是运用自由联想，但费尔贝恩不是按传统的方式来理解梦。在梦里，那个男人穿的衣服很像梦者丈夫的外衣。在梦者自己的人格里，有许多演员的气质，她扮演好妻子和好母亲的角色。病人也由女演员联想到她的母亲。费尔贝恩在梦中发现了六个人：① 被攻击的梦者；② 那个血曾经流向他的男人；③ 攻击梦者的女演员；④ 梦者无助的丈夫；⑤ 为观察者的梦者；⑥ 作为梦者母亲的演员。

费尔贝恩看到了作为自我结构和客体结构的这些人物。自我结构包括：① 观察性自我或者"我"；② 被攻击的自我；③ 攻击的自我。客体结构包括：① 作为观察客体的丈夫；② 被攻击的客体；③ 攻击的客体。费尔贝恩推断，在梦者心里，三个自我结构表明了分离自我的状态和结构，有一个中心自我和两个附属自我。他将附属自我称为力比多的自我（与丈夫相关），而被攻击的自我和迫害者或从事迫害活动者（作为攻击和压抑的人物的母亲）相关。他用这三者代替了弗洛伊德心理结构中的本我、自我和超我。费尔贝恩将自我分裂为三个分离的自我。

费尔贝恩也认定，这些自我结构存在于内部客体的关系之中。梦者的丈夫，是她外部现实的一个重要客体。因而，他不仅是一个被内化的客体，而且也相当接近外部客体。但是她对他有着矛盾的情感，这些态度被表现在她的需要和朝向她的攻击。在梦里，攻击不仅集中于抵抗力比多的自我，而且也抵抗力比多的客体。通过联想，我们可以看出，攻击指向两个人——丈夫和她的父亲，同时也包括她自己。这个力比多的客体是兴奋的，代表她的母亲（抗拒的人物）和她自己梦中的人物，她们是被反抗的客体。这个梦通过她怎样攻击自己和自己所爱的人——她的丈夫，戏剧性地解释了梦者的焦虑。

亨利·迪克斯（Henry Dicks）通过研究婚姻关系，进一步发展了费尔贝恩的分析。他相信，这些内部关系被外化在一些婚姻关系中。婚姻经常在夫妻关系上产生归因或投射。例如，妻子可能把她的丈夫想象成一个实施迫害的父亲以及实施惩罚的超我。她体验着矛盾的情感，她的丈夫对她来说是被需要的客体，她对于他有很多种情感；这样一来，在她内部的体验里，她的自我被分裂成与力比多的客体和反抗客体相联系的力比多的自我和内部迫害者，她的中心自我继续与真实的妻子保持关系。

（四）对费尔贝恩的评价

费尔贝恩明确了克莱茵的一些含混概念。克莱茵试图在某些概念上与弗洛伊德保持联系，但是，她是第一个定义儿童内部客体世界是围绕内部客体关系组织的人。费尔贝恩明确地反对弗洛伊德的本能和内驱力动机理论，他发展了非常不同的客体、结构和发展的概念。

在本能模型中，机械的和非人格的特性被客体化。费尔贝恩（也许非常强烈地）反对弗洛伊德的快乐原则和本能能量的理论。他用动力的"客体-寻找"和"结构-人"来取代弗洛伊德的观点。费尔贝恩认为，弗洛伊德的本我是没有结构的能量，弗洛伊德的自我是没有能量的结构。这个传统的自我具有功能，但是没有它自己的能量或者动机。动力结构理论将本我和自我的元素结合成一个结构——最初的自体。这个自体寻找客体并不仅仅是为了满足，费尔贝恩的模型解释了这个最初的自体或自我的发展。

这个最初的自我在出生的时候就存在，费尔贝恩将结构化看成一个连续的过程，这个过程包括体验坏的客体以及分裂过程。也就是说，父母造成的困难引起了心理问题，并且形成了心理结构化的正常过程。不满意的关系会导致原始自我分化为三个动力性结构。费尔贝恩是在发展和结构化的背景下，理解儿童内化的坏的客体的，它不仅仅是儿童内化的客体，而且是客体关系。自我的一个方面被分裂，并且与客体表象认同，这改变了人们思考和体验他们自己的方式。费尔贝恩把处于内部关系的自体和客体成分看作活跃的机构和动力性的结构。

和克莱茵一样，费尔贝恩把所有的发展阶段缩短到非常早和非常短的时期。费尔贝恩不像克莱茵那样忽视自体和早期客体关系之间的不同，他把这个早期的自我看作完整无缺的，而且是未分化的。在费尔贝恩之后，伊迪丝·雅各布森抓住这个问题，并且较好地解决了反映早期结构的发展和区别，同时也保持了这个分成三部分的模型。

费尔贝恩完成了几项工作。他描述了早期儿童冲突的主观认知。他通过证实婴儿与母亲的真实关系，通过为克莱茵自由飘浮的多样内部自我和客体提供较多的结构框架，最后超越了克莱茵的创新成果。他的所有贡献在于，他努力证明了幼儿期被内化的客体关系能抚育出一个显现的自体，自体并不是起源于本能。

虽然一些心理治疗师，如费尔贝恩，在弗洛伊德思想的基础上从事自己的工作，但费尔贝恩的工作仍缺乏一个整合的模型，这个模型既能描述体验，又能给予早期体验一致性和概念性的解释。

三、温尼科特的客体关系理论

（一）温尼科特生平

唐纳德·温尼科特（见图 2-5）是英国精神分析学家。温尼科特是继克莱茵之后较具原创性且为一般英国大众熟知的客体关系理论大师。在弗洛伊德之后的精神分析流派中，温尼科特具有非凡的创新精神和独特的视角。

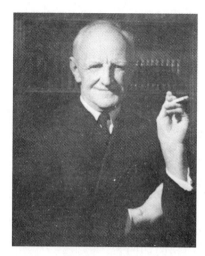

图 2-5　温尼科特

温尼科特充满活力，富有创新精神，他强调环境和逐渐发展的自体之间的微妙的平衡。他关于自体发展的富有创造性的重要观点，对其他心理学家一直产生着激励作用，也是很多心理学家灵感的来源，例如，他的这一观点是科胡特学派思想的先导。

温尼科特原本是儿科医生，从 1950 年到 1971 年，他进行了大量的写作，我们很难将其理论安排到适宜的客体关系理论的分类中。最初，他的大量著作和理论出现在电台谈话和专业讲座中。这些后来成为人们闲聊的话题。虽然术语有很大的自由发挥的空间，但是他的思想在那时可能是不严密的、令人困惑的。有时候，他从克莱茵那里"借"一些词汇，但有时也按照他自己的意思创造一些词，例如"足够好的妈妈""容纳性环境"，以及"歪斜扭曲的线"。温尼科特通过他的著作和友善的逸事，以温暖恳切的方式显现自己的思想，他甚至是一个口碑颇佳、喜爱打趣的男人。

温尼科特在 1971 年去世，时年 74 岁。他既是儿科医生，也是精神分析师。他在伦敦的儿童医院生活了 40 年。20 世纪 30 年代，他开始从事精神分析，后来受到了克莱茵很大的影响，当时克莱茵正在从事咨询服务。在他作为儿科医生和精神分析师的职业生涯中，他关注上千个母亲和她们的孩子，并且按他的说法，二战期间，他几乎没注意到闪电战法，而是把所有的时间里都花在对精神病人的分析上了。

温尼科特没有建立一个正式的体系，他主要专注于对儿童发展领域的研究。他的创新之一，是研究环境与包含在其中的自体之间的微妙平衡。他的有关自体发展方面的创新观点为科胡特后来的理论设立了起点。笔者将介绍温尼科特的一些术语和概念，以及双亲的关注、发展过程、心理疾病和治疗的理论，还有个案研究和关于温尼科特工作的评论。

（二）主要理论和关键概念

1. 环境和本能

温尼科特强调在自我形成过程中环境的作用，他认为，当环境足够好的时候，会促进婴儿成熟。婴儿依赖环境的供养，并且环境（比如母亲这样的人）要适应婴儿需要的变化。随着不断成长，婴儿逐渐减少对环境（比如母亲）的依赖。

虽然温尼科特没有反对弗洛伊德的本能和个体的内部动力理论，但是他在一些方面做了改变，并强调儿童与环境的互动。他的这个视角把本能的发展放在社会性和互动的背景中。这样做的结果，就是他几乎完全以儿童与母亲的关系的方式理解幼儿情绪的发展，而不考虑本能的因素。他对内部关系和环境的重要性的强调，远离了弗洛伊德对本能发展的强调。成长朝向成熟是社会的（在关系的定义上），而不仅仅是本能的。

2. 促进性的环境

环境中的状况不论是适合的还是不适合的，都影响儿童的发展。环境的重要因素是母亲的照顾。首先，母亲本身是促进性的环境。如果有促进性的环境，婴儿将在成熟的过程中成长并取得成功。促进性的环境的特征是适应。温尼科特用"适应"这个术语来描述环境对儿童需要的满足或不满足。婴儿的需要和成熟的过程是中心，适应它们是母亲的责任。就是说，首先母亲要完全照顾婴儿，然后逐渐地趋向于去适应，再鼓励婴儿变得独立。

促进性的环境可以给予婴儿全能的体验。婴儿开始与主观的客体相联系，这是指想象或心理的客体。以后，婴儿发生困难的过渡转换，开始与被客观地感觉到的客体相联系，这是通过心理的创造和再创造客体的过程进行的。出于需要，好的客体一定会被婴儿创造出来。当婴儿对客体的观察从主观转变到客观的时候，婴儿逐渐地远离了全能的阶段。

3. 全能的幻想

在成长的最早阶段，婴儿没有与真实的世界相联系，并且在没有多少资源的情况下，一定会创造一个世界出来。对婴儿来讲，可利用的资源是想象的主观体验和幻想。因为一些本能的张力，例如饥饿，使婴儿喜欢相信一些事情是存在的，这样婴儿就能幻想一些客体，并对一些客体有魔术般的期望。好的母亲会随着她的乳房一起来临，这样婴儿就可以很容易地找到母亲和乳房。

在婴儿最初与外部真实世界建立关系的重要时期，似乎有两条线（婴儿的需要和环境的提供）从相反的方向和互相接近的方向发生作用，如果这些线有些重叠或相遇，婴儿就会有片刻的幻觉，婴儿就能获得既有幻想又有外部真实世界的体验。母亲允许婴儿统治，并且如果一切都进行得很好的话，婴儿的主观的客体将重叠在客观的被感觉到的乳房上。发展得好和健康，意味着母亲配合婴儿的冲动，并且允许存在一些被婴儿创造出来的事情（例如乳房，或者舒适的手）的幻想。这样，从全能的幻想中，就产生了一个健康的或真实的自体。

4. 足够好的母亲

温尼科特创造了一个惊人的词——"足够好的母亲"，用来描述为使婴儿获得好的生活的开端，而提供充分满足的母亲的作用。而弗洛伊德在这一点上没有做太多强调。温尼科特强调婴儿对环境的需要，强调母亲要适应婴儿以及婴儿的需要。弗洛伊德没有忽视母亲，他趋向于强调内部世界和婴儿的本能需要。在婴儿与母亲关系的特别发展阶段中，足够好的母亲充分提供婴儿所需要的一切。母亲依据她的孩子需要的变化做出适应和改变，但在孩子的依赖性增加时，母亲就要逐渐地减少这些适应和改变。为了强调婴儿对于母亲的需要的变化，温尼科特用"原始母爱的全神贯注"这个词表达母亲对婴儿需要的领会。母亲的全神贯注，聚焦于她的孩子的需要。孩子的成长，经常与母亲自我独立的恢复相一致，当孩子成长和发展时，孩子变得越来越独立，对母亲的需要越来越少，这才有了人际间关系的改变。

对婴儿成功的适应，使足够好的母亲满足和养育了婴儿的全能幻想。母亲成功和反复地满足婴儿需要的态度会使婴儿的幻想真实化。这些培育了婴儿的全能感，婴儿开始相信外部真实世界像魔术一样出现，他的行为似乎在自己的控制之中（因为母亲成功地适应了婴儿的态度与需要）。

婴儿逐渐地发展到能够推断什么是确实有益的，好的母亲必须持续提供这种体验，这种体验滋养了婴儿自恋的全能感觉。然后，婴儿能沉着地享受这种全能的创造力和控制力的幻想。婴儿不仅有身体的本能满足的体验，而且有情绪的联合，开始相信现实世界中人能够幻想一些事情。最终，全能感逐渐离去，婴儿开始认识到幻想的成分，并与真实世界接触，逐渐地不去幻想。

5. 真自体和假自体

在讨论环境适应婴儿的重要性中，温尼科特提出了"真自体"（true self）和"假自体"（false self）的概念，这两个概念来自婴儿与环境的互动。在离开全能感和幻想的过程中，什么对婴儿最具有影响力呢？婴儿的冲动被母亲满足和确定，婴儿就可以发现环境和非我（not me）的世界，并建设"我自己"（me）。客体关系发生在母亲让婴儿发现和接触一些客体（乳房、奶瓶等）的时候。这样一来，具有"我"与"非我"的真自体就被清晰地建立起来了。

婴儿的母亲必须保护处在充满纠纷和冲突的、婴儿所不能理解的世界里的婴儿。如果环境是不安全的，婴儿可能会出现比较顺从的反应。这种顺从，将导致婴儿与自己自发的、赋予生命以意义的核心保持一种隔离状态。在客体关系的最早阶段，当没有足够好的母亲、母亲没有满足或为婴儿提供全能感的时候，假自体就会发展出来。婴儿的态度可能反复地被忽视，取而代之的是婴儿用顺从去满足母亲的状态。

当母亲的适应不够好时，外部客体的全神贯注是不被引进的，婴儿保持孤独和虚假的生活。假自体会顺从地按照环境的需要建立虚假的关系。假自体隐藏了真自体，不能自然地活动。只有真自体才是自然的，才是婴儿感到真实和真诚的。假自体表现出来的结果是不真实和无效的，在关系中不能真诚地表现出来。

6. 客体

虽然温尼科特借用了克莱茵的客体这一术语和概念，但是他趋向于给出他自己的解释和定义。他使用"主观感觉性客体"这样的术语，这很类似于克莱茵的"内部客体"概念。这是与客观的客体感觉相对照的一个外部客体或真实的人。

温尼科特相信，婴儿从与主观客体的关系逐渐地发展到能够与客观感觉的客体建立联系。足够好的母亲会接纳婴儿，允许婴儿从与母亲融合以及一体化的状态发展到与母亲和可能的客体关系相分离的状态。温尼科特认为，客体关系与存在分离状态的外部客体相联系，这个状态存在于主观和想象的全能控制的个体之外。随着婴儿逐渐成熟，个体逐渐地能够与真实的客体产生联系，与现实有活生生的接触，感受真实的现实，感受世界的真实，感受世界是真实的和现实的。

在非常早的发展阶段，存在两重关系；在比较晚的阶段，即俄狄浦斯时期，占主要地位的是三重关系。原始的两重关系是在婴儿和母亲（或母亲的替代者）之间建立的。温尼科特相信，没有最早的阶段，没有一重性的关系。婴儿能够独处是一个非常复杂的现象，并且仅仅在三重关系建立以后出现。独处依赖于个体心理现实中有好客体的存在。

在描述这个好的内部客体时，温尼科特用了克莱茵的说法。好的内部客体，能够提供好的内部乳房和好的内都关系。有了好的内部客体和在内部关系里的自信，即使外部客体或刺激不存在，也允许个体不被满足。成熟和有能力独立，暗示着个体有机会通过足够好的母亲，在温和的环境里建立信念。

现实的全能控制感，意味着对现实世界的想象，也意味着一种处理内部现实世界或者从内部世界逃离到外部世界的方法。事实上，个体通过全能想象获得外部世界，这个全能的想象为了离开内部世界而被精心制作出来。温尼科特给出了几个例子。一个孩子可能有针对双亲的无意识的性虐待幻想，因而孩子会以一种保护性的方式对待现实中的父母。一个外向的冒险者可能只是在表面显露出了自己的个性，实际上他是从内部的抑郁中逃离出来的。一个国王可能得到很多来自外部的尊重，因为在许多人的内部现实里，被内化的父亲已经被杀死和伤害，这个被内化的男人被真实的男人所体现，人们就可以尊重和侍奉这个真实的男人，即国王。

7. 过渡性客体

温尼科特对客体关系理论的最著名的贡献之一，是定义了"过渡性客体"这个概念，它是在主观客体和真实客体之间所体验到的中间领域。过渡性客体不是内部客体，不是主观客体，也不仅仅是外部客体，而是第一个无我的领地。一般的过渡性客体是一块柔软的毛毯（关于现实的回忆，例如卡通动画中角色的毛毯或尿布），或者一件旧衣服。包含在过渡性现象中的是婴儿的咿呀声、怪僻或者儿童自己身体的一部分，这部分儿童的身体也没有被认为属于外部真实世界。对婴儿来说，睡觉时获得舒适感，或者对焦虑与孤独的抵抗变得至关重要。

过渡性客体和过渡性现象（"过渡性现象"是一个更宽泛的概念，比"过渡性客体"包括的内容更全面）属于体验的中间领域，介于内部现实和生活两者之间。婴儿从全能的控制感（幻想）过渡到被外界所控制（现实检验），因而儿童需要幻想中间的状态是主观的，部分是现实的原始状态。毛毯是一个真实的、能客观感觉到的东西，乳房是在婴儿的控制之下。过渡性客体既不在婴儿的全能控制或内部主观之下（例如作为婴儿的一部分的关于乳房的幻想），也不是在真实的外部的母亲的控制之下。

8. 发展过程和父母关怀

温尼科特撰写了大量有关父母与孩子之间的互动的著作，并且拥有很多有关儿童发展的有价值的见解。当温尼科特把他的讨论集中在母亲和孩子身上时，他以不同的视角和见解，发展和确定了一幅图画。虽然在他的著作里，他没有将这些不同的方面细心地整合成一个易解决的、一致的系统，但他注意到了许多内部相关的过程，强调儿童的发展是与母亲的关系纠缠在一起的。他最重要的研究主题是环境对儿童的发展具有重大影响，他认为儿童的发展与环境紧密相关。对于温尼科特来讲，双亲一定是指母亲。

当温尼科特戏剧性地说"没有婴儿这样的事情"时，他的意思是，什么时候人发现了婴儿，他一定能发现一个照顾他的母亲。没有母亲的照顾，就没有婴儿。婴儿不是被隔离的个体，而是养育性配对的必要部分。婴儿的发展离不开母亲的照顾，婴儿和母亲的照顾成为一个联合体。因此温尼科特强调，情绪的成长不像个体本能生活的逐级上升，而是趋向于独立的人与人之间关系的成长。他写到，在婴儿成长的最早阶段，如果不联系母亲的作用，描述婴儿是没有价值的。事实上，温尼科特是关于一系列发展阶段的理论的重要人物，他认为将一个阶段与另一个阶段进行区分是人为的，仅仅是为了便利。

儿童成长在足够好的母亲的环境中，从原始的未整合的状态发展到有结构的整合状态。婴儿从完全的依赖，过渡到相对的依赖，最后变得独立。这三种依赖大致与母亲照顾婴儿的三个阶段重叠："容纳"（holding）；母亲和孩子一起生活；母亲、婴儿和父亲一起生活。温尼科特所讨论的发展过程包括成熟的过程、父母照顾的类型、成熟过程与父母关照的联系、依赖的类型，以及自我的发展。

9. 成熟的过程

成熟的过程或者说发展的阶段，是与父母的抚养纠缠在一起的，并且儿童向前的发展具有遗传倾向。这些过程包括整合、人格化和与客体发生关系。

整合暗示着个体被创造性地组织进入一个联合体，虽然人格还没有开始全部完成。人格化提供了一个途径，在这个途径上，个体的心理被固着在身体上。对于温尼科特来讲，与客体发生关系必然伴随真实的感觉，以及与真实的人和环境中现实的客体相联系。当然，这不同于作为内部过程的客体关系的通常意义。

10. 母亲照顾（抚养）的类型

婴儿的成熟过程是被母亲照顾和养育的过程。环境，即母亲照顾婴儿的形式，包括容纳、爱抚以及客体呈现。容纳是环境的提供和母亲照顾阶段的两个方面。容纳不仅意味着对婴儿身体的接纳与包容，而且意味着对整个环境的接纳和包容。

在容纳阶段，婴儿与他的母亲合并了，并且对于自体来说，也不能将母亲感觉为外部的客体。渐渐地，婴儿从联合的状态转变到结构式的整合。婴儿变成一个单元、一个人，或一个拥有他自己权利的个体，有内部和外部，也有我和非我。婴儿进一步发展与客体产生关系的能力，从与主观的想象客体的关系转变到与被客观感觉的客体的关系。这个发展过程与婴儿的改变紧密相连。这种改变是从与母亲一体到与母亲分离。这个改变的成功完成，使婴儿从容纳阶段过渡到接受现实阶段。在接受现实这个发展阶段里，婴儿作为个体，与作为真实外部客体并与婴儿的自体分离开的母亲发生联系。

11. 成熟过程和母亲照顾之间的联系

婴儿的成熟过程与母亲提供的照顾的类型以及质量密切相关。所以，整合与占有相联系，人格化与触摸相联系，客体关系与客体的呈现相联系。

12. 整合和容纳

整合与容纳性的环境功能紧密相连。容纳，包括母亲在完整的一天里照顾婴儿，也包括婴儿身体的容纳、爱的容纳。一些成年人不知道怎样容纳婴儿，使婴儿感到不安全，导致婴儿经常哭泣。容纳式的养育实现了整合，使得婴儿成为一个单元或单独的自体，整个人生活在自己的身体里。整合是把婴儿心理的片段结合到一起，这是与心理的分裂和崩溃相反的。

容纳性的环境的主要功能是最大限度地减少婴儿不能管理的影响，或者减少引起婴儿停止或灭绝的感觉。一个成功的容纳性的环境，在婴儿现实和真实的生活中建立起积极的感觉。简而言之，好的母亲的关怀使婴儿感到自己是一个实实在在的人。

温尼科特看到，母亲通过对婴儿做出反应，部分地唤起婴儿的存在（这个概念使人想起科胡特的"反映性环境"，也许他以温尼科特的思想为灵感来源）。婴儿将他在母亲脸上看到的当成他自己。因为当母亲看她的婴儿的时候，她的表情与她在婴儿身上所看到的事物有关。例如，母亲的来自婴儿的快乐被反映在她的脸上，婴儿看到了喜悦，并感到自己是愉快的孩子，是好孩子。母亲把婴儿所拥有的自己又还给了婴儿。似乎婴儿在母亲脸上看到的，就像在镜子里看到他自己一样，即"当我看到我是被看到的，这样我感觉到我的存在"。这样，在比较早的情绪发展阶段，生命的部分被环境所扮演，事实上这没有被婴儿自己区分开。

13. 人格化和爱抚

环境提供的是一种母亲关照的形式，这种形式促进婴儿的自我与身体形成一个稳固的联合体。当母亲接触并温和地爱抚婴儿的身体时，婴儿这个人就能真正地感受自己的身体。身体自我的被养育为婴儿的自我提供了一个基础。身体的爱抚将自我与就身体而言的婴儿这个人连接起来，身体的功能和感觉是舒服的、亲密的。温尼科特用"人格化"这个词来描述这一自我与身体的连接过程，这一过程伴随着一系列本我内驱力和满足。如果自我和身体之间固定的连接消失，不真实的陌生感将产生，并且与自体接触之外的感觉和与自己的身体存在的距离感也随之产生。温尼科特用"丧失个体感"这个词来表明这种自我和身体联合体的损失，虽然在精神病学里，这个词有与此处明显不同的比较复杂的含义。

14. 客体关系与客体呈现

这种母亲照顾婴儿的形式所包含的是母亲呈现客体（乳房、奶瓶等），意味着婴儿如何以某种方式与外部真实世界以及外部客体产生关系。婴儿发展了模糊的期望，这些期望起源于一些需要。足够好的母亲会呈现客体，以满足婴儿的需要，这样，婴儿就开始精确地要求母亲所能提供的那些东西。例如，母亲有带乳汁的乳房，并且母亲喜欢她的饥饿的婴儿吮吸她的乳房。母亲需要塑造婴儿处理这些外部客体的方式。幻想是很有必要的，婴儿既把他体验到的乳房看成自己的幻觉，也把乳房作为属于外部真实世界的事物。当婴儿需要兴奋的和准备好的乳房时，乳头出现了，此时它被认为是婴儿已经幻想过的乳头。这样，婴儿开始建立一种能力，可以魔法般地变出确实有用的东西。母亲需要连续地为婴儿提供这种体验，婴儿似乎创造了客体，并且活跃地参与到他自己的本能的满足中，而不是他们强加在母亲身上的。

在这一过程中，一些不满足对于婴儿情绪的成长是有帮助的。当婴儿一直与母亲融合时，本能的满足过程很少把客体定位或放置在适当的位置，相反，婴儿不满足时会给客体一个适当的位置，这就是说，不满足唤起了攻击性，攻击帮助婴儿将客体从自体中分离出来，受挫帮助教育婴儿尊重非我世界的存在。

温尼科特给出了"自我相关"这样一个术语，来描述婴儿与母亲的关系。温尼科特相信，这是友谊之外的一种关系，也是移情的模型。婴儿的未成熟的自我通过母亲的支持而得以平衡。仅仅当一些人是有用的并且出现在婴儿面前时，不用提出需要，婴儿就能够发现他的个人的生活（多于错误的自体），能够感受真实，能够发展独处的能力。随着内部心理世界的好的客体的体验被逐渐建立起来，婴儿有能力独处和在外部客体未出现时感到满意。

15. 依赖

温尼科特解释发展的另外一个方法，是婴儿依赖母亲的特质。婴儿发展的阶段与母亲关照的种类和特质纠缠在一起，难以区分。依赖的三个阶段是绝对依赖、相对依赖、朝向独立。

（1）绝对依赖

在婴儿情绪发展的最早阶段，母亲是便利的环境，她处于"原始母爱的全神贯注"的状态中；在婴儿生命的最早几个星期，母亲被她的婴儿全部占有，似乎婴儿是她的一部分。婴儿完全依赖母亲，对于这一点，婴儿甚至不知道这是母亲的关照，并且在许多方面母亲也处于依赖的状态，因为她与她的孩子紧密地联系着。她提供食物，测试洗澡水的温度，提供婴儿需要的环境，她没法停止对婴儿的影响。

在绝对依赖的阶段，母亲或母亲的替代者需要奉献对婴儿的关爱。当她适应了婴儿的成长的时候，母亲将逐渐地重新开始她自己的生活，当她的孩子成长并且独立性增加时，她自己也独立起来。

（2）相对依赖

在相对依赖阶段，婴儿开始知道他是依赖母亲的，并对这认知感到焦虑。这是一个减少对部分母亲的适应阶段，此时，母亲逐渐地恢复做回她自己或者恢复到婴儿出生前的样子。较早具有智力理解力的婴儿能延迟饥饿，并且知道厨房的噪音表明食物将很快到来。婴儿也知道此时需要母亲，婴儿此时已经能意识到他需要母亲。这个阶段大致从婴儿 6 个月持续到 2 岁。

婴儿逐渐成功地进行整合，整合使得婴儿成为一个独立的单元或自体的单元，或一个整合的人，拥有内部和外部，一个生活在身体里的人。个人的心理世界被定位在内部，外部意味着非我。"我"（I）的建立包括其他的每一件事情都不是我（me）。爱抚性的环境功能有助于整合，并且有"我被他人看，我理解我是存在的"感觉，也有"我又得到证据（好像在镜子里面看到的脸），我需要我已经被认识到是存在的"感觉。这是科胡特的镜子概念的萌芽。正常的婴儿在很长的一段时间内，不在乎自己是一小部分还是全部，不在乎是生活在母亲的表情里还是生活在自己的身体里。渐渐地，婴儿正常地作为一个人去将他的片段以自体整合的方式在心理层面上聚合在一起。温尼科特提到了一个成人患者，他以未整合的方式对一个星期里他的日常生活进行详细的描述，并且对自己说过的每一件事情感到满意。心理分析师反而感到没有任何治疗工作需要做，除了患者需要心理治疗师来知道他的所有部分和片段。

当然，整合是与破碎和区别相对立的。未整合的防御是混乱的活跃产物，是在母亲的自我支持未出现时产生的，以抵抗难以想象的焦虑。焦虑是绝对依赖阶段里容纳过程失败的结果。

（3）朝向独立

婴儿的发展，意味着婴儿做一些事情时不需要实际的关照。婴儿发展心理机制以及智力、理解力，通常是在社会当中完成的。婴儿朝向独立这个阶段描述了婴儿的努力，他的独立会在青春期继续发展。

16. 自我的发展

温尼科特研究发展的另外一个方面，即重视自我的发展，他认为，自我的发展受到环境的影响。他有时提及婴儿的发展，有时提及自我的发展。当温尼科特用"自我"这个词时，自我被描述为"部分的成长的人格趋向，在适宜的条件下被整合为一个单元"。

和弗洛伊德强调自我的出现来自本我不同，温尼科特认为，在自我之前没有本我。在"自体"这个词具有价值之前，"自我"这个词早已被用于研究，自体出现于自我之后。对"自我是否从一开始就存在"这个问题的回答，温尼科特认为，自我是从一开始就存在的。

（三）主要运用

1. 心理疾病

温尼科特长期从一系列不同角度讨论心理疾病，他强调，把复杂的学科知识浓缩为简单的术语是困难的。在他早期的著作中，温尼科特的分析接近弗洛伊德和克莱茵，但是他逐渐地发展了他自己的方法，他强调儿童环境的缺乏。由于对儿童的关照不足，儿童的自我不是真实的、自由的或整合的，儿童将陷入一系列焦虑中。

温尼科特强调，任何心理疾病分类都是基于对环境的歪曲。他从早期婴儿成熟过程的角度来看待心理疾病，认为环境会阻碍婴儿正常成长。在他以后的著作中，他将心理疾病划分为三类：心理神经症、中间性疾患（反社会或做坏事）和精神病。

（1）心理神经症

"心理神经症"这个术语是用来描述接近俄狄浦斯阶段的人的疾患的。在情绪发展水平和强度上，个体有一种未被触及的人格和能力，即体验三个完整的人之间的关系，而不仅仅是两人之间的关系的能力。温尼科特假设，这样的个体是与正常相联系的，足够好的环境使他们的人格被充分地组织起来，能够防御焦虑和冲突。温尼科特把这种心理障碍的领域看作弗洛伊德传统的分析范围，因而他自己关注的学术领域在精神病方面。

（2）中间性疾患

中间性疾患（也称心理障碍），起因于提供给儿童成长的环境，该环境一开始是好的，后来出现了失败。它的成功点在于，它允许儿童发展自我组织，但是，在个体能够建立内部环境之前（也就是变得独立之前），儿童的成长停止了。一种个体产生了，他们是社会病理的、反社会的，或者是做坏事的。这样的个体认为社会（环境）欠了他们一些东西。

（3）精神病

温尼科特认为，精神病起因于早期的丧失或环境障碍。这种环境障碍为儿童提供了一个歪曲的成熟过程。在这种情况下，儿童是不能够完成整合、人格化和客体连接这些重要的成熟过程的。环境可能在养育成熟儿童的过程的作用方面是失败的。在生活的早期阶段，个体心理健康的基础已被建造。环境没有促使个体成长，但是如果环境足够好的话，它能促进个体成熟的过程。为了促进个体成长的过程，环境必须以足够好的方式适应儿童成长所需的变化，并且促进儿童的成熟过程。环境适应儿童成长需要的失败，可能导致儿童正常的成长过程被干扰。而正常的成长过程促使自体建立，体现在持续的（整合）、使身体舒适的融合的成功（人格化），以及发展了与客体产生关系的能力（客体相关）。

破碎是整合的反面，较低程度的破碎是分离。在身体和心理之间连接的断裂导致未人格化或一些身心疾病。成功的客体连接意味着将客体概念与母亲整个人的感觉联系在一起。成功意味着感觉真实，即感觉世界是真实的。成功的客体连接的反面，是未认清或不真实的感觉，以及与真实社会接触的丧失。

2. 治疗

如果心理疾病与早期环境的缺失有关，会造成无价值感和假自体的发展，那么心理治疗正好与之相反。心理治疗提供早期母爱的过程，以产生真诚、健康的真自体。温尼科特关于心理治疗的观点紧紧地围绕着他对环境本质的理解，即环境必须为成熟的儿童提供他所需的一切。

心理治疗师能够认识到什么是病人所喜欢的。心理治疗师接受病人生活中主观的客体，包括病人没有付诸行动的爱的客体，或为病人所恨但尚未实施报复的客体。为了促进病人的退行，心理治疗师必须宽容病人的不合理、混乱以及吝啬。心理治疗是一个控制退行的过程。也就是说，心理治疗的条件、专业的设置以及心理治疗师的忍耐可以促进病人的退行。退行是一个有组织的退回早期依赖和环境缺失的阶段。它不是回到较早的本能生活的一些点，而是趋向于再建立依赖。

心理治疗所带来的治愈的结果，不是心理治疗师做了什么，而是病人在依赖关系中通过自体治疗而产生的结果。心理治疗的目的，是通过提供早期自恋或全能感的成功体验，化解早期失败的情感体验。在心理治疗中，当病人以自己的方式、在自我全能的氛围中，使创伤性的早期因素进入心理治疗情景中的时候，改变的机会就到来了。最初失败的一些环境因素会再现出来，此时，成功的环境代替了失败的环境，这非常有益于具有遗传性的成长和成熟的发展。

心理治疗师促进了病人的退行，这样，病人就能重新体现早期婴儿的体验，并且修补这些发展的空缺。在心理治疗中，个体感受到自信，这是因为心理治疗师提供了正确的环境，提供了在可靠和忍耐的路途上所必需的环境。

被体验的过程是独立成长的过程，心理治疗师帮助个体的真自体去对付有限的环境的不足，而不用去组织防御，不用假自体去限制真自体。所有这些必须被一次又一次地重复，就像好的体验一样。

温尼科特给出了一个例子，用来说明他如何试着对一个年轻病人的婴儿般的需要做出反应。一个不情愿的病人给温尼科特打电话，问温尼科特能否在第二天（即星期六）见他。这表明了病人对一个知名儿科医生的魔术般的、不真实的需要。温尼科特知道，他必须满足这个病人的需要。温尼科特像成功的父母满足婴儿的需要一样去满足他。温尼科特试着培养治疗的氛围，在那种氛围里，病人可以创造他需要的那种心理治疗师，而且心理治疗师将通过扮演合适的角色，至少在早期的治疗阶段试着培养病人的退行。

3. 潦草画线游戏

温尼科特提到了一种他在儿童诊断和治疗工作中常用的绘画技术。他将其称为"潦草画线游戏"。这个游戏被温尼科特用作与儿童建立接触和沟通的有趣的途径。

这个游戏基于温尼科特对发展以及环境角色的理解。在游戏中，温尼科特和儿童一起坐下来，他们都拿着纸和笔。温尼科特闭上眼睛，在纸上潦草地画一些线，儿童必须把这些线变成一些东西，例如兔子、房子，可以是任何东西。然后儿童再潦草地画一些线，温尼科特将这些线变成一些东西。温尼科特认为，儿童画线的内容可以表现出他们的人格和他们所关注的东西。

温尼科特注意到，儿童经常在第一次去他办公室咨询的前一天晚上梦见他。他认为，这个幻想的梦表达了儿童对他的态度。他适合主观客体的角色，也就是说，他变成了在头两三次的心理治疗中他们所需要的东西，温尼科特成为儿童与他们的内部世界接触的通路，这条通路类似母亲适应婴儿的自发需要。儿童相信他能够被理解和被帮助，温尼科特进入儿童的世界里，并强化这种信念。被理解的感觉可以使得儿童情绪发展的"紧结"得以松开。

在温尼科特描述的一系列个案中，他应用了这种技术。温尼科特使他对儿童的治疗工作充满了乐趣。温尼科特基于他在儿童心理治疗方面的长期研究，用爱的幻想描述他表面上的无力和对儿童直觉的治疗技术。在治疗中，他宁愿弹奏音乐，也不愿持续不断地艰难地行走在技巧之路上。

4. 个案研究

下面的个案展示了温尼科特对成人的治疗。这和他对儿童的治疗本质上是类似的，都是基于他对人的发展过程中环境角色的理解。温尼科特提供了允许病人退回到发展的依赖阶段的容纳性环境，在那些发展的关键点上，病人需要比较有促进作用的再体验。当特殊的病人退缩或不在情感层面表现时，温尼科特可以把这种退缩改变为治疗性的退行，通过这种退行对病人进行修通。改变过程是从假自体到真自体的运动过程。

病人是一个男性医生，有精神性抑郁，他已婚，有自己的家庭。病人有过一次失败，在失败中他感到不真实和失去了自发的能力。他已经几个月不能工作了，虽然最初他能够加入与他人的谈话，尽管他尽力了，但是结果不太乐观，因为他非常厌烦自己不能有冲动的自发表现。

在一次治疗中，病人躺在长沙发的靠背上，他想象他被击倒，滚过了长沙发的后背。温尼科特暗示，病人感到他自己喜欢逃避痛苦的状态。病人用手做出圈的动作，表明了他蜷缩的状态。温尼科特解释，他的动作含有一些他自己不知道的事情，这是一些媒介物。病人对此的反应是，这些媒介物是油，他喜欢轮子在油里运动。温尼科特发展了这一想法，媒介物绕着病人，治疗的环境有可能会适应病人的需要，当然病人也知道媒介物的存在。

病人有一个关于他不再需要的盾牌的梦。这个梦似乎反映了病人退缩的瞬间。通过放置这种围绕退回自体的媒介物，温尼科特将退缩转化为积极的退行。病人在有了逃离的感觉时会感到安全。温尼科特会注意病人是怎样需要他的。病人是非常依赖他的，但依赖是痛苦的。当病人逐渐接近他依赖母亲的感觉时，他可能对温尼科特感到愤怒。温尼科特扮演足够好的母亲的角色，对儿童（即病人）的态度做出反应。

在另一种情况下，当温尼科特和病人谈话时，病人报告了他在工厂工作时的胡思乱想和恍惚状态。温尼科特解释说，他已经离开温尼科特的怀抱。这在某种程度上表明了病人情绪发展的水平。在退缩状态中，他的情绪像个婴儿，而长沙发是心理治疗师的怀抱。心理治疗师为他提供了回归的怀抱和媒介物，在媒介物里，他能够旋转地运动。

病人讲到，他在家里或者与朋友谈话时，曾连续地出现问题。在两个人的谈话中，当涉及谁挑起话头时，他才能加入谈话。如果他挑起了话头，他就会感到侵占了父母的作用，但是他真的需要通过父母感受到他自己还是个婴儿。

病人害怕他可能发现自己突然亲吻了一个人，这个人也许碰巧是他旁边的人，也可能是个男人。他开始沉浸在治疗的状态中，感到自己像家里的一个孩子，如果他说话，他就是错的，因为他在生活中扮演了父母的角色，但他在心理治疗师面前却像个儿童。他对自己拥有这种不受自己控制的态度感到无助。他还有一些人将会进出门的联想。温尼科特暗示，这是对呼吸的联想。一些想法像呼吸和孩子，如果心理治疗师对这些什么都不做的话，病人将觉得这些想法被放弃，这个病人害怕的是，被遗弃的孩子、被遗弃的谈话，或者孩子的态度没有被成年人注意到并做出反应。

当病人讲到他从来没有接受父亲的死时，他说他头痛。温尼科特解释，这是由于病人需要有他的脑袋作为支撑，仿佛他是个孩子，在应激状态下他自然有支撑物。病人逐渐认识到，他的父亲确实支持他和安慰他。现在，在他悲伤的时候，没有人支持他和安慰他。重要的一点是，温尼科特实际上没有支撑病人的脑袋，但是温尼科特能很快理解病人需要什么。

在退缩阶段，病人进行自我容纳，心理治疗师需要帮助他将退缩状态转化为退行状态，在那儿，心理治疗师能支持他。退行是一个机会，能改变过去对个体需要的不适当反应。心理治疗师需要在较深入的方面理解病人，通过解释性的谈话将这种理解传达给病人。心理治疗师修正的解释性的谈话，为病人提供了容纳性的功能，允许病人退行和依赖心理治疗师。心理治疗师对病人需要的估计，会强化真实的存在，也会强化自发自体的形成。心理治疗师对病人作为需要的幻想的反应，就像母亲对她的孩子的态度的反应一样。

病人要求心理治疗师是全能的，心理治疗师知道和告诉病人需要什么、害怕什么。病人常常理解这些感觉，但是决定性的问题是，心理治疗师知道这些并把这些告诉病人。病人错误的自体和防御可能分散心理治疗师的注意力，因此心理治疗师必须谨慎对待这种情况，并且能抓住不被告知的中心问题。

（四）对温尼科特的评价

弗洛伊德和克莱茵的理论极大地丰富了温尼科特早期的职业生涯，但是，在他以后的著作中，他发出了自己的声音，并且对人的研究做出了重要贡献。虽然他的思想没有形成系统，但是他的核心思想为儿童发展的最初部分提供了自己的一些简介。温尼科特提供了一个独特的视角，即母亲和孩子之间的相互作用是怎样滋养或阻碍儿童的发展的。

将温尼科特的思想与其他概念相联系并不总是容易的，因为他的思想是不断发展、不断改变的，并且有时他会有一个偶然的朝向，展示出能令人大吃一惊或耳目一新的理论。哈里·冈特瑞普（Harry Guntrip）认为，温尼科特不再真的相信，特别是不相信本我，在他的观点里，本我是无意义的，它仅仅是遗传。温尼科特也改变了经典的弗洛伊德的概念，以使其适合他自己的对心理疾病的分类，例如，他认为，弗洛伊德所说的经典神经症（neurosis）不一定真的是一种心理障碍。

与温尼科特大约同时代的费尔贝恩，是另一个客体关系学派——"大不列颠学派"的成员。虽然温尼科特同意费尔贝恩对弗洛伊德的许多不满，但温尼科特强烈地批评了费尔贝恩试图取代弗洛伊德的倾向。温尼科特指出，费尔贝恩没有将他的思想整合到精神分析理论的发展框架中，这一点是不寻常的，因为温尼科特在任何标准上，都不是一个正统的弗洛伊德的门徒，但是对他来说，他与精神分析主流之间的关系确实是重要的。

随着他针对儿童的创造性的治疗工作的展开，以及随着他相关思想的发展，温尼科特在很多方面丰富了精神分析的思想，远离了弗洛伊德对本能的强调，且早于科胡特的健康的自恋理论以及自体的重要性理论。

四、马勒的客体关系理论

（一）马勒生平

玛格丽特·马勒（见图 2-6）是匈牙利病理心理学家和精神分析师，是动力心理学学派中著名的客体关系理论的主要奠基人。马勒出生于维也纳。她的母亲奢侈、自恋，很不喜欢马勒，父亲和保姆经常在马勒生病时照顾她。马勒曾经表示，"我对我所爱的母亲充满了挫折的愤怒"，"没有好的内化的客体，

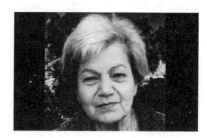

图 2-6　玛格丽特·马勒

所以强调自我的能力"。马勒在 16 岁时开始阅读爱因斯坦和弗洛伊德的著作。马勒自 1930 年开始在维也纳以一位儿童分析师的身份开始她的职业生涯。1938年，她离开维也纳，搬到纽约，成为纽约州精神病研究所儿童服务中心的咨询师。1950 年，马勒在纽约建立了马斯特儿童中心。

（二）主要理论和关键概念

玛格丽特·马勒可能是最果断地将母婴互动放在发展的情景中研究的客体关系学者。她是维也纳的一名儿科医师，对精神病儿童有缺陷的客体关系的兴趣，使得她开始考虑早期母婴关系中的不连续性。通过对患有自闭症或遭受其他严重困扰的幼童的深入研究，她提出儿童早期对母亲的依恋在儿童的心理上具有显著的重要性。

马勒在开拓性工作的基础上，从精神分析的角度提出了儿童精神病的概念。她后来把她的观察范围扩展到正常婴儿和他们的母亲。她的方法学建立在对母婴相互作用的观察的基础上。通过对母婴相互作用的重复、明显的行为的观察，马勒对发生在儿童内心的词语前心理过程进行了推断。她对于婴儿出生后三年的内心事件的描述与陈述，为心理发育和客体关系的研究做出了重要贡献。

从概念上讲，马勒仔细地把她的工作与传统本能模式，以及克莱茵、温尼科特、雷诺·斯皮茨（Rene Spitz）等人的工作联系起来。尽管她与其他人（从传统的本能理论家到自体心理学理论家）的工作有联系，但是她没有陷入对他们进行简单分类的泥沼。她和她的同伴已经把客体关系概念集中在一个人的心理诞生方面，所以我们最好把她称为发展心理学家。

心理诞生与生物学诞生是不同的。生物学诞生是可见的、引人注目的，而心理诞生是逐渐显露的，并且包括一些心理过程，这些过程仅有部分表现为可观察到的行为。心理诞生是一个过程，通过这一过程，一个婴儿成为一个与母亲分离并且有个性的个体。这一分离和个体化的过程，大约发生在婴儿出生后的第 4 或第 5 个月，至第 30 到第 36 个月期间。

尽管她拥有丰富的传统精神病和精神分析理论，马勒的发展理论还是明显高于传统的弗洛伊德的本能发展模式。她的贡献在于，她提供了这样一些新的组织概念，如共生、分离、分化、实践（practicing）与和解（rapprochement）。马勒认为，人的性格是在与别人的心理融合（fusion）中开始的，并且性格通过逐渐分离的心理过程形成。马勒的模型是具有感染力的，它暗示着人类存在的最早阶段是连接、依附和合作的。在这一点上，她的模型与丹尼尔·斯特恩（Daniel Stern）和其他依附理论家是不同的，依附理论家把人类连接能力的建立作为婴儿心理发展过程的结束点，而不是马勒所说的开始点。

马勒认为，较早的共生期未完成的危机和残渣以及分离并成为个体的过程，会影响一个人一生的人际关系。马勒把焦点集中在这些临床问题上，来预言以后成人的心理变态问题。不过有时这些临床问题可能也隐藏着一些纯粹的心理发展问题。

1. 共生

"共生"是马勒从生物学借用的术语，用于比喻婴儿与母亲无区别地在一起的内心体验。在原始认知与情绪水平上，婴儿有一种与母亲融合的体验以及与母亲统一的意象。

2. 分离和个体化

"分离"涉及儿童完成与母亲在内心的分离感。这种分离感包括一个与客体世界及客体表象区别开的清晰的自体代表。"个体化"指的是感觉"我是存在的一种感觉"，这是一种早期存在意识，而同一性则是一种后来出现的"我是谁"的意识。

分离与个体化有两条纠缠在一起的补充性轨迹。个体化的轨迹包括内在自主性的发展，通过这一过程，儿童可以假设某些性格特征是自己的特征。分离的轨迹包括儿童从与母亲的共生性融合中显现出来，然后从母亲中分化、解脱出来。分离和个体化意味着一个明显分化了的、与客体表象区别开的自体表象的高度发展。外在的行为和相互作用显示了这些内在的发展。

个体化和认同的形成，是以自我的结构性以及内驱力的中和性为前提的。刺激必须不能强烈到妨碍结构形成的程度。在缺乏内在组织者的情况下，母亲必须充当抵御内在和外在刺激的缓冲区。

一系列的满足和挫折可以促进结构性的形成。通过为需要提供满足和防止过多的挫折，母亲充当着婴儿的辅助性自我。她的各种控制性行为可以使压力和挫折不至于过大，可以避免婴儿过早地使用他自己的资源。当婴儿实际上拥有了母亲正在执行的功能的时候，自我的过早发展就出现了；造成的结果是，可能出现温尼科特所说的"假自体"的感觉。当需要不是那么急迫，婴儿能够在一定程度上暂时控制压力，并且婴儿能够等待，确信自己的需求能得到满足的时候，自我的结构形成过程才会出现。简而言之，一些容易控制的挫折有助于婴儿的发展，但太多挫折则会阻碍婴儿的发展。

3. 客体关系

从弗洛伊德的角度出发，客体关系通常意味着一个人将客体力比多投注在另一个人身上。基于这样的含义，客体关系是估计一个人的心理是否健康以及接受心理治疗潜力的最可靠的方法和工具。与客体关系相反的是自恋关系，在这种关系中，力比多被投向自身，与其他人没有真正的关系。

精神病性的客体关系，涉及温尼科特曾经描述过的一种相互作用。过渡性无生命客体的最理想运用，可以促进儿童自主性的形成，而用太刻板的过渡性客体来代替人的关系，可能是以后的精神紊乱的征兆。精神病状态，是由于精神病人不能分辨人的客体世界与没有生命的世界的界限，这导致人的客体世界没有生命，但人没有赋予生命的世界又是有生命的。

4. 彼此暗示

"彼此暗示"是一种母婴间的相互作用方式，后来发展为语言性沟通。婴儿对于需要、愉快和压力给予暗示，母亲只是选择性地对这些暗示做出反应。婴儿针对母亲的选择性反应，逐渐改变自己的行为。母亲的潜意识需要激发出婴儿的潜在特征，这些特征使婴儿成为这个特殊母亲的特殊婴儿。母亲传递了一种镜像性参考框架，婴儿的原始自体将适应这个框架。通过这些循环的相互作用，婴儿的人格特征得以形成。如果母亲的镜像作用是不可预知或有敌意的，则婴儿会产生不可靠的用于复核的参考框架，这会扰乱婴儿的自尊。

5. 发展阶段

马勒描述了三个发展阶段：正常的孤独性、正常的共生、分离和个体化。其中，在分离和个体化阶段有四个亚阶段。不同的发展阶段可能重叠出现，没有一个发展阶段可以被随后的阶段取代（如图 2-7 所示）。

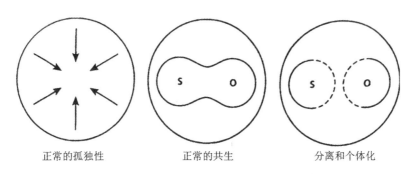

| 正常的孤独性 | 正常的共生 | 分离和个体化 |

图 2-7　马勒的三个发展阶段

图 2-7 中是马勒所理解的三个发展阶段：第一个是正常的孤独性（在婴儿的内部世界没有自体和客体的感觉，所有的能量是朝向身体的感觉）；第二个是正常的共生（与主要客体的心理的融合状态）；第三个是分离和个体化（自体不同于主要客体的感觉和变成个体的感觉的两个方面的成长）。

马勒认为，最后的阶段是经过四个亚阶段来完成的：分化与躯体意象、实践、和解、情感客体恒定。

（1）正常的孤独性

正常的孤独性阶段，也称自闭阶段，从婴儿出生的时候开始，大约持续一个月。在这个阶段，婴儿的大部分时间都花在睡眠上，似乎处于一种原始的、幻觉性的定向力障碍状态中。马勒把一个鸟蛋的意象用作婴儿封闭性心理系统模型。这一阶段的任务是，新生儿在子宫外完成生物的内环境平衡。在这个早期阶段，婴儿不能把他自己减轻压力的尝试（通过排泄、调节和蠕动）和母亲减轻饥饿、压力以及需要的活动区分开来。这是一个真正的未分化阶段。

就客体关系来讲，这一阶段是无客体的。马勒保留了弗洛伊德的原发自恋概念，这样一来，正常的孤独性阶段也就成了绝对原发自恋阶段。婴儿逐渐有了一种朦胧的感觉：需要的满足不能由自己完成，而必须来自他自身之外的人。

（2）正常的共生

大概在出生后的第二个月，孤独性的外壳开始破裂，一个不同的、积极的心理外壳或膜开始形成。这个保护性的外壳或膜在心理上形成了作为一个双重性实体的母婴间的共生轨道。从第二个月开始，婴儿朦胧地意识到了一个满足需要的客体，这就是正常共生的开始。这个阶段，婴儿以一种他与母亲一起似乎组成了一个全能系统（一个双重单位）的感觉活动和运转。在共同的边界内，婴儿可能会有无界限的海洋感。这种感觉与科胡特以及其他人描述的古老的早期自恋状态相似。

共生的基本特征是，与母亲这个客体表象妄想式的全能融合，尤其是妄想两人有一个共同边界。正是这种心理融合状态严重地扰乱了婴儿的回归。

好的母亲的照顾，可以把婴儿从消极的退行倾向拉向增加对于环境的感觉性知觉。有一个力比多投注从体内，尤其是腹部，向外围转移。这种由体内向身体外围的转移，发生在婴儿出生后的第三或第四周。在体内，紧张性体验是通过排泄、呕吐等方式得到释放的，而身体外围则伴随着较强烈的触觉、视觉和听觉。

婴儿逐渐能区分出愉快的、好的体验和痛苦的、坏的体验。婴儿对子宫外生活的第一取向，是好的、愉快的刺激对坏的、痛苦的刺激。年幼的婴儿被暴露在有规律的需要、紧张和饥饿之中。这些内在需要超过一定限度之后不能被减轻，除非通过自体之外的事物来减轻。这是一种满足需要的好的外在资源的重复体验，这最终传播了一种自体与非自体之间的模糊的情感辨别力。对于来自外界或内部的坏的刺激，婴儿通过摆脱和驱逐机制来做出攻击性反应。

对于来自内部或外界的好的刺激，婴儿感觉到狂喜和接纳。在这样的分化水平上，优势性的、好的记忆岛或焦点，被归于自体；优势性的、坏的记忆碎片，被归于非自体——尽管论证这一点很难。给予愉快或施加痛苦的质量与母亲有关。婴儿通过自体内部的愉快和不愉快的感觉，形成原始记忆岛，它也充当着分散的客体和身体自身的部分意象。在这个发展阶段，婴儿倾向于通过嘴的摄取尽可能多地吞噬外界的客体，这种吞噬与摆脱和驱逐倾向交替进行。

爱的客体意象，以及身体与心理的自体意象，从一直在增加的愉快（好的）和不愉快（坏的）的本能性与情绪性体验的记忆痕迹中浮现出来。婴儿逐渐发展出一种身体意象，并且这种内部感觉形成了自体的核心。这些感觉是自体感觉的结晶点。围绕着这个结晶点，将形成同一性。婴儿从生物性向心理性的转换很可能发生在第三个月，当时，记忆痕迹的存在允许心理形式的学习的开始，而不仅仅是条件反射。

在这个早期阶段，仍然没有"内—外"或"自身—他人"的分化。"我"还不能与"非我"区分开。客体关系的水平仍然是"前客体"（pre-object）的，但是，由于有着模糊的与母亲的双重统一性，婴儿向母亲的投注是重要的起点，以这一起点为基础，婴儿随后的全部人际关系得以形成；这一阶段的痕迹将伴随婴儿一生。

微笑，作为一种对母亲的反应，是一个重要的征兆，它表明母婴之间的特殊结合已经建立。在半岁之后，婴儿交换共生伴侣不再是可能的了，因为婴儿已经与母亲建立了特殊的共生关系。

如果婴儿有一个理想的与母亲的共生性结合，婴儿可以平缓地进行与母亲的心理分化，进行进一步的超过共生状态的心理扩展。

（3）分离和个体化

有两种发展道路在同时展开：一种是个体化的发展，意味着发展内心的自主性；另一种是分离，包括婴儿与母亲从心理上分化，拉开距离，即婴儿解放出来。

分离和个体化阶段包括婴儿在母亲的情感性存在的前提下完成分离功能的发挥。婴儿在分离功能发挥时获得的快乐，可以使婴儿克服分离性焦虑，分离性焦虑通常在婴儿迈入新的分离的时候出现。婴儿这一阶段的任务，就是增加自体与他人的分离意识，这是与自体感的开始、真客体关系的开始以及外界现实意识的开始同时发生的。在这一过程中，自我作为一种初步的结构开始浮现。

分离和个体化有四个亚阶段。

第一个亚阶段是分化与躯体意象。

大约在出生后的第4至第5个月，也就是共生期的高峰期，婴儿所展示的行为似乎提示着"分离—个体化"过程的开始。在这一阶段，婴儿开始把身体与母亲拉开一点，并且通过运动技能，如从母亲的腰部滑下来，在游戏中接近母亲的脚等，与母亲分离。

从大约第7至第8个月开始，婴儿可以展示出一种对于母亲的可见的"返回核对"模式，这是个定向点，一个在身体上和心理上与母亲分化的重要的开始符。我们可以看到，婴儿似乎在扫视其他人，并把母亲与其他人进行比较，把熟悉的人与不熟悉的人进行比较。婴儿开始检查什么是属于母亲的，什么不是属于母亲的，比如眼睛、胸针、衣服等。

马勒用"孵化"这个词来描述由向内的注意向对外的注意和警觉的转换。孵化过程可以被推迟或提前完成，如果一个婴儿有强烈但不舒服的共生，婴儿可能会孵化得较早，快速进入分化期，因为这可以作为一种摆脱不舒服的共生关系的方式。马勒描述了一个小男孩，他没有得到足够的共生情感满足，因而他似乎能够延长共生关系，以便给自己和母亲以进行弥补的时间。如果共生期太顺利或太波折，分化就可能表现为各种形式的紊乱。一个发现母亲在共生期过分保护自己的儿童，似乎会精力充沛地把母亲推开，并且可能会早于其他儿童主动拉开与母亲的距离。

第二个亚阶段是实践。

实践阶段与分化阶段重叠，并且是孵化的高峰点。实践阶段的开始是以婴儿通过爬行和扶着站立，并与母亲在身体上分开为标志的。真正意义上的实践期是从婴儿自由直立行走开始的。婴儿增加了离开母亲的冒险，并沉浸在自己的活动之中。他将定期返回到母亲那里，寻求身体和情绪的接触，即情绪的补给。一些母亲和他们的孩子比较珍惜独立功能的发挥，并且能够在保持距离的情况下进行补给，也就是说，他们通过语言保持接触。

如果母亲能够为婴儿提供理想的需要，婴儿将能够没有资源限制地从共生轨道中孵化出来。婴儿将得到较好的准备，以便把自体表象从融合着的"自体—客体"表象中分化出来。但是，这时候的自体表象仍没有被牢固地建立和整合为一个完整的自体表象。

婴儿爬行，然后行走，在身体上离开母亲的能力，在形成清晰的"我"的表象方面起着至关重要的作用。婴儿从身体上与母亲分离的能力，与心理分离的情绪准备不平行。一些无法在功能上与共生伴侣分离的婴儿会试图再进入单一性的妄想性幻想中。这个单一性的妄想性幻想，就是与全能的母亲在一起，并推动她充当儿童自身的外延。

实践期在自由行走中达到顶峰，这大约是在婴儿 18 个月的时候。在这个阶段，蹒跚学步的儿童的自身全能感达到了顶峰，这种感觉是由于儿童分享了母亲的不可思议的力量。第 16 到第 18 个月是发展的阶段点，这时候，儿童正处于自身被理想化了的状态的高峰。在与母亲的共生期双重结合中形成的自体和母亲的情感表象，影响婴儿全能感的形成。由于发展了自主功能，学步期的儿童感受到了自己的不可思议的能力。

儿童独自直立行走，是人的个体化的最大一步。直立姿势给了儿童一个看世界的全新视野。从大致 10 个月到 1 岁期间，是儿童成长的宝贵阶段。儿童有一种对于世界的爱，这种爱似乎是令人陶醉的。自恋处于高峰，但它又是脆弱和容易降低的。在这个阶段，儿童的特征是：他们对于自己的功能、对于探索他们扩大了的世界以及对于失败的无动于衷进行自恋式的投注。得意也来自他们从与母亲的融合和吞噬中逃脱出来。逃走和再被捉回来，似乎是学步期儿童获得自主性以及获得母亲还想保护自己的再保证的方式。

说"不"的负性阶段，是儿童个体化或儿童与母亲共生断绝过程的伴随性行为反应。对于再被吞噬的恐惧，威胁到了儿童还不多的刚刚开始的分化过程。令人满意的或寄生性的共生期越少，违拗性反应、独立的喊声就越夸张。

在帮助儿童感觉到受鼓励，以及逐渐用不可思议的全能感去换取分离和自主性中的愉快方面，母亲的态度起着非常重要的作用。在这一阶段，那些有着强烈但是不舒服的共生关系的儿童可以获得好处。那些喜欢共生期的亲密感，并且已经超越了亲密感的母亲，会为她的孩子变得成熟而惊喜。这些母亲的孩子会发现他们难以撇开母亲去自己成熟，并且他们主动要求与母亲亲近。尽管孩子的内心还没有完成孵化，但一些母亲在学步期孩子的行走中看到了孩子已经变得成熟的证明。一些母亲禁止孩子做出的早熟性设计，这会使孩子遭受失败感。而其他一些母亲则发现，放弃她们的共生期控制行为是困难的。还有一些母亲，因为难以在给予支持和在附近关注之间找到平衡，而使被喂养的孩子遭受失败感。例如，一个男孩的母亲可能会避免亲密的身体接触，然而又会不时地，当她需要而不是孩子需要的时候，中断孩子的活动，去拥抱和控制住孩子。

第三个亚阶段是和解。

在一岁半左右，儿童的正在成熟的自我已经能发现自己与母亲的分离，也能了解如果没有母亲，自己是无法真正独立的。全能感的下降和依赖感的增强使儿童返回到母亲那里。伴随着对挫折的无动于衷的减少和实践期对于母亲存在的先前的遗忘的减少，学步期儿童越来越意识到他们与母亲在身体上的分离。现在，儿童开始返回到母亲这里。经历了认知技术及情感生活分化的体验之后，学步期儿童现在体验到了一种增强了的分离焦虑。意识到了自己的分离性自体之后，儿童寻求与母亲亲近的需要再度增强，这种亲近需要在实践期曾暂时被抑制。马勒把这个新阶段叫作和解。

在和解阶段，学步期儿童希望母亲能分享他每一种新获得的技能和体验。在这一阶段，观察者会注意到，儿童会不断地带一些东西给母亲，将物体置于母亲的掌握之中。重要的是，儿童需要与母亲在情感上分享它们。儿童意识到了自己对母爱的需要。与此同时，儿童希望扩大自主性，通过对母亲的抗拒性来保护自主性。儿子可能转向父亲，父亲并不是共生联合之外的，但也不完全是它们中的一部分。

在第 17 到第 18 个月，伴随着身体分离的接受及与母亲分享活动的喜悦，较早的和解期达到高潮。儿童意识到分离能给自己带来自主性快乐，会发现一个人可以让自己的愿望得到满足（比如去拿小甜点），一个人还可以要求母亲注意自己（比如说"看着我，妈妈!"），一个人还可以找到别人，向他们表达看见他们的喜悦（比如和别人说"你好"）。但是，当分离的痛苦部分降临到儿童身上的时候，儿童开始面对重要的情绪转折点。

学步期儿童以一种丰富的实践阶段的高峰期不曾体验过的方式，体验到了他们征服世界所面临的障碍。他们愈加感到无助，觉得自己渺小、孤独，觉得他们的需要难以得到释放。这对于儿童的全能感和自尊也会造成打击。儿童对于母亲的恳求以及客体爱的丧失的恐惧（与客体丧失恐惧有区别）都明显增加。在内心里，客体表象与自体表象的区别与分化更加明显。

和解冲突涉及的是在保持自主性的同时，解决对母亲的需要的和解冲突。这一方面是儿童自己妄想的放弃，另一方面是儿童个体化及分离感的继续。儿童的内在紧张常常通过与母亲的冲突来表达。冲突可以表现为：对于全能性控制的疾呼、偶尔的极度分离焦虑、混乱感，以及对于大人的、在自主与亲近之间来回切换的要求。

尾随与突进性行为变得引人注目。学步期儿童尾随着母亲，并且不停地注视着母亲的每一个动作。但他又会突然离开母亲，希望母亲来追他，把他再度抱在怀里。这些模式代表与爱的客体再融合，以及被爱的客体再吞噬的恐惧。这个年龄的儿童继续通过说"不"以及增强的攻击性和肛欲期的否定癖好，来保护他们的自主性。

和解冲突大约发生在第18到第24个月，这个年龄的儿童不想想起他们还不能依靠自己应付环境。他们陷入自己的分离、夸张、自主性和不承认需要母亲帮助他们实现愿望的冲突之中。一些儿童固着在这一阶段，并且附着在分裂机制上。儿童有时候把母亲当作自体的延伸，例如无人称地使用母亲的手去拿东西。

和解期的标志是对于陌生人的焦虑反应。一方面，婴儿希望离开母亲，能够拥有自我掌控的能力；另一方面，婴儿又需要继续依赖母亲，伴随着双亲的离开，婴儿产生了对陌生人的焦虑，这往往会表现为对母亲的依赖。儿童将创造多种应付母亲离开的办法，例如过渡性客体的使用、内化以及向双亲认同。

从第19到第36个月，自体的理想状态应该是逐渐消除妄想与全能的成分。因而，童年生活的第19到第36个月是儿童容易受伤害的时期。在这段时间，由于儿童逐渐消除了妄想性的、自体全能感的评价过高的自体，儿童的自尊萎缩。在这个易受伤害的阶段，母亲的情感能力对儿童来说是非常重要的，因为这可以使儿童的自主性自我尽可能地完成功能的发挥。母亲的情感能力容许儿童向母亲模仿和认同。儿童将良好的"母亲—学步期儿童"关系内化，这可以减轻不可思议的全能感。母亲的情感能力必须与她让孩子离开的愿望平衡。母亲就像鸟一样，需要给孩子轻柔的推动，鼓励孩子独立。

在寻找发展问题的个人答案的斗争中，儿童常常会产生短暂的发展背离，这很可能是由于过度地通过发展其他行为来尝试纠正某一阶段的发展不平衡。因而，特别准确地意识到分离能够使一个儿童异常关心母亲的所在之处，而且儿童会粘着在母亲身上，表现出强烈的分离焦虑。例如，一个名叫邦尼的男孩在实践阶段提早学会了走路的技能，这个个案就解释了分离之后个体化过程的延迟。他在 9 个月的时候就学会了走路，他经常摔倒或弄伤自己，但是他表现得无所谓。他不能适当估计他身体技能的潜在危险。但是，到了 11 个月结束的时候，他明显困惑地发现，母亲不能总跟在他身边及时地帮助他。当这个男孩意识到他与母亲分离的时候，他对于失败的安静接受消失了。在和解期，他开始表现出危险和激烈的突然分离行为，希望母亲能够把他"捉"回到怀抱里，取消分离。作为一种发展缺陷的纠正，他在实践期的身体早熟似乎导致了和解期过多的突然离开行为；他在和解期的其他方面是正常的。他经常会站在母亲旁边，或者玩拼板游戏，来做出弥补。

一些母亲不能接受儿童在这一阶段的要求，还有一些母亲无法面对儿童的逐渐分离。事实上，儿童正变得越来越独立。这些母亲因为她们自身的共生或寄生性需要而产生焦虑，她们会在儿童身边徘徊，并跟随着儿童。这种亲密性可能会驱使儿童在分离时进行更多的决定性努力。

母亲的无能可能会使儿童的实践和探索活动缩短、减弱。一个被母亲的能力迷住的儿童，不能向他的环境或重要技能的发展投注能量，并且常常会返回到母亲那里，努力与母亲融合在一起。在追求母亲的过程中，儿童会变得坚持不懈，甚至会不顾一切。这种不顾一切，会耗尽儿童自我的能量，儿童可能会恢复早期的分裂机制；严重的情况是发生发展停滞，这会导致病理性的自恋症与边缘障碍现象。

第四个亚阶段是情感客体恒定。

这个分离和个体化阶段的第四个亚阶段，主要在生命的第三年，没有明确的终止期。这一阶段的两个重要目标是达到一定程度的客体恒定，以及巩固个体化。

情感客体恒定的建立，依赖于一个积极的母亲内在意象的内化；积极的内在意象，包括在母亲身体存在的情况下，使儿童感觉到舒适，并且允许儿童自己发挥功能。马勒所描述的情绪或情感客体恒定，与简·皮亚杰（Jane Piaget）的客体永久性不同，永久性发生在大约第 18 到第 20 个月。马勒所说的客体，是专指儿童向其投注积极情感能量的母亲，而不是非生命客体，如一个拨浪鼓，那只是一个暂时性投注，而皮亚杰会认为那是永久性客体。母亲意象是一种结果，是使客体的好的和坏的方面，经过渐进的统一的长期过程，成为一个内部完整的表象。与整个的客体表象一起，以自我认同为基础，儿童连续地发展被统一的自体意象。

客体恒定阶段也表明儿童综合的认知功能逐渐清晰起来。语言的沟通逐渐地代替了其他的沟通模式。超我前体开始形成，自我与它的功能也得到了很大的发展，即发展了自我一项最重要的任务，就是处理攻击性内驱力。现实原则逐渐取代快乐原则，并且自我有能力增强现实检验。就逐渐取代快乐发展的分区来讲，儿童仍然处于发展的肛欲期和俄狄浦斯早期。

一些儿童会主动找父亲，很可能是由于害怕母亲对于他们的再吞噬。儿童从内心与母亲分离的过程还在继续，并且否定性此时似乎对于儿童认同感的进一步发展是必需的。

（三）主要运用

1. 病理学与治疗

马勒对于心理障碍与治疗反应的观点，是基于她对于发展任务的理解。每一个发展阶段有一定的任务、挑战和风险。人在一个发展阶段遭受创伤或留下一些任务没有完成时，可以导致严重的心理障碍。发展障碍总是涉及儿童与双亲或双亲替代物之间的关系。在发展的早期阶段，尤其是正常的孤独性阶段和正常的共生阶段，正常儿童需要有足够力比多的母亲，以便使儿童能释放出先天的潜力。在正常的孤独性阶段、正常的共生阶段、分离和个体化阶段，"双亲—儿童"关系遭到破坏，会导致各种程度的心理病态。心理治疗师作为替代性的双亲以及辅助性的自我，为有心理障碍的儿童或成人完成一定的功能，使心理治疗可以为发展衰竭提供矫正性帮助。

如果儿童在容易受伤的正常的孤独性阶段、正常的共生阶段遇到了一些严重的心理创伤，儿童就有可能会出现精神病。在儿童精神病中，正常的共生阶段是紊乱的、缺乏的。紊乱的核心，主要表现为儿童对于母亲的内化不足或欠缺。由于儿童不能将母亲内化，儿童无法把自己与部分客体融合区分开来。因而，精神病通常意味着个体化过程的失败，精神病儿童没有完成个人认同感。

边缘障碍和自恋障碍，似乎是由于分离和个体化阶段的紊乱或创伤造成的。某些包括全能感、分裂以及夸大的自恋和边缘障碍的症状，是发展任务紊乱或发展没有完成的表现。

对于一些特殊的发展阶段，某些冲突是特殊的。马勒强调了实践阶段与和解阶段的心理易损性。在实践阶段的高峰期，儿童还处于妄想性的自体全能感之中，正常的自恋对于萎缩的危险非常敏感。在和解阶段，儿童越来越意识到分离，而且儿童通过各种防御机制否定这种分离。他们放弃了双亲全能和伟大的妄想，从而使分离焦虑加重。儿童快速成熟的自我感觉到了分离，但是他们仍然不能独立。

为理解严重的心理障碍，心理医生与治疗师普遍使用马勒的发展分类。阿尔西亚·赫娜（Althea Horner）把自恋性障碍人格看作起源于实践阶段（夸大性自体）与和解阶段（无助的自体）的交汇点。对于一些儿童来讲，和解阶段的冲突会导致严重的矛盾意向，客体被分裂为好的和坏的。奥托·康伯格同意马勒的观点：联系的缺乏和分裂机制——边缘障碍的特征，都起源于和解阶段。为理解边缘障碍，我们在强调和解阶段重要性的时候，也应该注意不能把发展阶段与特殊的心理障碍简单地联系在一起。

2. 疗法

按照马勒的观点，心理治疗应该基于患者的发展需要，无论患者是儿童还是成人。因此，通过使患者重新体验早期发展阶段，心理治疗可以帮助患者达到较高水平的客体关系。儿童患者必须前进、完成有缺陷的发展阶段，这时候心理治疗师充当着替代性母亲。心理治疗师也可以通过提供儿童还没有完成的自我功能，充当辅助性自我。这样的功能包括作为一个屏障，保护儿童免受内部和外部的过分刺激。一些儿童无法进行沟通，但是心理治疗师可以帮助儿童把原始过程的体验"翻译"成词语。心理治疗师也可以改善自体与外界的联系、综合以及界限的建立。随着时间的流逝，儿童将逐渐接管这些替代性自我功能。

在孤独性精神病障碍中，儿童似乎从来都没有与母亲或其他任何人建立共生性联系。没有共生性体验，人性的进一步发展是不可能的。对于孤独性精神病患儿的治疗包括与一个人性的爱的客体进行接触。心理治疗师必须用音乐和有节奏的活动"引诱"儿童从孤独的壳中走出来，因为儿童无法忍受直接的人性接触。

相反，共生性精神病儿童不能解决分离和个体化，并且会退行到共生性恐慌状态。共生性精神病儿童对任何分离的现实都会做出恐慌反应，并且害怕通过共生性寄生融合，害怕失去自己。这种恐慌是无法忍受的，所以，儿童会退行到孤独状态。心理治疗应该提供一种矫正性共生体验。这种矫正性早期体验需要心理治疗师付出时间和耐心。心理治疗师必须允许儿童按照他们自己的步伐前行。例如，一些共生性精神病儿童在完成肛欲期之前，已经接受了大小便训练，他们从未得到过力比多满足，也未享受过征服感。心理治疗师通过适当的替代性体验，如玩黏土或用手指绘画，来鼓励儿童完成未完成的发展阶段。

3. 个案研究

下面是马勒对一个叫作唐娜（Donna）的正常儿童的发展过程的扩展性总结。这个例子阐述了这一观点：即使有清晰完整的发展阶段模辅助式，在大的发展阶段内，也仍然有无数的个人性的独特变化。

唐娜是一个富有天赋的儿童，他母亲对她非常关注、耐心。马勒和她的同事希望，在这样一个好的环境下，唐娜将平稳顺利地完成各个发展阶段的任务。但是，在"分离—个体化"阶段，唐娜还是遇到了问题。

在唐娜出生后的第 4 和第 5 个月，即共生的高峰期的时候，唐娜似乎是一个安静、满足的婴儿。她的母亲似乎与她相处融洽。唐娜高兴地在婴儿围栏内咿呀学语，并且在她感到厌倦的时候，母亲就抱起她。

当她开始爬行的时候，唐娜似乎不能表现出其他儿童可以表现出的高兴和喜悦。在这个主动拉开距离的早期实践阶段，她的母亲似乎对于"刚会飞的雏鸟"没有给予"柔和的推动"。唐娜似乎感觉到了这一点：母亲怀疑她的独立能力。唐娜似乎对母亲的允许和不允许有较大的依赖，这是一种明显的超我前体形式。

在第 6 个月，唐娜对于陌生人表现出缓和的反应，这提示她已经有了分化的早期意识。到了第 8 个月，唐娜偶尔在母亲离开房间的时候，会显露出抑制性的能量；但是，当她再次见到母亲的时候，她又变得和平常一样健康。显然，母亲已经成了孩子生活的中心。当被其他人搂抱的时候，唐娜避免看他们的脸，并且表现出了对陌生人的焦虑。

在第 9 和第 10 个月，即实践的早期阶段，唐娜能够高兴地玩了，此时她不再依赖母亲。在第 11 个半月的时候，唐娜学会了走路，但是，她不像其他孩子那样在活动的时候比较小心。在实践阶段的高峰期，她体验到了对于外界的爱，这是这个阶段的特征。

在第 13 和第 14 个月的时候，唐娜把活动扩展到能导致更大挫折，甚至导致愤怒的活动中。当她不能随心所欲的时候，她常常尖叫。唐娜的母亲很少反对她，而且表现得非常耐心。造成的结果是，在母亲和女儿之间很少有对抗。尽管一些观察者感觉唐娜的母亲应该介入得多一些，以便避免唐娜与其他儿童相处的时候太艰难。

在第 14 和第 15 个月的时候，唐娜成了儿童中心里最具攻击性、最过分自信、对其他孩子过分警觉的儿童。她主动、快乐，喜欢攀登和其他活动。她是非凡的、独立的，她总是知道自己需要什么，并且观察者发现，她是一个令人印象深刻的儿童。

大概就是在这个阶段，观察者注意到了她与母亲相互作用方面的变化。唐娜开始与母亲分享令她感到快乐的活动。这似乎是和解阶段的开始。一旦母亲离开房间，唐娜就开始喊叫。但是，她似乎是通过说"再见"这种主动实践，来处理分离性焦虑。当母亲离开的时候，使唐娜不喊叫是困难的。唐娜对挫折缺少耐心，并且具有较强的攻击性，一旦母亲离开房间，她就会立即喊叫。

在大约第16个月的时候，唐娜表现出和解阶段冲突的迹象。她愈加意识到母亲与她是分开的，并且同时希望与母亲亲近。唐娜不喜欢母亲注意其他儿童，嫉妒哥哥，比较频繁地使用"不"这个词。唐娜的母亲向马勒和她的同事报告，唐娜在运动场突然离开了母亲，并且表现出以前没有过的恐惧。唐娜开始意识到性别的区分，她会向上拉自己的衣服，看自己的肚子，并触摸自己的生殖器。

在第16到第18个月，唐娜通过向母亲认同获得了对和解阶段冲突的暂时解决。她扮演洋娃娃的母亲。在这一阶段，唐娜表现出早熟的自我发展，她可以叫出所有儿童的名字，也能够从照片中认出一些人来。她有非常好的挫折耐受性。

在一个月之内，和解阶段的冲突再度出现。她再次表现出对母亲去向的关心。先前，唐娜能走路的时候，她曾经自己去过儿童室，现在，她只有在母亲的陪伴下才会去儿童室。当母亲离开房间的时候，唐娜显得非常悲伤。

也就是在这个时候，唐娜生病了，需要注射抗菌素。观察者推测，这会动摇唐娜对母亲不可思议力量的正摇摆不定的信任，唐娜放弃了希望母亲使自己愉快的努力，转而向父亲提出要求。唐娜表现出了希望独立与渴望和母亲保持亲密之间的冲突迹象，她经常需要知道母亲在哪里。当遇到一般的挫折的时候，她想去找母亲。但是，她也抗拒，不听话，坚持自己做事，坚持自己穿衣服、换衣服，或者自己铺床。她的粘着行为变成了比较冒险和独立的行为。

由于一些童年期主要焦虑的存在，和解阶段的冲突给唐娜制造了很多困难：放弃的恐惧（客体丧失）、失去爱的恐惧以及对阉割的关心。例如，在这期间，唐娜的母亲必须短时间地去医院，与生病的儿子在一起。

在唐娜2岁的最后阶段，唐娜继续表现出和解阶段的行为的加强。唐娜需要和母亲亲近，否则，与母亲分离一会儿之后，她必须非常悲伤地触摸母亲，而不是仅仅看着母亲、知道她在哪里。她也表现出很大的矛盾性。

马勒与她的同事承认，他们的确对天赋这么好的孩子和如此胜任的母亲会遇到发展困难感到迷惑。我们可以期待，在唐娜3岁时，她会向客体恒定的和缓阶段过渡。但是，唐娜还是表现得像一个问题儿童。她粘着母亲，不愿意对游戏做出反应。可如果母亲真的离开房间了，唐娜就会开心地玩游戏和做其他活动。在3岁的前期，她表现出阉割焦虑、性分化焦虑以及大小便活动焦虑。她避免看没穿短裤的男孩，见到男孩小便的时候，她说他是女孩。唐娜表现出对成为一个男孩的恐惧和幻想，转而找男孩作为玩伴。有一次，唐娜摔倒了，她说是母亲把她推倒的，好像与她分离后，母亲就成了一个危险的人。唐娜退行到了先前大小便训练期。

唐娜的母亲似乎把唐娜当作一个婴儿来满足她的需要。于是，唐娜就出现了退行，吸吮自己的手指。他的父亲变得更为重要了。当她去做母亲想让她做的事情，比如铺床的时候，她更愿意亲近父亲。此时，有的时候她会去亲父亲，而不是母亲。在2岁半的时候，唐娜在活动上比较自由，她越来越关心自己的身体和对身体的伤害。唐娜的母亲报告说，有时候，唐娜喜欢光着身子四处跑，并且经常触摸自己的生殖器。

在3岁即将结束的时候，唐娜仍然在独立行为和婴儿行为间摇摆。她的成熟处于向母亲认同的阶段，例如像母亲一样照料洋娃娃、打扮自己。但是，她仍然用奶瓶喝水，并且通过揪衣服表现自己对于陌生人的焦虑。此时，平时对唐娜比较耐心的母亲开始做出不耐烦、烦恼的反应。

马勒认为，唐娜是非常有天赋的，还有一个好母亲和好家庭，但是，她在解决分离个性化阶段尤其是和解阶段问题的时候遇到了困难。马勒相信，唐娜将来不会受到心理障碍的困扰，她在"分离—个体化"阶段的困难，是正常发展范围内的困难。

（四）对于马勒的评价

马勒相信，一个人的生命是在与母亲的未分化的融合状态下开始的。婴儿的心理从这个共生性联合中逐渐浮现出来，以这个双重联合为出发点，去发展一个分离、分化的自体。婴儿出生后的客体关系建立在早期母婴关系以及婴儿寻求与母亲分离后和母亲再结合的基础之上。

马勒与她的同事通过观察的方法阐明了儿童的早期发展，这与精神分析的再建法是不同的。她的研究是建立在传统精神分析基础之上的，成了研究心理障碍（例如各种儿童精神病、边缘障碍和自恋障碍）原因的概念和经验性的坚实基础。

马勒的重要贡献是划分了三个发展阶段，这是关于俄狄浦斯前期发展研究的里程碑。马勒对于共生、分离、个体化的关注，促使她提出了对于理解人格早期发展的关键性组织概念。她的早期未分化阶段的观点与一些客体关系学家和自体心理学家的观点是类似的。尽管一些自体心理学家试图在马勒与科胡特之间建立紧密联系，但科胡特自己强调，他在方法论方面与马勒不同。科胡特强调，他通过早期童年体验的移情性苏醒，重建了童年的内心生活，而马勒是直接观察童年行为。科胡特不否认自己与马勒的相似性，但是，他不想与马勒的理论建立联系。

第三节　自体心理学

自1971年科胡特提出系统的自体心理学概念至今，自体心理学已经发展了50余年，已成为当代精神分析重要的延续和发展。自体心理学的共情、自体客体、主体间性、修复等概念，也全面影响了当代精神分析及心理动力学的理论进程和临床实务工作。

一、科胡特生平

海因兹·科胡特（见图2-8）是自体心理学的创始人。科胡特生于维也纳，1938年在维也纳大学获得医学学位。后来他去了美国，在那里度过了自己大部分富有活力的职业生涯。他作为一位训练分析家和教师，一直在芝加哥精神分析研究所工作。从1964年到1965年，他担任美国精神分析协会主席。尽管他有这些正统的背景，科胡特后期的文章还是引起了强烈的反应和来自精神分析圈的批评，因为他的理论变化是在传统内驱力模式之外的。科胡特曾获得奥地利政府颁发的荣誉十字勋章。他坚持认为，是心理缺陷而非冲突导致许多人

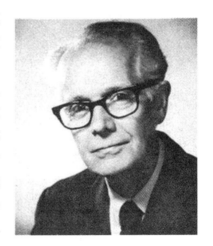

图2-8　科胡特

患病。他是从20世纪70年代以来对传统美国自体心理学的主要挑战者。

二、主要理论

科胡特的工作在很多方面与费尔贝恩、温尼科特以及马勒类似，科胡特与客体关系理论家都强调关系并背离弗洛伊德的内驱力模式。这种背离以及他关于自体的概念激起了比较传统的学者的反对。他的自体心理学开创了新的理论和临床领域，它不同于客体关系理论，为精神分析指明了新的方向。科胡特用

了很长时间发展自己关于自体的概念，并不断修正自己的理论。到了 1977 年，他不再使用"力比多"这个术语，只偶尔使用"自我"和"超我"。

尽管对于经典精神分析理论的很多方面有不同意见，科胡特也并不总是拒绝它，他喜欢在定义非常明确的情况下使用经典精神分析理论中的概念，比如"完整人格的神经症冲突"。由于家庭相互作用的类型发生了变化，科胡特感觉新的问题已经出现，有关灵魂的许多层面不能被经典理论模式阐述。他的自体心理学解释了一些经典内驱力模式无法解释的现象，尤其是自恋——对科胡特来说，这是最重要的。他对自恋研究的贡献是非常重要的。就像康伯格一样，科胡特的研究比神经症的领域更为广阔，拓展了精神分析的视野。

尽管不是取代经典精神分析的内驱力模式，科胡特还是设计了两种模式。第一种模式是较宽泛的自体心理学，它把自体置于核心位置。他的实质性贡献就在于此。此外，他还设计了比较狭义的模式（即第二种模式），保留基本的传统模式，但是有少许扩展，即把自体看作包含在自我之内的一个结构。这类似于雅各布森的模式，也类似同时代的美国经典精神分析理论所接受的概念。

笔者接下来将把科胡特的模式与经典模式进行对照研究，阐述科胡特的关键概念和定义，介绍他的"内聚性自体"的正常发展理论，以及自体病理学和心理治疗理论，最后展示一例个案，并对科胡特进行评价。

（一）科胡特和经典理论模型

科胡特的观点大部分来自他对自恋人格障碍的精神分析。他把基于内省和投情性地沉浸在患者的精神生活的观察作为一种科学方法。因为精神分析的题材是复杂的精神状态，所以科胡特认为，科学的方法论不应该冰冷客观，也不应该远离患者的体验。因而，科胡特系统阐述了他的理论，解释从对患者体验的投情性积极卷入获得的资料。

经典内驱力模式把神经症患者看作有完整结构的人，具有用术语"原我""自我""超我"来理解的结构，具有各种适应性和防御性功能。神经症是一种相对完整的结构之间的冲突。因而，经典弗洛伊德内驱力模式用压抑、没解决的俄狄浦斯性质的冲突来理解心理病理学。成功的治疗意味着完全从本能冲突中解脱出来，获得相对的自由。

相反，自恋与自体障碍意味着人格的真正的中心结构是有缺陷的。科胡特把自恋解释为童年时期自体的心理结构的获得性缺陷，以及随之而来的继发性防御与代偿性结构的建立。成功的治疗必须包括通过获得新的心理结构治愈"赤字"（deficit）。如果内驱力体验和本能是有问题的，当得不到支持的时候，它们便倾向于出现自体的分裂。

（二）关键概念

1. 自恋

弗洛伊德从内驱力模式和力比多的角度描述自恋，因而他认为自恋涉及本能性能量从客体撤回以及力比多对自我的投注。这种自我投注，意味着一个人不能爱别人或与别人建立关系，这个人是全神贯注于自身的。经典精神分析模式认为，具有自恋障碍的人是不能被分析的，因为他们不能把力比多投注到一种人际关系之中，尤其不能投注到治疗关系之中。在精神分析中，移情的建立、解析和解决构成了传统的精神分析治疗。

弗洛伊德把自恋比作睡觉或生病的人。这时候，人把全部情感投注从外界撤回，造成的结果是这个人对外界的一切都不感兴趣，因为全部的能量和注意都被集中在自己身上。

弗洛伊德的模式是一种内驱力与客体的模式，基本上把自恋看作病理性的，原发自恋例外，此时，自我有一种早期的全能感，成长中的儿童会通过客体投注逐渐把这种全能感转化为对客体的爱。将自身作为爱的客体的人，就是自恋的。

科胡特改变了对力比多的注意。他认为，不应该根据本能或力比多的投注目标来定义自恋，应该根据本能或力比多负荷的性质或质量来定义自恋。自我扩张和理想化就是自恋性力比多的特性。1977年之后，科胡特对力比多绝口不提，而是用一个新的理论代替传统理论，阐述他对自恋的理解。

按照科胡特的观点，一个向别人投注自恋性力比多的人，正在自恋地体验别人，也就是把别人作为自体客体（self-object）来体验。对一个自恋的人来讲，自体客体是一个为自身需要服务的、人格分化不良的客体成人。自恋者有一种对别人的幻想性控制，其方式类似于成人对自己身体的控制。科胡特的理论有助于我们了解自恋患者，他们不一定把兴趣从外部世界的客体撤回，他们不能依靠自己的外部资源，因而就会出现对别人的强烈依恋。

尽管早在1970年，科胡特在工作中还在使用传统内驱力模式的相关术语，到了1977年，科胡特已经明确地脱离了内驱力模式，因为他认为经典模式不适合用来解释一些临床现象。

传统精神分析把自恋看作病理性的，而科胡特更新了自恋概念，他认为，自恋的性质取决于自恋在心理健康中怎样发挥作用。弗洛伊德把自恋看作对客体的爱的前体，以后将被对客体的爱取代。科胡特认为，自恋有自己的发展线，最终没有一个个体能够成为不依赖自体客体的人，因而，所有个体终生都需要一个对自体客体做出投情性反应的环境，以便发挥自己的功能。

2. 自体

自体是一个难以定义和进行概念化解释的术语，因为神学、心理学、哲学等不同学科从不同的体验水平和视角来理解它。学者们应用不同的方法去考虑和观察个体，给出了不同的观点和看法，并且产生了定义自体的不同方式。客观的自体应该来自系统观察，就像马勒所做的那样。但是，科胡特发觉，马勒的观点并不令人满意，因为这种方式脱离了儿童的体验。科胡特感觉，一个不同的自体应该与体验紧密联系，在精神分析情景的框架内展示出来，这种方法是一种对患者内心生活的投情性卷入。他强调一种内省与投情性的方法论，通过这种方式，分析家可以获得资料，据此去了解自体的内容。

科胡特试图通过精神分析的文献对自体进行分类，试图了解在哪种意识和体验的层面上涉及自体这一词汇。海因兹·哈特曼（Heinz Hartmann）是这样做出区分的：自体是指这个人自己，而自我是人格的亚结构之一。伊迪丝·雅各布森则对作为这个人的自体及作为自体表象或内部表象的自体之间的差异进行了进一步的区分。雅各布森将自体看作一个人的全部，也包括这个人的身体，它作为一个主体（subject）区别于周围的客观世界。对于雅各布森来说，自我是一种概念层面而非体验层面的东西，自体表象是在自我之中。奥托·康伯格只把自体作为自体表象的总和或全部，而不是把个人看作一个主体。康伯格是这样对自体加以定义的："自体，是起源于自我的内部结构，位于自我之中。"这意味着，对自体的力比多投注相当于对自体表象的力比多投注。科胡特在讨论中改变了这种对于自体的定义。他从广义和狭义的角度对自体进行了定义，而在他的自体心理学中，他主要使用的是比较广义的定义。

仅仅在侠义范围内，科胡特坚特自体的传统用法，即它是人格或心理的特殊结构，是自我内在的自体表象。科胡特的广义的自体则是指一个人精神世界的核心。人只能通过内省和投情性观察才能发现这样的自体。对科胡特来说，自体不是一个概念，他把自体定义为一个单位，这个单位在空间上是紧密结合在一起的（内聚性的），在时间上是持久的，是创始的中心和印象的容器。科胡特的自体概念较少涉及自我。

科胡特的理论描述了一个初步自体怎样从与环境里面人的关系中浮现出来，成为一个内聚性的自体。初步自体既有一个客体——被理想化的双亲意象，也有一个比主体大的自体。夸大性自体逐渐被驯服，合并为完整、紧密结合的人格。儿童成熟的自体开始把被理想化了的客体看作一个分离的客体，并且被理想化了的双亲意象部分被内射为超我。

3. 自体客体

科胡特把自体客体定义为这样一些人或客体：被体验为自体的一部分，或为自体提供一种功能，用手为自体服务的人或客体。儿童的初步自体是与自体客体合并在一起的，自体客体参与它的组织良好的体验，并使它的需要被自体客体满足。自体客体仅仅意味着体验性的人，它不是一个客观的人或真实客体，也不是一个完整客体。

科胡特对于术语"客体"的用法，与标准精神分析的用法不同，有两个最基本差别：第一个差别是他的发展模式强调正常自恋而不是本能；第二个差别是他的方法论通过内省与投情性观察努力靠近体验，而不是有距离的客观观察。因而，他使用"自体客体"与"真实客体"来表达客体关系的体验性质量，而不用标准的"部分客体"与"完整客体"这样的术语。当客体被自恋力比多（而不是客体力比多）投注的时候，由于客体被体验为自己的一部分或者为自体服务，客体被感觉或体验为与自体有关系，因而客体可以作为一个自体客体而发挥作用。

4. 转换性内化

精神分析通常在心理结构怎样通过内化形成的问题上有很多争论。例如，客体关系理论认为，人通过摄入客体心理表象的方式形成心理结构。

科胡特设计了一个类似于内化的叫作"转换性内化"的过程，通过这个过程，自体客体被吸收进入儿童自体，正常双亲偶尔会延迟或缺少对儿童需要的满足，但是，挫折是可以忍受的，是非创伤性的，并且满足不能是溺爱性的。这种理想的挫折使儿童能够以转换性内化这种特殊功能和方式摄入自体客体。儿童从自体客体撤回一些不可思议和自恋式的期望，并获得一部分内部结构。然后，儿童的这些内部结构完成一些先前必须由客体为儿童完成的功能，例如安慰、反映和控制紧张等。转换性内化的转换部分涉及从客体人格的去个性化转换，将由客体完成这一功能转换为自己行使这一功能。

5. 内聚性的自体的正常发展

科胡特从自体与自体客体的关系的角度看待发展，将发展看作进行性的、分步骤的和有顺序的。科胡特的工作并不都是以连贯的方式进行的。

科胡特从自体形成一种关系的角度看待发展，即发展既不是隔离的，也不是源自内驱力。婴儿出生时还没有自体，但是，双亲对儿童的作用和反应似乎使婴儿已经有了自体。婴儿的自体来自人际关系；也就是说，婴儿的自体来自婴儿的内部潜能与成人自体或自体客体的响应之间的相互作用。这有点类似于通过摄入异质蛋白来合成自己的蛋白质。通过自体客体的响应，一个核心或中心自体得以形成；这里的自体客体，就类似于温尼科特的支持性环境和足够好的母亲。

核心自体有两个主要成分：一个是夸大性、展示性的自体——通过与自体客体建立关系而建立，这个自体客体通过赞许和反映这个夸大性自体投情性地对儿童做出反应；另一个是儿童的被理想化了的双亲意象，也是在与客体建立关系的过程中形成的，在这个过程中，自体客体允许和欣赏儿童对双亲的理想化，投情性地对儿童做出反应。这两种成分都包含了一些与自体客体合并的欣喜若狂的体验。

夸大性自体涉及儿童的以自我为中心的世界观和他的对于被赞美的异常喜爱。（科胡特用"夸大性自体"来代替"自恋性自体"这一术语。）这种体验可以被概括为"我是了不起的、完美的，看看我！"。被理想化了的双亲意象与夸大性自体是相反或对立的，被理想化了的双亲意象意味着别人是完美的。但是，儿童在认识上还不太成熟，以至于他们不能注意到这一点，他们还是体验到一个与那个被理想化了的客体的合并。我们可以用这种方式描述被理想化了的意象体验："你是完美的。但是，我是你的一部分。"

环境或双亲的期望将合并性的自体引向特殊方向。通过无数次重复，自体客体对儿童的反映需要和理想化需要投情性地做出反应，这属于儿童展示的夸大性自体部分和儿童所赞美的被理想化了的意象部分。夸大性自体可以对于反映性自体客体或双亲提供的接受和快乐做出反应。

科胡特暗示，自体的形成分为两个阶段。第一阶段包括基本自体的形成，这是通过心理结构的包含和排斥过程进行的。也就是说，核心或中心自体把一些古老的心理内容体验为属于自体或划归为非自体并加以排斥。第二阶段是组织和加强渐增的紧密结合的自体，包括加强和保护自体界限。如果自体客体反映成长中的自体和培养理想化方面失败，将导致自体的分裂或不成熟自体的活力丧失。

决定自体显现的主要因素是儿童的天生潜力和儿童与双亲间的投情性关系。婴儿开始是没有自体的，但是他有内部潜力和希望，还有双亲的投射。双亲对于儿童的反映需要和理想化需要做出反应。双亲响应性的非创伤性失败推动了核心自体的形成。核心自体经转换性内化过程形成，通过这一过程，自体客体和它的功能被自体和自体的功能所取代。

这个自体的紧密结合性增强了，并且分裂破碎的风险逐渐降低。在健康人格中，自体的夸大性得到了修正，并被导向现实的追求。被改造和被结合的夸大性能提供能量、雄心和自尊。当儿童比较现实地看待被理想化了的客体的时候，儿童从双亲客体那里撤回理想化的自恋投注。被理想化了的客体或双亲意象被内射为理想化的超我，取代先前由被理想化了的客体所承担的功能。

如果童年的创伤和剥夺妨碍自恋性自体结合为健康的人格，那么夸大性自体和被理想化了的客体将继续处于未改变的状态中，并努力满足它们的古老需要。夸大性自体和理想化客体可以与成长中的其他心理结构隔离，并因为它们的古老需要而出现紊乱。

这些发展过程发生在什么时候呢？自体前体被组织为紧密结合的自体，发生在1岁后半段或2岁之初。夸大性自体与理想化双亲意象的出现时间，有可能与马勒的正常的共生阶段后期与分离和个体化阶段早期之间的过渡阶段平行。一旦紧密结合的自体出现，它将与自体客体发生进一步关系，这样一来，儿童通过正视和面对自体客体，在自体与环境间设定界限，说"不"等强化自体界限。

6. 挫折与心理结构

在自体结构的构建过程中，挫折发挥着核心作用。在原发自恋阶段，即最早的发展阶段，儿童由于与母亲融合在一起而有一种全能感和完美感。但是，母亲的缺点扰乱了儿童自恋性完美的宁静与平衡。为了对这种自恋性完美的挫折做出的反应，以及保存一部分最初的完美体验，儿童会建立一个夸大和展示性的自体意象，即夸大性自体。儿童会进一步把这种自恋阶段的完美感归于一个羡慕的、全能的自体客体——被理想化了的双亲意象。

在夸大性自体这个阶段，每一件快乐的事和好事都被看作婴儿自己的一部分；并且，所有坏事和不完美都被看作是婴儿之外的。儿童试图通过把绝对力量和完美感指派给成人，来维持完美体验和全能感。这是通过形成一个理想的双亲意象（心理表象）来完成的。

但是，事物不可能总是同样的，不总是充满快乐的，不总是不被扰乱的：时间和成长会产生在双亲响应性方面的微小和非创伤性失败，这里的双亲等同于反映性的被理想化了的客体。理想的失败，意味着一份亲密、投情的契约丧失，这对于非创伤性失败是必不可少的。儿童的精神组织试图通过建立新的结构去处理自恋平衡的紊乱，并且儿童逐渐用内部结构取代自体客体，以便由内部结构完成先前由自体客体完成的功能。这种结构形成过程就叫作转换性内化。

被内化的部分是成人自体客体的成熟的心理结构。降生在一个自体客体投情和反应性人际环境中，儿童最初的自体不切实际地希望这种环境能够完全满足他的心理需要和愿望。（这使我们想到温尼科特的与儿童保持一致的"足够好的母亲"。）当儿童感到紧张的时候，充当自体客体的双亲似乎分两步做出反应：第一步，发生一种合并性反应；第二步，双亲采取一些行动去满足儿童的需要。充当自体客体的成人会评价儿童的需要和状况，把儿童包括进他自己的成人心理组织中，然后采取行动恢复儿童的内环境平衡。儿童的需要有使自己分裂的危险，自体客体通过和儿童交谈，使儿童振奋精神，并创造一个使儿童感到与全能的自体客体融合的条件，对儿童做出反应。儿童的不发达的心理分享自体客体的比较成熟的心理组织，似乎这种比较成熟的心理组织就属于儿童自己。逐渐地，儿童自己接管曾经由别人为自己做的安慰和消除紧张的工作。这就是理想的挫折，即通过转换性内化而完成结构的构建。

夸大性自体和理想化的双亲意象尽管彼此相反，但作为保持原初自恋性体验的机制，二者最初就是共存的。渐渐地，在正常情况下，人性自体的自我表现欲和夸张性被驯服，然后被结合为人格结构，用关于自体的、关于他的雄心和活动的乐趣的结果性的良好感觉，填充自己的"情感池"。理想的双亲作为理想超我，也被整合为儿童的人格，能调节紧张，并提供理想化的结构。

7. 双极自体

科胡特认为，自恋可以被区分为两种形式：一种是夸大性自体——与反映性自体客体相对应的健康的自我肯定；另一种是理想化了的双亲意象——对于被理想化的自体客体的健康的羡慕。在这两极之间，似乎存在着张力，围绕着夸大性自体，聚集着雄心和野心，或者围绕着理想化意象，聚集着完美的典范。自体两极间的张力和心理能量，受自己的雄心驱使，并受自己的完美典范的引领，因而能促发个人的行为。

儿童试图建立的核心自体的这两个基本构成在目标上是有分歧的，但是，其中的一个可以弥补另一个的缺陷。也就是说，儿童在加强自体挺进的时候，可以有两种选样。一方面，儿童通过与那个反映儿童并对儿童做出允许性反应的自体客体的关系，建立自己紧密结合的、夸大炫耀的自体；另一方面，儿童通过与对自己做出投情性反应，并且允许和欣赏儿童的理想化和合并的自体客体双亲的关系，建立自己的紧密结合的、被理想化的双亲意象。男孩的发展，常常是以母亲作为反映性自体客体开始，再发展以父亲作为自体客体、提供被儿童理想化了的功能。当然，对女孩而言，常常出现由双亲之一来为孩子的发展需要提供自体客体的情况，例如，只由母亲提供自体客体。

8. 自恋的发育线

科胡特提出了一个与弗洛伊德的本能发展概念不同的发展线。弗洛伊德认为，力比多通过自恋，从自淫向客体发展。科胡特的独立发展线从自淫开始，经过自恋，发展为自恋的较高形式，并发生转变。通过从不同水平的成熟度关注自恋，科胡特从根本上改变了弗洛伊德关于自恋的观念。正常的成人会有自恋需要，并且他们终生需要由自体客体提供的对自体的反映。通过与一个没有反应的人交往时的困难，我们可以了解自体客体对一个人的持续的重要性。如果我们为一个冷淡、没有反应的人而努力，我们会感到无能为力和空虚，会降低自尊、引起自恋性愤怒。我们也可以从充当一个自体客体的人的角度，来定义成熟的爱，因为爱就包含着彼此的反映和理想化，从而增强两个人的自尊。

持续终生的自恋，会转换成各种形式。在成年期，健康的自恋表现为创造性、幽默和投情能力。正是自恋性自体（夸大、炫耀性自体）、自我和超我（被内化的完美典范）的相互作用，决定了一个人人格的特征和风格。

按照科胡特的观点，发展所包含的不只是内驱力。科胡特的发展模式把重点从内驱力转向自体。例如，经典精神分析所注重的内驱力不足以解释为什么一个儿童会固着在口欲期或肛欲期。科胡特认为，当脆弱的自体没有得到反应，开始丧失与自己的紧密结合，并且开始破碎的时候，内驱力会浮现出来。考虑到口欲期和肛欲期的自体，儿童对于食物的需要和对粪便的兴趣不是首要的，儿童所需要的，是一个提供食物的自体客体、一个接受粪便礼物的自体客体。与儿童的内驱力相比较，母亲更多的是对儿童的自体做出反应，自体正在形成和寻找由反映性自体客体所给予和接受的确认。儿童把母亲的自豪和拒绝体验为自己积极的自体的被接受和被拒绝——不仅是内驱力的被接受或被拒绝。

三、主要运用

（一）自体病理学

1. 自恋体验

科胡特对于持续贴近患者的主观体验感兴趣，他的理论模式寻求明确地解释自恋的体验。现实中的自恋感，包括一个无所不知的完美的自体客体和一个古老的自体，它们有无穷的力量，自以为是，无所不包。在自恋的世界里，每个人和每件事都是自体的延伸或充当自身。如果有任何挫折，只是被体验为这个完美世界的瑕疵。这种取向或自恋性损伤激发起了一种不知足的愤怒，但不能识别出入侵者是与自体分离的。入侵者或敌人被体验为延伸性自体的敌对性部分，自恋者希望对这部分能进行完全控制，然后产生自恋性愤怒，对于不符合自恋者现实期望的自体或客体做出反应。如果绝对控制的幻想被破坏，这个自恋者会体验到强烈的羞愧和愤怒。他们的自尊，以及他们的绝对自体，依赖于反映性自体客体或允许合并的理想化客体的无条件有效性。

自恋是一个发展阶段，一个儿童的自恋性愤怒并不与发展阶段相对应的。但是，如果一个人固着在这个阶段，并且自体变得无反映，与成长中的自体无联系的时候，某些体验和行为会更加不相称，并呈现病理性。我们可以参考以下常见的病理体验形式。

低刺激性自体由于缺少对于自身的反应而缺少活力。这样的人是无聊的、无精打采的。这样的儿童可能通过敲脑袋或冲动性手淫来与痛苦的死亡感战斗。一个成人会通过混乱的性行为、赌博或其他冲动行为，来刺激自体，填补空虚和抑郁。破碎的自体可能会把自己轻微地表现出来；这样的患者在正常情况下是穿着得体的，但在症状显现的时候，患者的穿着就是乱糟糟的。破碎是结构性退行的另一种说法，是一种向比较古老的心理组织的迁移。比较严重的破碎，可以体验到一种裂开的感觉、一种自体连续性的丧失或紧密结合感的丧失，可以表现为一种疑心病。由于过多的刺激和不相称的刺激产生的不相称的反映而导致的过分刺激的自体，会被不现实的伟大和力量幻想淹没。

一个具有无反映的古老自体的人，可以被描述为拥有"镜子饥饿型人格"。这样的人渴望有一个人去充当他们的自体客体，去确认和喂养饥饿的自体。"镜子饥饿型人格"是一个比较古老的词，所涉及的是正常情况下，在俄狄浦斯前期出现的行为在成人中持续存在。拥有镜子饥饿型人格的人被迫使着去炫耀他们自己，以便吸引别人的注意力，抵消自尊的内在缺乏。一些自恋性人格还可能是"理想饥饿型"的，这种人会去寻找那些由于自体的能力或优秀而值得钦佩的人，将他们作为自己羡慕的对象。只有和这样的自体客体在一起，具有这些人格的人才会体验到自己有价值。因为内在的空虚感不能被很容易地充填，自恋性人格的人就会不停地寻找。科胡特在 1978 年描述了一种"他自我型人格"，这种人需要与和他们有同样的外表和价值的人建立关系，因为他们需要这样的客体来确认现实和自体的存在。还有一种叫作"合并饥饿型人格"。这种人格的人在区别自己与为其充当自体客体的人的想法与感觉方面存在障碍，因为他们的自体枯竭，自体界限易变。合并饥饿型人格者需要别人的存在，因为他们把别人体验为自己。合并饥饿型人格的反面，就是"回避接触型人格"，拥有这种人格的人会避免社会交往，以便否认对别人的强烈需要。

2. 自恋与自体障碍

通常，自恋型人格障碍的患者在最初会表现出不太明显的症状。他们会模糊地抱怨工作方面的问题，出现反常的性幻想或对性缺少兴趣，其他一些症状可能包括人际关系方面的问题，如疑心病、易于发怒等。在进行精神分析的时候，最具诊断特征的是出现自恋性移情。只有出现了自恋性移情，才能确认一个自恋或自体障碍的诊断。

自恋性移情可以是反映性移情或者理想化移情。这些移情是儿童关键发展阶段的治疗性复活。反映性移情所动员的是夸大性自体。也就是说，患者所复活或再现的是一个早期发展阶段，在这个阶段，儿童试图通过把完美无缺集中到夸大性自体和把不完美安置给外界，来保持一部分原发自恋。反映性移情可能会表现为多种形式。在最初的表现中，患者的自体体验将会包括治疗师，似乎治疗师几乎没有分离性的存在。科胡特把这种情况称为通过夸大性自体而延伸的"合并"。在一种不太强烈的移情形式中，患者会设想治疗师与患者本人是很像的（科胡特称之为"孪生状态"或"他自我型移情"的过程）。科胡特在狭义上把反映性移情这一术语用于第三种形式的移情，在这种移情中，患者在认知上把治疗师当作是分离的，认为治疗师对于患者的需要是有重要性的。也就是说，仅仅在满足许可和确认患者夸大、炫耀的个人需要的范围内，治疗师对于满足患者的需要是重要的。

另一种自恋性移情——理想化移情所调动的，是被理想化了的双亲意象。也就是说，患者所复活或再现的是这样一个早期阶段：儿童试图通过将完美无缺指派到一个古老的客体上——被理想化了的双亲意象，以及努力维持与这个客体合并，来维持一种普遍的自恋性完美感。一旦与完美客体分离，儿童将会感到无力、空虚。

理想化移情在发展上，可以是比较陈旧古老的或比较成熟的，这取决于固着发生在哪一个发展阶段。一旦理想化移情建立（也就是说，当个人的自我体验包括了被理想化了的治疗师的时候），患者会感到有力量、有能力，认为自己很优秀。任何似乎会从患者那里夺走被理想化的治疗师的情况，都会削弱患者的自尊，并使他们感到自己没有价值。

自恋性自体障碍的实质是自体结构的缺陷，是没有完成将夸大性自体与被理想化了的客体整合为现实取向的自我结构的结果。当然，患者没有意识或没有完全意识到自己的心理病理变化，所以，他们最初只是模糊地陈述空虚感或完全没有活力感。这种障碍的前意识核心，首先是自体的不完整的现实感，其次才是关于外部世界的感觉。此外，也有一种古老的非反映性的夸大性自体和自恋的被投注的理想化客体。这些古老的被隔离的自恋性结构，可以使成人的人格与自尊能量枯竭，因为能量仍然被投注在未结合的这些古老的自体结构中。这些古老的结构，可以以不同的方式表现它们自己，它们会使儿童破坏成人发挥成熟人格的功能，有可能以一种和儿童匹配的幼稚方式表现出来。这些需要可以在这种关系中表现出来，也可以以一种与伤害不相称的愤怒来表达。只有投情性的治疗师，才能从似乎很微小的刺激中理解伤害的深度。

3. 紊乱的原因

自恋型人格障碍是由自体结构缺陷造成的，也就是一个寻求理想化的客体的，未得到反映的自体。自体结构方面的缺陷是由于童年期的欠缺引起的。继发性结构是在童年期建立的可以覆盖或补偿自体结构的缺陷。

自恋的病理性改变，主要表现为双亲对儿童的反映和需要没有及时做出回应，或者双亲没有对儿童寻找理想化的靶目标的需要做出投情性反应。问题不是由于偶然的过失引起的，而是长期不能做出适当反应引起的。这种长期不能做出适当反应，可能是由于双亲自己的自体心理病理问题导致的。科胡特不再强调创伤性事件的作用。他认为只要拥有健康的环境，儿童就能够处理偶然的创伤性事件。

我们比较清楚的一点是，病理性自恋是在牢固的自体没有建立之前的发展阶段形成的，它主要是由于自体与自体客体的合并紊乱导致的。当自体客体缺乏对儿童的投情性反应，或反应明显迟钝，或仅仅是选样性地意识到儿童的体验的时候，就会出现紊乱。双亲可能不能带着为儿童的成就感到自豪的心情倾听，或者不注意孩子，还可能无法满足儿童的适当的羡慕需要。这种缓慢的、长期的不反应，剥夺了儿童与全能的自体客体的合并。这样的剥夺使儿童无法建立应付焦虑等困难的心理结构。儿童不能建立调节紧张和驯化情感的结构，或许儿童会建立有缺陷的结构，例如，倾向于情感的激化，或倾向于恐慌的结构。（性与攻击性的）内驱力变得比较明显，并且当自体得不到支持的时候，儿童会有瓦解感。

4. 自恋障碍与其他障碍的区别

尽管自恋型人格障碍有一些与其他心理障碍相似的特征，在自恋障碍与移情神经症、边缘障碍和精神病之间，还是有一些明显区别的。

在移情神经症中，人格中通常有一个紧密结合的自体和一个完整的心理结构。紊乱集中在指向童年期客体、带有力比多和攻击性内驱力的冲突上。这些客体与自体是已经区别开了的。这些人在面对神经症性危险的时候，会感到焦虑，会害怕本能性内驱力突破意识，并且不被体验为与自体是分离的。

相反，自恋性紊乱集中于自体和古老的自体客体，这些自体客体被定义为不与自体分离的结构。如果夸大性自体与被理想化的客体的古老结构没有被统一为人格的其余部分，人格就被剥夺了自尊和健康的自恋活力。自体障碍的焦虑，源自意识到自体的缺点，而不是源自没有能力调节自尊。

边缘型人格和精神病性人格没有发展出一个稳定的自恋性结构；也就是说，他们没有一个带有紧密结合的、被理想化的自体客体的紧密结合的自体。这些人在把自己整合到一起这方面有障碍，他们使用幻觉甚至妄想去抵御无法忍受的分裂和被理想化的客体的丧失。他们的内部客体倾向于苛刻并具有施虐性。这种内在的瓦解与苛刻，会倾向于引起边缘障碍和精神病，出现严重的关系问题，因而与治疗师的关系也会出现问题。与自恋型人格所表现的模糊症状相反，边缘型人格和精神病人格的症状都是清晰的和富有戏剧性的。

与边缘型人格障碍和精神病型人格障碍相反，自恋型人格障碍已经获得了一个紧密结合的自体和一个紧密结合的古老客体，使这样的人能够在治疗情景下与治疗师建立一种关系，以便建立稳定的自恋式移情。这种移情容许早期自恋结构的复活，容许治疗中修通这些结构的过程得以顺利进行。被理想化的客体倾向于全能、舒适的双亲意象，这个意象在移情中被激活，帮助缓和自恋患者最初表现出来的空虚和抑郁感。这与对于边缘障碍的治疗体验形成对照，在边缘障碍的治疗中，患者通常会体验到一种严重的情绪波动。

5. 自体紊乱的分类

科胡特认为，他的自体心理学揭示了正常、统一的自体对于坎坷不平的生活做出的反应。这种正常的愤怒、抑郁、希望和自尊反应当然不是病态的。

针对自体紊乱，科胡特发现，尽管与治疗师建立关系是可能的，某些自体障碍还是不能分析的。他认为，精神病（有分裂、衰弱和严重的自体扭曲）、边缘状态（自体的分裂和扭曲被防御性结构掩盖）和分裂与偏执性人格（存在着使用拉开距离的防御性组织）就属于不能分析的障碍。

科胡特认为，有两种形式的自体障碍是可以被分析的，因为它们允许与治疗师建立关系及移情的出现，从而使得治疗师能够成为一个治疗性的自体客体。自恋型人格障碍和自恋型行为障碍都代表着自体的暂时性分裂或暂时性严重扭曲。这些自体障碍都有一个紊乱的、未被反映的自体，这个自体被寻求一个反映性自体客体的反应的防御机制覆盖着。自恋型行为障碍与自恋型人格障碍的不同在于前者的混乱或反社会行为，通过反社会行为，来掩盖紊乱的、未被反映的自体。因而，一个男人可以和许多女人滥交，对她们施虐，以一种绝望的、类似唐璜式的努力，获得一种对于自己古老的、未被反映的自体的反映性反应。而在自恋型人格障碍中，人是用防御性的幻想来掩盖未被反映的自体，这样的人主要是把自己限制在施虐的幻想当中，而不是施虐行为。

（二）治疗

科胡特的自体心理学强调患者的主观体验，尤其是患者对于治疗师的体验的投情性敏感。自体心理学也努力关注自我组织层面的变化，也对于达到俄狄浦斯或达到比较完整的发展水平的传统精神分析患者给予关注。自体心理学关注的焦点是那些自体组织的早期缺陷，并对于这样的患者对治疗有怎样的体验给予特别的关注。

治疗要求患者的人格中具有观察性的成分，可以配合治疗师承担治疗工作。精神分析疗法包括一个修通过程，也就是说，自我必须不断与被压抑的人格欲望和对童年欲望的防御性反应接触。治疗师将提供一个现实的自我，帮助患者忍受愿望的延迟满足，忍受由此而来的焦虑。随着患者将治疗师的品质内化，患者的现实自我逐渐获得对于童年欲望的支配能力。

治疗师建立了一种情景，能够鼓励最初发展倾向的再现与复活。在自恋型人格障碍中，这些未完成的发展目标被表现在自恋性移情之中，这种移情使治疗师能够确认诊断。这种特殊的发展目标是未被反映的自体需要被理想化了的自体客体反应和肯定。

因而，反映性移情激活了寻求自体客体肯定性注意的自大性自体，也激活了理想化移情，这种移情寻求与全能的理想化了的客体的合并。对于自恋性患者来讲，治疗目标是去面对理想化移情和反映性移情，而这些移情，患者最初是意识不到的。当然，除非反映出现，否则患者是没有被反映的愿望的，也不会正常工作。

治疗师是通过患者对于注意和羡慕的要求，以及对患者的被动员起来的夸大自身的各种反映性反应要求来发现自恋性移情的。在治疗师的帮助下，患者的观察性自我必须面对和理解他的夸大自体的需要和对于治疗师的理想化需要。渐渐地，随着患者将治疗师的品质内化，并建立新的内部结构，患者获得了控制力。这相当于儿童通过转换性内化建立内部结构的过程。最终，患者可以驯化和放弃最初的需要。成功的治疗的结果是建立一个固定、功能的、恢复原状的自体。

当治疗师在某些方面不能投情性地做出反应的时候，患者会防御性地撤回婴儿性的需要。当与治疗师的关系遇到干扰的时候（例如，治疗师休假或治疗师的感觉及投情性反应欠缺的时候），自恋患者开始感觉自己不是完全真实的，患者的情感是迟钝的。这些主诉提示着自我的耗竭，因为他必须在自己与古老夸大自体的不现实需要之间，以及自己与对于强有力的外来自尊的极度饥饿之间建立一道墙。正常情况下，健康的自我能够在内部找到这种情感需要的供应，也就是说，早在这之前，自我就已经把自体的夸大部分整合进了自我的整体中。

在自恋性移情中，夸大性自体还没有被现实取向的自我组织整合进去。自恋性患者就像儿童一样，被剥夺了使自体脱离自恋性羁绊的机会，这种脱离包括逐渐撤出自恋性投注的过程。当这个过程由于双亲的病态或由于双亲死亡、离开而中断的时候，儿童会继续将父亲理想化，例如，如果没有机会发现理想化不足或者如果通过正常的相互作用没有逐渐觉醒，这种情况就会发生。这种人会继续从外部寻找一个全能的人物，因为他没有这种需要的替代物，没有与现实自我的合并。

同样，夸大性自体需要来自自体客体的肯定。儿童未被反映的自体会继续它的不顾一切的寻找。治疗师的任务就是向患者指出未被反映的儿童仍然处于多么无望的需要的感觉之中。当防御和退行变得清晰的时候，患者的观察性自我开始看到他所遭受的无助和无望。

科胡特对治疗技术做出了有益的贡献。他提出治疗师应该注意患者展示主体理想化（夸大性自体）和客体，以及患者的治疗师理想化（理想化移情）。科胡特鼓励治疗师针对这些理想化采取中立的立场，而不是把它们看作治疗障碍，他坚持认为这些是精神分析的材料。中立的姿态允许患者以对于治疗来说适当的方式表达这些夸大和理想化的幻想。奥托·康伯格与科胡特相反，他把理想化看作患者自体的夸大性向治疗师进行的病理性投射。例如，他把反映性移情看作病理性防御过程，通过这一过程，在患者需要治疗师有所行为的时候，患者试图迫使治疗师有所行为。由于康伯格把这一过程看作防御，而科胡特将其看作正常发育过程的固着，所以，康伯格倾向于主动面对这一防御。

按科胡特的说法，心理可以以两种方式分裂。意识与潜意识的分裂通常被理解为横向分裂。有时候，夸大性自身通过横向分裂的方式处于不与现实自我合并的状态。现实自我因而被剥夺了自恋性能量，并且感觉自信和热情减少。带有横向分裂的患者有自恋不足的症状，如模糊的抑郁、缺少自信，等等。

另一种分裂方式是纵向分裂，其中存在着不相容的心理态度的并行的意识。因而，通过否认或隔离，现实自我可以与不现实的自恋部分隔开。通过纵向分裂，未经过修改的夸大性自体被排除在心理现实之外。明显的是突然发生的行为，例如徒劳、炫耀的行为。单独出现的纵向分裂比横向分裂常见。横向分裂在大部分自恋患者中都会出现，通常会与纵向分裂一同出现。

为了驯化夸大性、炫耀性需要，并把它们置于现实自我的影响下，心理治疗寻求通过自恋性移情，对分裂或退行了的夸大性字体和理想化自体进行再动员。修通，意味着完成了因为童年创伤所停止了的过程。

（三）个案研究

K 先生的个案，是一个与自恋性人格有关的个案。它说明了科胡特的大部分观点，尤其是治疗中夸大性自体的复活以及各种形式的自恋性移情。在一些技术性的讨论中，通过比较有活力的、连贯性的和可靠的自体体验，最重要的内容就会浮现出来。

K 先生是一个 40 岁的工程师。他的外部症状（不是指自恋性病态）是不能持续和有意义地完成本职工作，不能投入长远目标。他不能完全参与体育运动，尤其是那些要求高速度、具有危险性的项目。他的冲突使他陷入了社会冲突，他还有抑郁和内在耗竭感。

他的精神分析过程说明了他的紊乱的心理结构过程。精神分析以一个快速建立的、持续了几周的理想化移情开始。这表现为他非常羡慕治疗师的外表和能力。很快，患者的夸大性自体的复活随之而来，它首先以"合并孪生"的方式表现出来，即他感觉到自己与治疗师合并，或把治疗师体验为恰似他自己一样的"他"自我。后来，取代了合并孪生移情的，是狭义的反映移情。在这里，他强烈地体验到自恋需要，尤其在他自己超凡能力方面的炫耀性和展示性需要。当由于计划或休假等原因，精神分析停止，从而唤起了他与治疗师分离的可能性的时候，K 先生在情绪上变得沉默寡言，浅薄，自尊下降。在分离阶段，他梦见的大多不是人，而是机器、车轮和电线。

在分析过程中所发生的，似乎是正常自恋发育的固着点的再激活。K 先生在孩童时期，与他母亲有一种病态的羁绊关系，在母亲有了第二个孩子之后，母亲突然对 K 先生失去了兴趣。大约在他三岁半的时候，他试图通过转向父亲来处理自己强烈的自恋挫折。他把父亲当作自己可以依附的最佳客体，以便去恢复他的自恋平衡。对于治疗师的短暂理想化似乎再现了孩童时期的 K 先生试图理想化他父亲的过程。他父亲不能接受孩子对他的要求，因而反对这个孩子试图使他理想化并依附于他的努力。

朝向父亲的努力失败以后，这个男孩做出了另外的两种努力，去恢复自恋平衡和增强他的自尊。首先，在他的母亲把精力由他转向第二个孩子的时候，他退行到他的夸大性自体的复活阶段，此时，这成了正常自恋发育步骤的病态替代。在最初的理想化移情之后，再现于分析中的这种夸大性自体以一种狭义的反映性移情表现出来。患者完全可以意识到那种得到治疗师的认可的需要和要求。K 先生儿童期恢复自恋平衡的第二种努力是比较成功的。通过身体活动，他可以释放自恋压力，尽管这是（边缘性）夸大的和危险的，他还是为自己的夸大幻想和炫耀欲望提供了一些现实满足。这些身体活动代表着身体自体（紧密结合的夸大性自体的前体）的古老展示欲；其中的一些被压抑，还有一些被升华并保留到成人阶段，进而转换为炫耀性的体育运动。

当 K 先生作为一个儿童被忽略或被遗弃的时候，他产生了关于自己身体的自恋性偏见和忧虑。他将机器、玩具、自行车和雪橇作为克服自己关于身体的自恋、自淫性紧张和忧虑的方法。在分析中，当担心与医生分离的时候，K 先生梦的内容从人变成了机器，表达了他伴随身体部分的退行性偏见，就是说退行到古老的、分裂的身体自体（body self），那是一个区别很少的紧密结合的夸大性自体的前体。作为一个滑翔运动员，他的技能维持了他的成人期自尊，是他的成人自体意象的非常重要的部分。他关于机器的梦，代表了现在和古老自体代表之间的融合与妥协。

弟弟的诞生，实际上并没有引起 K 先生的自恋障碍。他与母亲的病态关系以及母亲把精力从他身上撤出可能构成了他自恋性固着的焦点。这塑造了他的人格，并成了他向治疗师做出移情反应的核心。由于母亲的过分卷入倾向，即使他弟弟不出生，他也很可能会出现自恋性固着。

四、对于科胡特思想的评价

科胡特认为，自恋本质上是正常和健康的，有它自己的发育或形成线，可以在某一点上形成固着，因此它具有自己的病态形式以及自己所需要的治疗形式。科胡特改变了以心理阶段为中心的内驱力和传统的自我本我模式。他的临床见解是有实质内容的，他的自体心理学为精神分析做出了积极贡献。无论如何，他的概念，例如关于自体的概念，并不总是清晰的，其定义也不是明确的。尽管科胡特的自体心理学与其他精神分析传统没有很多联系，而且有其自身的瑕疵，科胡特的自体心理学还是取得了极大的进展。

康伯格在把自己的研究与别的精神分析传统，特别是马勒、伊迪丝·雅各布森、费尔贝恩、克莱茵进行结合方面，做了很多工作。但是，科胡特却与之相反，他对此没有兴趣。尽管他承认自己的工作与别人的工作具有某些相似性，但是，他没有系统解析或承认这种相似性。

在一封致马勒的信中，科胡特写到，他们都在从不同的方向向同一目标前进。这种比较，展示了他的方法论与证据的确切性方面的冲突。科胡特研究数据的唯一来源，是治疗中的成人患者。科胡特的投情的主观方法论与马勒的在非治疗环境下观察双亲对儿童的相互作用的方法截然不同。问题在于，科胡特的方法是否足以成为构成科学理论框架而获取资料的方法？科胡特回忆起他 20 世纪 60 年代后期与康伯格的会谈的时候曾说：他与康伯格的分歧在于，康伯格基本上把自恋看作病态的，而他认为自恋是健康的。这两个人对于自恋和自恋性障碍有相反的看法。因为康伯格试图维持客体关系理论与传统内驱力模式的综合，他感觉不包括性与攻击性内驱力以及客体关系理论和处理自恋问题是不可能的。科胡特放弃了对于内驱力的强调，仅仅在关于自体分裂和破碎问题方面涉及内驱力。在他的自体心理学中，科胡特将关于自恋的讨论放在了一个非内驱力的背景之下，也就是强调自恋与转化的分离性发育。

康伯格把自恋包括进了广义的边缘性人格的分类之中，而科胡特并不总是清楚地把自恋与边缘人格进行区分。所以，这两个理论家并不总是在讨论同一组患者。对于康伯格来说，自恋与边缘人格的区别包括一个联合但是病态的夸大性自体的存在。对于自恋性人格，两者最明显的区别在于，康伯格发现了病态自体的存在，而科胡特发现了一个完整自体的缺乏，或者比较精确地说：存在着一个不完整的固着的正常、古老、紧密结合的自体，它的发育受到了阻碍。

康伯格同意科胡特的自恋型人格障碍可以从精神分析得到帮助的说法，但是，他们对于自恋性质的不同理解导致他们以不同的方式谈论治疗过程。康伯格倾向于把科胡特的疗法看作满足和放任，尽管科胡特本人把培养反映性和理想化移情看作基于领悟而产生的控制。康伯格怀疑，科胡特所说的其实是患者的防御和患者的失望。

毫无疑问，科胡特在很多方面与客体关系理论家相似：从内驱力模式中脱离，寻求"自我—原我"模式的替代模式，寻找自体感缺乏的病理学，而不是寻找本能冲突。一些理论家发现，他对于自体的强调使反对内驱力占首位，这是一次对于传统精神分析模式的修正。这与传统模式明显不一致，意味着用自体模式取代"自我—原我"模式。通过向俄狄浦斯情结前期的转移，科胡特的自体心理学和客体关系理论把俄狄浦斯情结从精神分析的核心位置上拉了下来。

第三章

荣格的理论和技术

荣格的思想博大精深，充满智慧和灵性。美国心理学家霍尔（Stanley Hall）曾说，荣格是现代思潮中最为重要的变革者和推动者之一；如果忽略了他，就是遗漏了与这个多难时代紧密相关的整个思想。本章将介绍荣格的人格理论、心理治疗基本观点，以及荣格心理治疗理论在咨询实践中的操作运用。此外，本章还将简略介绍荣格心理学思想在性别问题、跨文化问题、伴侣咨询、家庭疗法、集体疗法领域的运用。

第一节　荣格理论的形成与发展

一、荣格生平

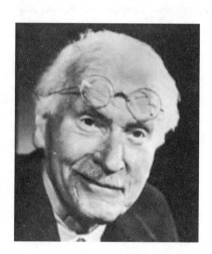

图 3-1　荣格

荣格（见图 3-1）是瑞士著名心理学家、精神分析学家、哲学家，是当代最有影响力的心理学家之一。荣格一生致力于探索人类心灵并取得了巨大的成就。他的思想对 20 世纪的文学、历史学、哲学、人类学、社会学、宗教、艺术、心理治疗等领域产生了深远的影响。

（一）早年经历

荣格出生于乡村牧师之家。幼年的他就浸润在浓厚的宗教氛围中，接受了非常好的家庭教育。他聪明早熟，对人、对事都有深刻的洞察力。他常常退隐到自己孤单和弥漫着各种奇怪意象的内心生活中。荣格三岁时，他的母亲因精神崩溃住院几个月，这次被迫分离对荣格的余生都有影响。荣格从六岁开始就通过一些带插图的拉丁文儿童读物接触到了东方的印度教、婆罗门教等。

荣格小学、中学的生活并不快乐，但他在巴塞尔大学医学系的生活是一段充满了理智和活力的美妙时光。大学毕业前，面临专业选择难题时，荣格通过自己的两个梦，选择了自然科学作为专业方向。在思索专业选择的那个暑假，荣格家里发生了对他产生深刻影响的灵异事件：风干了近 70 年的胡桃木桌子在夏天"砰"地一声裂开，两个星期后，家里的一把面包刀以更大的声响破碎，两次碎裂都没有任何合理的解释。同一时期，荣格还在每个周六晚上到亲戚家参加降神会。他观察降神会上一个 15 岁的女孩，她在精神恍惚的状态中能产生某些幻觉并接受巫术信息，产生通灵现象。荣格多次参加这种降神会，并对这些活动做了详细记录。这些记录成为他 1902 年发表的博士学位论文《论所谓神秘现象的心理学和病理学》的主要组成部分。临毕业前，他读到了克拉夫特-埃宾（Krafft-Ebing）的《精神病学教科书》，他感到兴奋不已，这本书使他在 24 岁这年，终于找到了适合自己兴趣和志向的专业——当一名精神病学家。

（二）中年和晚年经历

1900—1909 年，荣格一直在伯格霍茨利（Burghozli）这所严格如修道院的精神病院从事临床治疗和研究，发展和深入研究"字词联想"，熟悉弗洛伊德的研究，并看到了弗洛伊德的研究与自己研究间的关系。荣格在这个阶段开启了他的精神医学职业生涯，确定了他作为学者的身份。

1907 年 3 月，荣格和弗洛伊德第一次在维也纳会面，长谈了足足 13 个小时，开启了他们之间持续 7 年的友谊与合作。后来，两人在理论观点上出现了分歧，荣格对弗洛伊德父亲式的权威与控制不能接受，这导致他后来和弗洛伊德决裂，这对荣格几乎是毁灭性的打击，他陷入了深深的孤独、无所适从的"内心不确定"之中。1914 年，他辞掉了所有职位，到世界各地游历和考查，直接接触不同民族的土著人，深入进行人种学和宗教心理学的研究。这个时期，他还深入自己的内心，探讨自己的潜意识，把时间和精力都用来研究自己的梦和幻象，并力图理解它们。他后来对于心理学中的许多基本观点的分析都和这一时期的反思有关。同时，荣格还将注意力转向哲学和宗教，意义深远的是他与卫礼贤（Richard Wilhelm）的合作。卫礼贤当时是法兰克福中国学社的社长，他翻译和解释了几乎所有的中国哲学和文学名著。1930 年，荣格与卫礼贤合作出版了古老的道家经典《太乙金华宗旨》。

晚年的荣格继续为现代人面临的精神矛盾找寻答案，他隐居于苏黎世湖旁的塔楼式住屋中。1961 年 6 月 6 日，荣格安然病逝于湖上的家中。

二、荣格理论的形成与发展

荣格理论的发展经历了以下几个重要的阶段。

（一）饶芬吉亚讲座阶段（1895—1900 年）

荣格大学时作为饶芬吉亚学生会的一员，共做了 5 次讲座，这些讲座的主题涉及科学、心理、宗教以及科学研究的本质。他在这一阶段持有的观点和他以后成为成熟的思想家所持有的观点高度相似，这是荣格思想的起点。

（二）伯格霍茨利精神病医院的治疗实践阶段（1901—1911 年）

这期间，荣格对字词联想和神话学展开了研究，发展了情结和集体无意识的理论。他发现很多共同的观念与意象出现在世界各地的童话故事、神话中，也出现在普通人和心理有疾病的人的梦和幻想中，荣格对此的解释是：人们除了从自己的日常生活中收集所有信息，还携带着"古老的残留物"，它们是以神话形式储存的遗传印象和意象。他研究神话、原型和集体无意识是如何联系在一起的。

（三）独自面对无意识的收获（1912—1923 年）

1912 年，荣格出版了《转化的象征》，公开宣扬集体潜意识思想，1914 年 4月，他辞去国际精神学会主席职位，这标志着他与弗洛伊德决裂，独自深入研究潜意识，发展出分析心理学。此后的 10 多年里，他每一天都将梦境里的意象加以记录，并画成天马行空的图稿，几乎所有的梦最终都被他描绘成各种对称、圆形的图案——曼陀罗（mandala）。借助绘画，荣格一次次完全地进入无意识状态，甚至出现了幻视和幻听等精神病症状。曼陀罗绘画的过程是荣格不断发现自我、自我治疗的过程。荣格更想弄清楚：这种神秘图案究竟意味着什么？荣格发现曼陀罗早就超越了时空，存在于不同时间、不同地点的人类社会里，最古老的曼陀罗甚至可以追溯到新石器时代，在长期、反复的"画圈圈"过程中，他意识到：自我或许原本就是一个微型宇宙，曼陀罗不仅是艺术图案，而且是人类深层意识的体现。通过对曼陀罗的大量研究，1922 年，荣格提出了"集体潜意识"理论，这是心理学史上最伟大的发现之一。

（四）东方智慧的启迪与见证（1924—1930 年）

与弗洛伊德决裂后，荣格曾到非洲、美国亚利桑那州和新墨西哥州等地进行旅行考察，广泛研究了古代神话及祭祀仪式。尤其在东方文化和中国，荣格找到了重新评价和审视西方基督教文化的参照系。在这些经历之后，荣格已经是"完成的自己"，同时也形成了他的分析心理学体系。

人们对荣格学说的兴趣有增无减。在欧洲、南美洲、亚洲的一些国家和地区，以及美国，人们建立了不少荣格学院，而且也有越来越多的杂志宣传和评价荣格的分析心理学。

第二节　荣格的理论和治疗

一、人格理论

（一）人格及人格结构

荣格用精神或心灵来指代人格，心灵包括一个人意识和潜意识里所有的思想、情感、行为。心灵或人格就像一个指南针，调节和控制着个体，使个体适应自然环境和社会环境。人格由三个层次构成：意识、个体潜意识、集体潜意识。意识的核心是自我，个体潜意识的主要内容是情结，集体潜意识的主要内容是原型。

1. 意识

意识是人格结构的最顶层，是心灵中能够被个体直接感知到的部分。其职责是使个体了解每天生活中发生的事，保持自我同一感和时间连续感，以期能良好地适应周围的环境。

自我是意识的核心，我们的情感、观念、记忆等所有内外体验和心理活动都必须通过自我才能被感知，并且它监督和检查无意识内容。荣格认为，个体生来就具有四种基本心理功能：思维、情感、感觉、直觉。荣格同时认为，个体生来就具有内倾、外倾这两种态度类型（也称心理倾向）。自我具有高度的选择性，也就是说，自我由心灵中占主导地位的心理功能和态度类型决定。对于一个思维型的人来说，思想、观念比情感信息更容易进入意识层面；对于一个情感型的人来说，他更容易允许较多的情绪信息进入意识；内倾的人更关注和意识到的是内在的信息，外倾的人更多地被外在世界的信息所吸引，并意识到这些信息。

2. 个体潜意识

个体潜意识是潜意识的表层，它包含一些无关紧要、无须记住的内容，是一些意识之外的印象和感知觉，是一些只有在集中注意力时才能进入意识的内容。此外，它还包含那些受到压抑、让人痛苦的、被排除在意识之外的内容。

在个体潜意识中，主要是情结在起作用，情结是一组一组的心理内容聚集在一起，形成一簇一簇的心理丛。人人都有情结，有的情结是健康的，具有创造性，能催人奋进，为人提供新的机会，是保持人内心活力的节点或焦点；有的情结是病态的，情结爆发时，人被情结控制，会打破整个心理平衡，妨碍人的意识自主。导致情结产生的原因既有个体早年过往经历中的事件及事件伴随着的情绪情感、创伤、各种挫折打击等留下的痕迹，也有个体当下的经历和冲突。荣格认为，情结还来源于深邃的集体潜意识。荣格通过字词测验来测量和确定情结，可以通过心理治疗来发现和消除情结的影响。

3. 集体潜意识

集体潜意识是人格结构最底层的部分，是人类历史进化过程中祖先经验的积淀和祖先记忆的储存库，是人类据以做出特定反应的先天遗传倾向，它由各种本能和原型组成。其中，原型本身不能直接表现出来，它主要在人的梦、幻想、幻觉或病人的症状中含蓄地表现出来。

荣格在研究中抽象出了大量的原型，如出生原型、再生原型、英雄原型、儿童原型、上帝原型、魔鬼原型、智叟原型、大地母亲原型，等等。荣格认为，生活中有多少种典型情境，就有多少种原型存在。其中，与我们每个人的生活联系最为紧密的原型有四个：人格面具、阴影、阿尼玛和阿尼姆斯以及自性。

（1）人格面具

人格面具（persona）指个体在公开场合表现出来的、对自己有利的、以便得到社会认可的那些人格方面。每一种人格面具都是对特定环境的适应，是社会公共生活的基础，保证了人与人之间的和睦相处。如果一个人以人格面具自居，过分地沉溺于、认同人格面具，那么人格中的其他方面就会受到压制，从而引发精神疾病。

（2）阴影

阴影（shadow）是人格中的动物性部分，是人心灵中最黑暗、最隐秘、最深层的邪恶倾向，它从个体潜意识和集体潜意识中来，它的内容包含着不道德的、激情的、个体不愿接受的一些消极或负面的欲望、冲动等心理内容。阴影是潜藏在人格面具下人的真实面容，包含着所有动物性的原始本能，它也是诸多原型中最具力量的一个。阴影处于潜意识状态时，常常是尚未发展的、不成熟的，甚至是具有破坏性的，当它们被意识到并得到发展时，则是有价值的。

（3）阿尼玛与阿尼姆斯

阿尼玛（Anima）是男性潜意识心灵中的女性倾向，阿尼姆斯（Animus）则是女性潜意识心灵中的男性倾向。阿尼玛和阿尼姆斯是千百年来男女之间共同生活、相互交往所获得的经验积累，这些经验保证了两性之间的彼此理解和相互协调，具有重要的生存价值。荣格认为，每个人的潜意识深处都同时存在着异性的特质，只是展现得孰强孰弱，如果个体身上的异性特质得不到展现和发展，人格就会出现不平衡。

（4）自性

自性（self）代表着一种"整体人格"，它是荣格心理学中一个最核心的原型。自性作为精神的一种整合力量，它的特点是能够潜在地把一切意识和潜意识的心理过程、内容和特性都结合在一起，使之组成一个有机的整体。荣格认为，一切人格的最终目标，都是自性实现。自性的作用就是赋予生活意义，为人格确定方向，协调人格的各个组成部分，使之实现整合、统一。

（二）人格发展动力

1. 力比多及心理值

人格发展所需的能量被称为心理能，也被荣格称为力比多。力比多的本质是欲望以及情绪上的需求。测量心理能的计量尺度被称为心理值，心理能不能被直接测量和计算。心理能的高低可以通过人在某个领域投入的时间、金钱和精力来衡量，也可在潜意识中得到体现，譬如梦境，频繁出现的梦境会代表着这个人在该方面拥有更高的心理值。心理值的高低并不是一成不变的，它会随着人的内心意愿以及外界的变化而波动。

2. 能量守恒定律及熵原则

荣格用物理学中的两条基本原理来说明心理能量在整个心理结构中的分布、配置以及移动的方向。

能量守恒定律是热力学第一定律，是指在一个封闭（孤立）系统内，总能量保持不变。能量既不会凭空产生，也不会凭空消失，它只会从一种形式转化为另一种形式，或者从一个物体转移到其他物体，只是转移了位置而已，能量的总量保持不变。心理能量不会无缘无故消失。

熵原则是热动力学的第二原理，表明一个孤立系统的总混乱度（即熵）不会减小。荣格用它来说明心理系统中心理能量流动的方向，能量的分配趋向于在各种心理结构之间寻求一种平衡。如果两种心理值具有不同的强度，心理能量就倾向于从较强的一方转移到较弱的一方，直到两方趋于平衡。熵原则制约着整个人格系统中的能量交换，其目标是实现系统内的绝对平衡，这一目标永远也不可能完全实现，因为如果这一目标实现了，也就不存在能量交换，整个精神的作用就停止了。不平衡、混乱、动荡状态是永远存在的。

3. 对立统一规律

对立统一规律亦称矛盾规律、对立面的统一和斗争的规律，它揭示事物内部以及事物之间都包含着矛盾，而矛盾双方的统一与斗争推动着事物的运动、变化和发展。荣格认为人的心灵运作也是适用这一规律。人格的每个组成部分都有一个与之相反的对立部分，如意识对潜意识、心灵对肉体、理性对非理性、外倾对内倾、思维对情感、人格面具对阴影、阿尼玛对阿尼姆斯、前行对退行等。人格中某一方面的充分发展通常总以其对立面的损失为代价。人的自性实现需要进入一切冲突和对立都被超越和整合的更高意识层次。

4. 前行与退行

前行与退行是心理能量向两个相反的方向流动。前行指个体朝向外部环境的心理适应，从出生开始，人就按照自己的天性和外部世界的要求来参与世界、把握世界。退行指心理能量向内流动，是为了满足个体内在真实的需要。前行是对环境的适应，退行则是激发人潜意识中的心理功能。

（三）人格类型

荣格根据人的四种基本心理功能和两种心理倾向，把人的心理类型分为八种。

四种基本心理功能是思维、情感、感觉、直觉。心理功能是把握和处理心理现实的心理活动形式、模式。

思维和情感是理性功能，因为两者都要做出判断。思维功能，就是凭借见识和思考力，厘清相关概念，依照逻辑进行推论，做出判断，以期理解并适应世界上的万事万物；情感功能则是以可爱或讨厌以及接受或拒绝这样的概念来对事物做出价值判断。

感觉与直觉是非理性功能，它们绕开理性，不事判断，专事感知，对于价值和意义不做评论。感觉功能是通过感觉器官不偏不倚地感知事物的本来面目，它具有最出色的现实感。直觉的作用也在于感知现实，是通过无意识的内感能力感知事物。

人生来就拥有全部四种心理功能，但主要使用其中的一种功能来接收和处理各种材料、待人处世、适应现实，具体用哪一种由个体的天性决定。被个体使用的这种功能往往高度分化和发展，成为主导性的适应功能，决定了意识的方向和性质，决定了个体的心理类型，它被称为分化功能或优势功能。没有被发展的功能很少被人意识到，成为阴影的一部分，又被称为劣势功能。

荣格认为，个体生来就具有内倾、外倾这两种心理倾向。荣格认为世界存在两种真实：外在真实，即外部客观世界；内在真实，即人内在的精神模式。心理倾向是个体在面对这内外两方面的世界时表现出来的反应姿态，它决定了人的行为方式和主观体验，甚至还决定了无意识的补偿行为，它是对所有心理过程起决定作用的重要条件。

内倾型有鲜明的内向性特点，心理能量经常指向内心世界。内倾者对个人内在的精神世界感兴趣，喜欢一个人沉思，不太喜欢与他人交谈；其外部的典型表现是沉默寡言，喜欢离群索居，不擅长社交，表现为抑郁、悲观，或者遇事退缩，总爱自我责备。

外倾型有鲜明的外向特点，心理能量流向外部世界。外倾者对外部事件、他人和客观事物感兴趣，他能较好地适应外部环境，喜欢和擅长交际，待人热情而乐观，属于"自来熟""乐天派"之类的人。

由四种心理功能和两种心理倾向组合成八种基本的性格类型。对荣格的类型学的最佳应用方法是把它当作一个罗盘一样来使用，不存在"纯粹的"类型，我们都是各种类型的混合物。

（四）人格发展阶段

荣格对人格发展的主要兴趣在于成人 35 岁或 40 岁之后，荣格称之为"人生的后半期"。

1. 人格的四个发展阶段

荣格把人一生的发展划分为童年期、青年期、中年期、老年期。

童年期从出生到青春期，以营养和生长为特征。儿童被完全密闭在集体潜意识中，对外部意识世界茫然无知，儿童在幻想中维持着与原型世界的联系。随着儿童的成长，儿童在实际生活中接触到生身父母，从而逐渐放弃自己与原型父母的联系。在 3～5 岁，儿童自我发展的第一阶段宣告完成，完成的标志是儿童不再用第三人称，开始运用第一人称指代自己，出现了逻辑思维的萌芽。

青年期从青春期到中年，是人生奋斗的时期，是精神觉醒的时期，荣格把这一时期称为"心灵的诞生"。这一时期的重要任务是克服童年期的意识狭窄现象，努力摆脱对父母的依赖，培养自己的意志力量，寻找同龄伙伴，建立自己的家庭，在社会上取得一定的地位。

中年期从 35 岁或 40 岁开始，一直到老年。荣格非常重视人生的这一阶段，这是一个人如日中天、事业有成、对家庭和社会地位都比较满意的时期，也是一个最容易出问题的时期，早年为之奋斗的目标已经达成，人的心灵失去继续奋斗的目标而变得僵化和盲目，内心陷入深深的困苦和矛盾之中，荣格把它称为"中年期心理危机"，简称"中年危机"。荣格认为，中年危机的解决是放弃青年时期的外倾目标，把自己的心理能量逐渐转向内部主观世界。荣格指出，对于那些已到中年，不再需要培养自觉意志的人来说，为了懂得个体生命和个人生活的意义，就需要体验自己的内心存在。

老年期是人生的黄昏时期，潜意识活动开始活跃。人在老年期如果能及时地总结一生的智慧，不仅有助于个人身心健康，对后人也具有积极的启示作用。人如果过分依恋过去的生活目标和方式，就可能导致老年期心理疾病。在老年期，人可以通过发现死亡的意义来建立新的人生目标，找到人生的终极意义，趋向完整化。

2. 人格发展的目标是个性化的实现

个性化（individuation）有双重含义：一是成为独特、独立的个体；二是重建心理的完整与统一。荣格说，他用个性化这个术语来表示一种心理过程，经由这一过程，个人逐渐变成一个在心理上独立的、不可分的统一体或整体。个性化也是一个人的内心体验，是一种类似宗教性或神圣的体验。当个体体验到比自我更为核心的自性存在时，就会体验到自性的神圣性。

个性化的实现导致意识与潜意识整合为人格的整体，个性化导致和谐平衡以及自性的秩序性出现。

二、荣格式分析和治疗

（一）荣格关于心理治疗的基本观点

1. 荣格关于心理疾病的观点

荣格在自传中说，他常常看到有人由于满足于对人生问题做出片面或错误的回答而成为精神疾病患者。"人生问题"实际上是信仰问题，有许多人把世俗的物质追求作为替代信仰。这是一种现代病，在全球流行。荣格说，他们寻求地位、高攀的婚姻、名誉、世俗的成功和金钱，这些人即使获得了他们寻求的一切，却仍然不幸福，并可能患上精神疾病。精神疾病的一个源头是精神狭隘，患精神疾病的人生活缺乏充实的内容和充实的意义。

心理疾病是一种自主的创造性活动，症状是个体化过程的一个产物，是适应的一种形式（尽管它是一种"低劣的适应"），是让病人注意到其生活中所缺乏的内容和有问题的一种呼唤，是让病人踏上自我发现之旅和重生之路的一种呼唤。荣格认为：精神症状的背后，有着病患的人格特质、生活经历、某些希望与欲望。病人所受的痛苦是生活的无意义感和无目标感，是我们时代的普遍的神经症，是集体"灵魂丧失"，是我们的文化使我们与伟大的神话和宗教象征联系的丧失，是某些社会制度使我们和我们的原型本性相疏离。为了放弃我们的文化对有形、外部世界意义的完全外倾的追求，去与我们精神本性中潜在的象征建立联系，去让我们自己的心灵追求整体性的发展，我们需要进行艰苦的心理努力，去打开心灵通往潜意识的道路。

神经症本质上是对具有挑战性的生活事件的一种逃避，是一个尚未发现其意义的灵魂所遭受的痛苦。神经症是个体的精神内部出现了分裂，他们的心理在现代和原始之间产生了分裂，他们被剥夺了祖先的神话真理，与自然世界隔绝，在自我和无意识之间形成了巨大的鸿沟，意识和潜意识过程在稳态平衡中不再发挥作用了。神经症症状正是人的精神尝试自我调整的一种企图，是患者在无意识深处想获得更完整人格的一种外部表现。

荣格认为，个体的性格类型和心理疾病有一定的关联。精神分裂症（精神病）和癔症（神经症）是两种基本心理倾向类型的极端表现：极端内倾导致力比多从外部现实中抽身而出，进入一个完全私隐的幻想和原型意象的世界，极端外倾则远离内在的完整感，转向过度关注一个人在社会关系的世界中的影响。换句话说，精神分裂症患者生活在潜意识中，而癔症患者生活在他们的人格面具中。

2. 荣格关于治疗目标的观点

荣格说，心理治疗的主要目的，不是使病人进入一种不可能的幸福状态，而是帮助他用一种哲学式的耐心和坚定面对苦难。心理治疗的基本目标是发展人格、自性实现、获得人生充实感，而不是解除症状，症状的解除只是患者在整合情结、释放与更改心理能量时，人格得到发展的一种副产品。心理治疗应该帮助个体克服和摆脱外界对其个性化进程的阻抑，恢复精神原本的丰富性、整合性和完善性，使受挫折的原型或情结获得应有的发展。

3. 荣格关于治疗师的观点

(1) 治疗师必须接受分析

治疗师必须在接受职业培训期间，甚至在整个职业生涯中，都致力于对自己的内心世界给予关注，深入地认识自己，不断地分析和探究自己。因为在治疗过程中移情常常发生，对治疗师来说，熟悉自己的神经症和自己的心理动态是非常重要的。如果治疗师在自己的个人议题方面存在着太多问题，又没有进行分析和讨论，他会一直沉溺于个人议题，影响对病人进行有效的分析。

治疗师自己就是工具。荣格说：一个人只有在自己的生活中经历过永恒，他的人生才有意义，否则他会迷失于各种浅薄的事物中。如果治疗师没有对自己进行深入的分析，他只能为别人提供这些浅薄的东西：美好的建议、知性的诠释、善意的劝告，以帮助人过常态的生活。治疗师关注并能深入自己内心，这是非常重要的，这样他才能引领病人深入内心。这样的分析工作才更有深度，更有质量，更有意义。

（2）治疗师要有现实的可以依靠的生活

从临床工作经验中，荣格深知，任何对潜意识的探究与深思都是危险的。人有面对潜意识里不断涌出的幻想洪流，应对潜意识带给人的恐惧感，这是一场真正的斗争。为了平衡人对内心世界的探索，保护人不被潜意识的强大力量裹挟，在外部现实世界维持一种正常的生活是至关重要的。治疗师的现实生活对于治疗工作的进行十分重要。

4. 荣格关于治疗关系的观点

荣格强调治疗关系中情感的重要性，病人对治疗师的情感和治疗师对病人的情感都是分析治疗关注的重心。情感提供的是一个无价的催化剂，除非存在情感，否则成长和转化就不会发生。在治疗中，治疗师和病人的人格都是完全参与其中的，治疗师是一个真实的人，没有冷漠超然，没有处在病人的视线之外，他不是一个投射的屏幕，也不是一个移情的操纵者，而是带着情感完全参与到治疗工作中。

荣格认为，分析关系是一种原型关系，从分析治疗开始就伴随着我们。在分析过程中，原型意象会活跃起来，当它们被投射到治疗师这个人身上的时候，便能赋予他强大的治疗（或破坏）力量。在荣格自己的经验中，魔法师、萨满、巫医和智慧老人等原型形象常常被投射到治疗师身上。从治疗效果来看，治疗师要能够承受病患之前未能得到满足的原型需要的投射。例如，他可以成为病人在童年时期缺失的那个强有力的父亲形象，这显然是荣格自己在弗洛伊德这个人身上产生移情的一个关键因素。病人的潜意识活动在治疗师的潜意识中引起了相应的活动，其结果是，他们之间的联结转化是比传统的医患关系更为深刻的东西。只有接受全面分析、对个人在观察上的误差时刻保持清醒认识的治疗师，才有可能认识到自己在病人身上的潜意识投射（即所谓的反移情），才可能在治疗关系中建设性地使用它，而不是让它造成破坏。

在分析关系中，荣格把治疗师看作一个向导，告诉病人在他们的无意识中发生了什么，但从不命令他们应该对无意识中发现的内容做什么。他从未声称能充分了解一个人，他认为一个人的内心世界是他们自己的领地，它必须得到尊重，并且内心的成长是一项艰苦的工作，没有人能替别人完成。

（二）荣格式分析治疗过程

荣格式分析治疗是一种建立在理解生命深度与意义上的心理治疗。分析治疗不仅是一门科学，而且是一门艺术，一门炼金的艺术。

荣格式分析治疗一般分为 4 个阶段，这些阶段不可避免地会发生重叠，当然也并不总是以某种规定的顺序来进行。

1. 意识化阶段

这是最初宣泄的阶段，病人把他的秘密告诉治疗师，治疗师通过梦的记录、积极联想、沙盘技术、绘画技术、文学和诗歌阅读、艺术品的制作技术、舞蹈技术等，从理性和感性两个方面引导出病人内心无意识的声音，把病人心理的能量流疏导出来。这个阶段通常和强烈的解脱、卸下重担或排出毒素的感觉联系在一起。病人的罪疚感、孤立感、自卑感以及为社会所不容的感觉减轻。

2. 分析解释阶段

这是进行解释性分析的阶段，治疗师认真发掘和解析病人的潜意识，考察症状和移情现象，确定病人未能得到很好发展的区域，利用原型及其象征理解移情关系，理解病人无意识的内容及其要求。治疗师在适合的时候解释、讨论、指出或者间接引导病人认识这其中的问题或者感情，使病人接受自己的无意识部分，获得新的人生发展。

3. 社会意义教育阶段

这一阶段强调病人作为人类个体的社会化需要，强调他们为自我实现而做的行动努力，同时这个阶段还会涉及道德性问题。一个人开始对自己产生不同的体验，并且开始探寻新的存在方式，这通常伴随着对社会要求的一种改进性的适应，重新建立生活目标和方向。

4. 转化发生、形成个性化阶段

对潜意识的发掘使得一个人直面阴影、阿尼玛/阿尼姆斯以及其他被激活的原型成分，这些被激活的原型成分是对病人之前狭隘的、神经症的或片面发展的意识生活的一种自然的、全面的、平衡的补偿。在这个阶段，象征的超越功能开始发挥作用。对个体化的追求在进行之中，这种个体化的追求是个体在追求完整"自我"，而不是仅仅追求"正常"或"社会适应"，这是一种对自身即是一个完整实体的完全肯定和接受的状态。

（三）荣格式分析治疗方法

荣格式分析采取了一种综合心理建构的分析治疗原则，即注重对病人的精神世界进行重建，注重对梦及症状进行解释，强调探索人格中那些健全的方面和值得保留的东西，并鼓励病人发展自己的心理能力。

荣格式分析治疗方法的最大特点就是灵活多样，能够根据病人的年龄、发育程度、气质及不同的心理需要来确定治疗的具体方法。荣格认为，每个人都是独特的、无法预测的，在心理治疗中没有一成不变的方法，方法都是在工作进程中自然形成的，是适应特定的个人需要的。他告诫治疗师不要受任何先入之见和理论假设的影响，对每位病人都应采取不同的语言，顽固坚持某一种理论或方法是错误的。

荣格式分析治疗常常使用的具体技术有字词联想、释梦、移情技术、积极想象、沙盘技术、绘画技术、文学和诗歌阅读、艺术品的制作技术、舞蹈技术、空椅技术、象征放大技术等。以下是几种技术的简要阐述。

1. 释梦

（1）梦的实质

荣格认为，梦是潜意识心灵自发的无私产物，是无意识创造性行为的结果，梦是来表达自我不知道，并且不了解的事，其中既包含个人性的素材，也包括集体性的素材。梦之所以需要解释，是因为梦的内涵是用图像式的语言构成的，必须将梦境里的图像解释成文字，才能对梦的意义做出推断。

荣格认为，梦具有重要的补偿功能，可以平衡意识心理状态造成的偏颇或紧绷，这种功能对心灵整体的健康、人格的完整发展是有帮助的。荣格说，梦对于扩增意识所知有重要的帮助，若发挥不了这种帮助作用，是因为梦未被解释明白；梦总是强调另一面，以求维持心理平衡。

（2）梦的结构

荣格发现，梦有一定的构造，并具有完整的情节。梦一般包含以下几个部分：一是地点、时间、人物，梦的开头往往交代了梦中情节发生的地点和梦中的人物；二是引子，突出梦中问题，展示梦的基础内容，无意识通过梦提出问题和主题，并在梦中表明自己的态度；三是转折，这是每一个梦的"脊柱"，情节在此纠缠成一个结，达到高潮，或者转变成灾难；四是化解，也就是解决，是梦的结局，是意味深长的结尾，是补偿性的指示。

（3）梦的解析

荣格讨论梦不是先从诠释内容着手，是将进入梦的氛围、放大梦的内容作为起点，确定梦的情境、意象和象征符号等细节，以便将梦的经验本身放大。荣格在分析梦的时候，通常将梦分成三个部分来讨论。第一部分即为个人脉络，利用自由联想将梦的内容和梦者的生活进行联结，以利于理解梦中纯属于个人性质的含意。第二部分则是文化脉络，由于梦必然与其发生的环境背景和时间有关，所以必须建构出整个梦境的文化脉络。第三部分则是原型脉络，这也是荣格理论里最有特色的一环。荣格认为梦的最深层的部分和人类共同的古老经验（原型）相联系，这些人类共同的经验都在古老的神话中有阐述，荣格解释梦的时候，常常把梦的内容和古老的神话相联系。

（4）具体的梦的解析方法

一是联想分析。主要探索的是受压抑的个体潜意识，通常有以下两种方式：第一，在病人陈述梦境之后自由联想，可以让他的潜意识自由地显现，引向病人的情结；第二，可以让病人继续就梦本身进行继续联想，能更多地发现梦的本意。

二是扩充分析。这指的是将梦的分析提升到原型与集体无意识的水平，是在历史、神话、文化水平上解析梦中的隐喻和象征，让病人体验自己作为原型能量的存在，而非原型的"客体"，发挥原型及其意象在治愈中的作用。

三是积极想象。这是积极想象技术在梦的解析中的运用，除了关注梦的意象之外，这种解析方法注重的是病人在梦中的体验、感受、身体反应。

2. 积极想象技术

积极想象技术是直接获取无意识的技术，也被称为"睁着眼睛做梦"。荣格说，想象是积极的、有目的的创造，积极想象则意味着意象自身有固有的生命，各种象征性事件的发展按照其固有的逻辑而发展，当然，这个前提是人的理性不进行干预。通过积极想象这种方式，我们可以与这些有生命的意象进行直接沟通，变化和治愈常常就在这种不干预的情况下悄悄发生。积极想象也包括通过绘画、戏剧、写作、音乐创作、身体舞动、象征游戏、搭建游戏或黏土造型等创造性的方式来探索无意识中的象征意义。整个活跃的积极想象过程就像游戏，把人带回到孩童般的状态，让无意识更自由地表达自己。

荣格将积极想象与梦境分析结合起来。睡觉时，以梦的形式发生的图像流，醒着时，作为幻想的暗流继续存在着。通过探索这些幻想，人可以接触到无意识，为了做到这一点，就要令个体进入一个介于睡眠和清醒之间的白日梦的状态。人完全进入这个状态，允许心灵自由表达自己，观察心灵产生的图像和幻想，并与它们互动。

荣格还使用与积极想象密切相关的创造性可视化、形象化技术。治疗师令病人处于一种类似轻度催眠的放松状态，然后带领病人进行一次内心之旅，病人可以在内心描述一个生动的场景，或专注于一幅内心里的图画，并小心地不去扰乱事件的自然之流，潜意识将会产生一系列完整故事的意象。病人跟随内心这个场景，会感觉到放松。

积极想象技术不只是一种特定的冥想程序或表达技术，从更深层的意义上看，它是一种核心的、自我反思性的心理态度。对于治疗师来说，积极想象提供了一种抱持、尊重、想象和思考病人的方式。

当代分析心理学学者冯·弗兰茨（Von Franz）将积极想象细分为四个阶段。在第一阶段，清空自己脑中"我"的思维过程，意识要学会排除批判态度，摆脱所有期待与定见，等待一个自发的画面浮现。在第二阶段，让无意识的幻想影像进入内在直觉范围，让它在脑海中自由地流动或移动，不能干预这个过程。由于无意识影像可能以视觉、听觉、触觉、味觉和动觉等不同形式浮现，意识要能捕捉到各自的特性，然后提供最适合的表达工具，好让它们具有外在可见度。在第三阶段，通过书写、画图、雕塑、音乐或舞蹈赋予幻想影像某种表现形式。在第四阶段，意识排除了自身带有批判性的专注后，让积极想象自主发展。

3. 移情分析技术

荣格认为，治疗师与病人之间在分析情境中所产生的移情是治愈的关键，因为移情能带来情结的补偿。移情的内容中，既有私人内容，也有集体无意识的内容。病人把潜意识中的一些情结投射到治疗师身上，对治疗师产生移情，面对移情的正确态度是保持中立，既不阻止其发生，也不刻意做些什么强制让其发生。治疗师此时需要有深度的觉察能力，并有能力引导病人觉察。移情发生时，考验的不仅仅是治疗师的觉察能力、专业技术水平，还考验治疗师的职业伦理操守。

4. 沙盘技术

沙盘技术是积极想象的发展创新，积极想象的原则和注意事项同样适应于沙盘技术。该技术由治疗师、病人和沙盘组成独特而富有表现力的三维象征性游戏的形式来进行，沙盘位于治疗师和病人中间，承载着二者。病人在这个自由和受保护的空间中，通过摆放一些缩微模具和塑造沙盘中的沙子，并对自己所创造的沙画进行体验与理解，无意识得以自由呈现。沙盘游戏中，个体创造的一系列意象以及由此引发的意识与无意识的持续对话有助于个体的自性化进程。病人玩沙子、制作自己的沙盘时，就和自己的深层无意识联系在一起了。治疗师去聆听病人，与他交谈，并观察病人触碰沙子时的感觉，聆听病人讲述与沙具有关的故事和其中包含的意象与象征，这个过程具有治愈的意义。

相对于其他积极想象的形式，沙盘技术结合了触觉、视觉和身体动作，沙子、沙具和治疗师营造了自由与受保护的具体三维空间，这些能够为病人提供一种来自现实的、此时此地的支持，在此环境中，意象和创造力能够涌现，有利于病人治愈和整合。

三、荣格的个案分析

克里斯蒂安娜·摩根（Christiana Morgan）是一个在 30 岁左右陷入危机的女性，有很高的教育素养，所学的专业是自然科学，具有天才般的数学头脑，智商很高，极富理性。她有着很多直觉，它们本应该有所发挥，但由于其非理性的成分与她理性自我的不协调而受到压抑。尽管表面上看起来，她的婚姻和工作都没有什么问题，生活的各个方面都显得很不错，但是她经历着严重的心理危机，处于严重的孤独状态，并患上了抑郁症。

1926 年前后，28 岁的克里斯蒂安娜开始接受荣格的心理分析。分析开始不久，克里斯蒂安娜做了这样一个梦（病人陈述的第一个梦）："我正想弹琴，家里所有其他的人都来干扰，我站在阳台上，遥望着大海，坐在旁边桌子一侧的一位富有的犹太人也开始演奏音乐，他的演奏如此美妙，我让自己停下来，听他的音乐。"

病人带给治疗师的第一个梦总是特别重要的。荣格对该梦进行了这样的分析与讨论：音乐意味着情感，在现实的生活中，病人的智力与思维性强，在梦中，其现实中呈弱势的情感就自然而然地出现；病人在演奏音乐，实际上是要演奏或表达其情感，病人在梦中这样的表现，也是无意识的补偿作用的表现。

梦境也呈现出了病人的问题，即情感及其表达受到了压抑与阻挠。当她要演奏与表达自己的情感时，家里人都进行干扰与反对。在现实生活中，病人尽管有婚姻，但只有形式上的结婚，而没有感情的结合。她与自己心中所爱恋的男人有着亲密的感情，却不能公开表达。

梦中，富有的犹太人是病人内在的无意识的男人意象，即阿尼姆斯，病人的阿尼姆斯富有，表明其具有很大的能量，掌控着病人很多内在的领地。阿尼姆斯也拥有着她的情感与感受，在心理分析的意义上，与阿尼姆斯认识、接触与沟通可以释放出被他所控制的情感，也正是病人现实生活中所缺乏的情感。在分析的过程中，荣格对病人说："嗯，你的阿尼姆斯在梦中表现了，可以这样说，很长一段时间里，你对此并没有怎么留意，你没有关注自己的财富，你没有关注自己内在的情感，你自己的某些部分丢在了无意识中，被阿尼姆斯抓住、摄取了"。

过了一段时间，病人又带来了第二个梦：我正要去看住在海边上的一个医生，我迷路了，绝望地要人们领我到正确的路上，使我能够找到医生。荣格分析说：梦中的医生仍然是病人阿尼姆斯新的表现。这次他不再是音乐演奏者，而是一位治愈者。实际上，随着心理分析过程的发展与深入，这种作为原型意象的阿尼姆斯会有许多不同形式的变化。在分析了第二个梦之后，克里斯蒂安娜开始进入一种类似自我催眠的状态。她的脑海中自动出现了一些画面：一只美丽的孔雀栖息在一个男人的背上，孔雀的嘴正指向那个男人的脖子。当这个画面消失的时候，接着出现了另一个画面：她观望着自己，看着自己鞋子上一个很大的洞，心想鞋子太旧了，不能再穿了。

在克里斯蒂安娜自发出现这些意象之后，荣格告诉她："这些出现的意象，是你的弱势人格功能，即情感与感受，和你说话的途径。它们以某种预言似的方式在和你说话，你也必须把它们作为预言一样来听……而这些意象表明，现在你的情感与感受功能够参与这些意象，并且能够帮助你……我能感觉到你如此安静，你是很特殊的。你这样做，也是在滋养心灵，你付诸了一些力比多在其中。因此，你再也不能被摧毁了……现在你正创造自己，而不是毁灭自己……"

随着分析的发展，克里斯蒂安娜遇到了更多意象：射向月亮的弓箭、拥有八角车轮光环的人头、正在从双筒酒杯饮酒的阴影、印第安人的帐篷……荣格帮助克里斯蒂安娜从一种心理与文化的层面来分析与理解这些意象。荣格说："这些意象传达着某种原始魔术起源的信息。那么你现在开始接触你真正的自我了。是的，你转向了视察内心。你像用你外在的眼睛那样开始用你内在的眼睛，于是你也就会获悉生命的全部，生命背后的生命。你的双筒酒杯的意象就说明了这一点。你可以喝那两个筒里的酒。拥有车轮光环的人意味着自性化过程的开始。八角的车轮在这里表示八种功能，车轮是表示灵魂的古老象征……月亮与弓箭是通过性欲所表达的灵气。印第安人的帐篷是一种原始的房屋，象征的是无意识。"

几年之后，克里斯蒂安娜在完成与荣格的心理分析之后，回到了美国哈佛大学，依然在其工作中发挥着她的聪明才智，为哈佛大学的心理学发展做出了重要贡献，尤其对于亨利·默里（Henry Murray）的人格心理学体系及其主题统觉测验提供了十分重要的帮助。克里斯蒂安娜也在其创造性的工作中获得了浪漫的感情生活。

这个个案是荣格积极想象技术的发挥和运用。克里斯蒂安娜充分运用了她的才华，不仅刻画出了自己的各种意象，而且详尽地记录了荣格对她的分析与指导。荣格的集体无意识、原型意象等理论的有效性，在这种治愈与心性发展的过程中得到了见证。

第三节　荣格理论的应用

一、性别问题

阿尼玛与阿尼姆斯是荣格原型学说中的两个主要原型，指男性和女性心理生活内部所具有的异性特征。阿尼玛是男性潜意识心灵中的女性倾向，被概括为逻各斯（logos，或译理性）、独立性、文化和客观性；阿尼姆斯是女性潜意识心灵中的男性倾向，被看作爱欲（eros，或译情感）、依赖性、自然和主观性。男性和女性具有截然不同的社会和生物学上的命运，阿尼玛与阿尼姆斯是构建男性和女性心灵结构的最根本基材。不管人们承认与否，在每个人的潜意识深处，都具有异性的某些倾向性特征，通过千百年来共同生活和相互交往，男性和女性都获得了异性的特征，这种异性的特征保证了两性之间的协调和理解。阿尼玛和阿尼姆斯代表了男女两性彼此的互补面、对立面。男性将心理结构之中的意识自我认同为阳性，他的阴性的一面变成了无意识，变成了内在的阿尼玛意象。女性将她的意识自我认同为女性，而她的阳性的一面变成了无意识，变成了内在的阿尼姆斯意象。我们的家庭、社会和文化都在强化这种性别认同。

荣格提出的双性别化概念为我们的性别观念增加了复杂性和丰富性。荣格使我们注意到：在我们的异性意象中反映出来的是我们自己的真面目，尤其是当我们不切实际地把异性对象理想化或者尽力贬低其价值的时候，这一点显得更为清晰。

荣格的双性别理论使我们在看待性别的问题时具有动态灵活性和广泛的应用性，这是非常先进的理念。人类的性是生来就有的，性别却有伸缩变化的空间，具有社会建构性，性别的意义可以因文化、家庭、伙伴群体不同而不同，甚至同一个人在不同的生命时期也会发生变化。两性特质孤立起来都有缺点与不足，结合起来才能成为优势，一个人身上蕴含异性的特质，在人性上就会显示出丰富和完整。

二、跨文化问题

荣格分析心理学对比研究了东西方的宗教及心理原型，是一座理解与沟通东西方心灵的桥梁。荣格研究了中国和印度的宗教思想及心理原型，试图把东方的印度教、印度瑜伽、藏传佛教、中国道家和易经思想及心理学整合到西方的认知结构中，通过对比反观自身的文化。

在《瑜伽心理学》里面，荣格对比了印度瑜伽的心理学内涵与西方心理学的差异，印度人对潜意识的信任与欧洲人过度依赖意识形成对比，欧洲人害怕及封闭潜意识，所以内在产生了很大的分裂。荣格在研究中专门探讨了藏传佛教和印度瑜伽冥想的心理学内涵。在对藏传佛教的讨论中，荣格采用了对文本进行心理学诠释的方法。他所诠释的文本是在藏传佛教的传承里占有重要位置的《西藏生死书》。荣格通过用西方心理学视角逐个分析书中的精神现象，寻找其中的异同，来沟通东西思维。

荣格向西方读者介绍《易经》时用了非常感性的方法，把《易经》作为一个活的神谕，这也是几千年来中国人看待《易经》的方式。荣格起了一个卦，问《易经》在西方传播会遇到什么状况。荣格根据卦象解说了《易经》在欧洲传播可能会遇到的情况。荣格表现出了他对《易经》占卜方法的谙熟，以及他在各种系统原型中整合融通的能力。荣格对原型、自性、转化的研究提供了一个可以整合像《易经》这样一套象征体系的原型系统，使得西方的精神原型象征系统与中国的精神原型象征系统可以对话、整合。

《金花的秘密》是荣格对中国另一个重要的道家文本《太乙金华经》的西方心理学解读。荣格看到《太乙金华宗旨》时，可谓又惊又喜，其中讲到人修为之后可以看到的曼妙事物，竟与自己看重的曼陀罗有异曲同工之处。荣格从此便找到了远在东方的知音，并将道教思想中的整体观照思维融入自己的心理学研究中。国际分析心理学会前主席汤姆·克茨（Thomas Kirsch）在首次访问中国的学术演讲中曾说：对荣格心理学思想影响最大的，不是人们通常以为的弗洛伊德及其精神分析，而是卫礼贤与中国文化。荣格对中国古老文明充满兴趣，中国的哲学和思想帮助荣格加深了对人类心灵共同遗产的探索。他理论中的集体无意识、原型、自性、共时性、自性化等核心内容，均受到了中国《易经》、儒家与道家哲学以及佛教禅宗等思想的影响；在进行心理分析的方法与技术上，他也受到中国文化很大的启发，例如分析心理学的核心技术积极想象以及直觉沟通便借鉴了老子"无为"的思想理念以及庄子"物化"的观点，其实现对立整合的人格转化方法受到了《易经》中阴阳八卦思想的影响，其推崇的"曼陀罗体验"与藏传佛教有深深的渊源。在其《红书》手稿中，荣格绘制的各种奇妙玄奥的曼陀罗，成为后世揣测其晚年思考的解码器，曼陀罗心理学也成为分析人类精神状况的一个热门领域。

三、伴侣咨询

（一）伴侣关系的实质

荣格认为，爱情本质上是一个主观的情感过程，每一个人的内心都有一个关于恋人原始的、主观的异性图像，也叫"异性原型"（阿尼玛和阿尼姆斯），当遇到一个外在的异性对象时，人的无意识会自动地将内心深处的那个主观图像与这个现实的异性对象比较，如果符合其内在异性的原型，爱情会就产生。阿尼玛指男性心灵中的女性意象，它表达的是男性心理中的阴性或女性成分，通常与母亲意象和意中人联系在一起。阿尼姆斯在女性体内以男性的方式运作。在恋爱关系以及伴侣关系中，男性会把自己的女性特质（阿尼玛）投射到女性身上；女性则把自己的男性特质（阿尼姆斯）投射到男性身上。

异性的主观图像不仅是家族中祖辈异性图像在无意识中的沉淀，也与个体的个人成长经历有密切的关系。人从出生起就生活在与异性的关系中，对人成长影响最大的异性就是自己的父母双亲，与异性别父母的亲子关系在很大程度上决定了一个人内心的异性图像。伴侣关系中的各种问题除了外在的原因，大抵都与阿尼玛与阿尼姆斯在背后操纵有关。

（二）伴侣关系出现矛盾冲突的原因

1. 投射导致伴侣之间的矛盾冲突

因为投射，男性爱上的只是他的阿尼玛意象，他把对方当成他想让她成为的人，他希望她履行他所投射的内在女性意象的职责，并按照他希望的样子生活，这通常与女人的真实自我是相抵触的。久而久之，她会发现他表面上的爱，实质上是一种占有和限制，不允许她充分而自由地成为自己时，矛盾与冲突产生了。

伴侣关系的良性发展需要彼此收回投射。心理分析的过程能促使伴侣双方意识到自己的困扰是与内心的阿尼玛和阿尼姆斯有关，并将这些无意识的内容进行整合，带入到意识当中，放弃投射，真正去了解对方，把对方当作一个真正的人来对待，提升爱的能力，彼此才能够变得成熟。

荣格认为，伴侣关系体现了伴侣双方对心灵完整性的追求。荣格也认为，我们的意识自我只活出生命的一半，另一半藏在我们的无意识中，是生命的另外一极，两极的联结是炼金过程，其最终产物是阴阳同体，生命才能趋于完整。对于如何实现这个过程，荣格深受炼金术的指引。炼金术士所追求的终极理想就是两极合并、神秘合一，或者在"长期的秘密中酿制着对立面的合一"，荣格对更高层面具有内在联结的圣婚（Hierosgamos）十分向往，这种联结就如日与月的联结，这种深层的联结会促进心灵的转化，从而达到男性原型与女性原型的联结和平衡。

2. 伴侣双方的人格类型差异导致伴侣间的各种矛盾和冲突

性格类型相似的伴侣更容易彼此理解和尊重，伴侣的人格类型相对立，则需要努力认可对方的不同之处，并充分尊重其人格特质，还应积极地关注伴侣的人格优势，而不是盯着对方的缺点不放，如果能了解这些，伴侣双方就把嫌弃对方换作欣赏，伴侣双方因为互相懂得而感到满足，从而能够极大地缓解双方的冲突。荣格说，分析心理学家经常需要处理大量的婚姻问题，尤其是那些因为人格差异太大而完全无法相互理解的夫妻所遇到的问题。

3. 伴侣双方的人格阴影导致伴侣间的矛盾与冲突

每个人都有自己的人格阴影区，婚姻有瑕疵，伴侣有缺点，瑕疵和缺点正是对方的人格阴影部分，如果伴侣双方对自己的人格阴影没有深入的了解，处于阴影区并激活了彼此的心灵阴影，彼此会对伴侣因人格阴影失控而表现出的行为信以为真，就常常有受伤害的感觉，引发对伴侣的愤怒，也会激活自己的人格阴影，会不停地指责对方，对两个人的关系产生致命的影响，这种指责其实是二人的人格阴影区在斗争，而不是伴侣之间的斗争。如果伴侣能正视自己的阴影，用求同存异的心态看待问题、矛盾和冲突，双方互相补充，共同成长，拓宽自己人格的空间，伴侣关系就会得到改善。

四、家庭疗法

荣格1909年对24个家庭中的所有成员实施了非常有创意的字词联想运用研究。研究结果显示，家庭成员反应模式的差异并不是随机的，而是具有一定的规律性和可预测性；儿童的反应与其母亲的联想更为相似，而非父亲的；母亲的联想与女儿的联想更为相似，而非儿子的。不同家庭成员对相似词的简单重复被荣格理解成每一个家庭内部既定的习惯或文化所致，这可能是学习的结果，是同一家庭的某些成员拥有相同的思维方式。这项研究表明，家庭内部有某些形式的组织结构，这些结构是共同分享的，这些集体的无意识结构是内在固有并潜在地影响着家庭成员架构自己的感知、知识、关系和一般心理现实的方式。在这个研究的基础上，荣格承认家庭背景对儿童命运的决定性影响。这些发现意义重大，因为通过发现家庭中夫妇之间逻辑-语言的架构模式，荣格实际上找到家庭中心灵内部的相互连接以及家庭中各式各样的小组织和小系统。这个研究显示出荣格几乎是偶然发现"共同的无意识结构"现象的，后来他将之命名为"集体潜意识"。虽然荣格没有继续这项研究，也没有再对家庭做实验（包括临床上和理论上），但通过识别出家庭中共同的无意识结构，荣格也可以被视为现代家庭治疗的先驱之一。

五、集体疗法

荣格对集体治疗的效果存怀疑态度，荣格学派的治疗师很少采用集体治疗的方式。荣格认为，自我与种种原型、人格整合完善为一个整体的自性化过程注定无法通过集体的统一性来实现。彻底融入集体意味着人格面具的全面胜利，内在生命的天平便会抛弃自我的一方，获得的仅仅是肤浅的归属感与安全感，代价却是独特性的丧失。荣格并没有完全摒弃集体，他说，自性化并不与世隔绝，而是聚世界于己身。虽然自性化包含着与社会规范的某种对立，自性化本身会受到集体的干扰，但超越自身与集体，在更高层次上达成一致也是自性化的目标之一。自性化发展中的理想状态是一种自我与社会、内与外的协调。

荣格说，集体无意识的内容不从属于任何专断性意图，不受意志的控制，但集体潜意识却可以控制人和人群，把人们领进"黑暗区域"，把人们变得丧失自我意识。在现代社会，集体潜意识被理性、法律等压制得更深，爆发也会更强烈。荣格在伦敦演讲的第二讲里说，通常，当集体潜意识在巨大的社会群体中汇聚起来，其结果就是一种公众狂热，一种精神流行病，这可能导致革命，或者战争，或者诸如此类的事情；这些活动具有极度强烈的传染性——几乎是无法克服的传染性——因为当集体潜意识被激活，每个人就不再是自己了，每个人不仅身处潮流之中，而且是潮流本身。

荣格在集体潜意识理论的基础上，从心理学层面对群体行为进行分析。他指出，当众人聚集在一起分享某种情感时，从团体中生发出来的整体心理低于个体心理的层面。如果是一个很大的团体，集体心理就会更像动物的心理，在集体无意识之中没有自我，在那里，"我"与世界合为一体，自我迷失；一旦无意识触及我们，我们就是无意识——我们变得浑然不知自我；这是一种由来已久的危险，原始人本能地知道和恐惧它。"不知自我"是因为这个无意识是集体无意识。荣格指出，这是神话和传说中许多恐怖景象的心理背景——地狱、妖魔不在人心之外。

涉及团体过程分析时，荣格心理分析强调团体的容器、团体内聚力、团体的气氛等治愈性因素，荣格对情结、原型、无意识、象征、投射、积极想象、转化、自性化等的理解也可以成为团体过程的重要因素。

第四章

阿德勒的理论和技术

阿尔弗雷德·阿德勒的个体心理学流派是弗洛伊德的精神分析理论的延伸和发展，并在心理学领域独树一帜。阿德勒认为，要充分了解一个人，就必须考虑其内部因素和外部因素。他将他的心理学理论命名为个体心理学，个体的含义是独特、不可拆解，源自拉丁文 individuum。在当今社会，阿德勒的思想被更多的人重新发现和重视。本章介绍阿德勒生平、阿德勒人格理论、阿德勒治疗理论以及阿德勒理论在性别问题、跨文化问题、儿童教育、家庭教育等方面的应用。

第一节　阿德勒理论的发展与影响

一、阿德勒生平

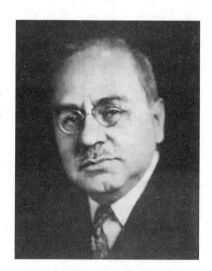

图 4-1　阿德勒

　　阿尔弗雷德·阿德勒（见图 4-1）是奥地利精神病学家，人本主义心理学先驱，个体心理学的创始人。1870 年 2 月 7 日，阿德勒出生于维也纳郊区一个富裕的犹太中产阶级家庭，他天生患有佝偻病，目睹弟弟在身边夭亡，他本人还有两次被车撞的经历，这些早年屡次遭遇死亡气息的经历，使他的内心始终笼罩着对死亡的恐惧和对自己孱弱无力的愤怒，他因此立志要当医生。他在家中六兄妹中排行老二，他有个优秀的哥哥，他感觉自己永远是哥哥的配角，为此自卑难过。万幸的是，父母非常疼爱、支持和鼓励他，加上自己的努力，他顺利完成了小学、中学的学业。17 岁时，阿德勒从中学毕业，他如愿进入维也纳医学院。28 岁时，他开设了一家私人诊所，成了一名怀抱理想、工作勤奋的优秀医生。

　　1910 年，阿德勒担任国际精神分析学会主席，同时兼任《精神分析杂志》主编。1911 年，因强调社会因素的作用，阿德勒公开反对弗洛伊德的泛性论，两人关系破裂，阿德勒创立了个体心理学会。1914 年，阿德勒创办《国际个体心理学杂志》，担任杂志主编。1920 年后，他任教于维也纳教育学院，并在学校系统中组织儿童指导等临床活动，成立儿童指导中心。1927—1937 年，阿德勒出版了《理解人性》《生活的科学》《儿童教育》《生活的意义》《社会兴趣》等著作，他 1937 年赴苏格兰亚伯丁做讲演，在途中病逝。

二、阿德勒理论的发展

阿德勒的个体心理学大致经历了三个发展阶段。

第一阶段为 20 世纪初。那时阿德勒是一位帮助病人解除身体疾患困扰的全科医生，他创立了一套基于器官自卑的心理学理论。他认为器官缺陷本身并不决定行为，但有些人会将缺陷转化为补偿性成就，而另一些人会将其转化为机能的虚弱和衰竭。他认为这些个体的差异反映了一种创造性的过程和选择的自由。1907 年，阿德勒出版了《器官缺陷及其心理补偿的研究》一书。

在第二阶段，他强调人首先要克服器官自卑，然后要克服自卑的感受。他认为，一个根本且普遍的人类动机是"权力意志"，这是克服自卑感的主要手段。人们对于更普遍的优越性的争取，不是为了追求权力，而是为了克服个人不足的感觉。

第三阶段是从 20 世纪 20 年代晚期到 1937 年阿德勒去世。第一次世界大战引发了他对于人性的思考，他将重心放到对社会问题的关注上，强调个体争取平等和合作的横向的社会过程。他认为，每个人都有归属于人类共同体并感觉到有一个自己的位置的基本需求。在这个阶段，他对人类社会认同感的专注超越了对个人的关注。

三、阿德勒理论的影响

阿德勒的个体心理学思想具有很强的开放性和广泛性，在心理学界、临床治疗界和教育界都产生了广泛而深远的影响。

阿德勒的理论开辟了心理学的新天地。他认为人是由统一目标所指引，克服自卑，追求优越，有意识主动地面向并积极参与现实与社会，有着无限社会兴趣潜能的人。他在其心理学体系中强调并引入被当时主流心理学极力回避的"意义""价值""责任""自由选择"与"生活理想"等概念，他很自然地走上了一条沿着社会科学和人文科学方向发展的心理学道路，成为人文主义心理学的先驱。

阿德勒的理论为当代许多心理治疗模式奠定了基础，开创了心理治疗理论和方法的先河。理性-情绪行为疗法、认知疗法或认知-行为疗法、建构主义疗法、叙事疗法、家庭治疗等都受到了阿德勒理论的影响。

阿德勒强调教育的重要性，终生都关注教育问题，开创了教育的新理念，他的观点对教育、家庭教育、学校教育至今都有影响。他提出，教育的首要目标是培养儿童的合作能力，发展儿童的社会兴趣，训练他们积极主动地参与社会生活，成为社会的合格成员。他重视家庭教育，认为父母只有从早期就开始训练儿童，才能使他们形成对职业、友谊和爱情的正确态度，形成自信、乐观、勇于探索等良好的个性特征以及善于与人合作的能力。他也重视学校教育，认为学校是每个儿童体验精神发展历程的场所，是家庭的延伸，教师和家长应该全力设法增强儿童的勇气和信心。

此外，阿德勒的个体心理学在社会政策、犯罪、宗教、战争、贫困、社会工作、性别平等、文学批评、心理传记学和心理历史学等领域也具有较为广泛的影响。

第二节　阿德勒的理论和治疗

一、人格理论

（一）人格的整体论、目的论

阿德勒强调个体是一个与社会和他人不可分割的有机整体，是一个有自己独特目的、寻求人生意义、追求未来理想的和谐整体，人格只有从整体的和系统的角度才能够被理解。

阿德勒用目的论代替了决定论，认为人类生活在一个充满意义的世界里，人们能体验并创造客观环境对我们生活的意义。人的行为受目的推动，追求生活意义、追求安全感、克服自卑感、追求优越感等这些为自己设定的目标是人行为的推动力。

（二）人格动力理论

1. 自卑感与补偿

阿德勒认为，人有一种深藏于基因中的自卑感，自卑感是人的行为的原始决定力量。婴儿初到这个世界时，是极为软弱无能的，需要依赖比他强大的成人才能存活，这是自卑感的最初来源。生活在社会群体中的人，总会和其他人比较，这是自卑感的另一个来源。没有人能够长期忍受自卑感，人一定会采取行动来消除自卑感，对自卑感采取的行动也叫自卑补偿，对自卑感的补偿是支配个体行为的动力。

2. 追求优越

阿德勒认为，人有追求优越的基本动力，力图做一个没有缺陷的、完善的人，个体行为受这种向上意志和追求高人一等的优越感支配，引导着人和种族永远不断进步。

3. 生活风格

阿德勒认为，人克服自卑、追求优越总要通过各种行为方式即生活风格来实现。生活风格决定我们对生活的态度，形成我们的行为模式。人的生活风格在人约四五岁时已在家庭环境中形成。

自卑感和对自卑感的补偿感，是生活风格形成的途径之一。例如，身体瘦弱的儿童会有强烈的愿望去增强体质，从事跑步、举重、游泳等锻炼身体的活动，这样的愿望和行为便成为他生活风格的一部分。

模仿也是生活风格形成的主要途径之一。儿童往往把自己所处环境中最强有力、有影响力和感染力的人作为自己的模仿对象，如父母、老师和好友等。

生活风格的形成和发展还取决于儿童与社会环境的交互作用。儿童遇到的最初的社会环境是家庭，儿童在家庭中与父母接触，形成了亲子关系，这是儿童将来人际关系发展的基础，如果父母采取一种积极、合作的态度，儿童就倾向于形成社会兴趣。否则儿童就容易将他人排斥在自己的生活之外，形成较低的社会兴趣。儿童在家庭的出生顺序、家庭气氛也影响儿童生活风格的形成。

4. 创造性自我

阿德勒认为，人是有自主意识的个体，人可以选择自己的生活道路，决定自己的命运，这就是创造性自我。生活风格对人格的影响是潜意识的或被动的，而创造性自我则是按照自己的创造性构建起来的独特的生活风格，是主动的、有意识的行为。

5. 社会兴趣

社会兴趣是人类和谐生活、友好相处、渴望建立美好社会的天生需求，人是社会性生物，天生具有社会兴趣的潜能。从事一定的职业、参与社会活动、爱情和婚姻是社会兴趣的主要内容。阿德勒认为，有无社会兴趣是衡量个体心理是否健康的主要标准，社会兴趣的水平决定一个人生活意义的大小和对社会贡献的程度。社会兴趣可经由教导与学习而获得，对儿童的溺爱和漠视会阻碍儿童社会兴趣的发展。

6. 出生顺序与手足关系

阿德勒强调家庭内成员的关系，特别重视出生顺序与手足关系。虽然家庭相同的环境对家庭成员有相同的影响，但每个人的心理状态和人格特点因出生顺序而有不同。

二、阿德勒关于心理障碍的观点

阿德勒认为，心理障碍、心理问题、精神疾病是沮丧的一种反应，而非疾病。当个体不能有效地应对低人一等的感觉时，他就会变得沮丧，在他努力应对生活中的困难时，容易形成扭曲的观念、情绪和行为。

（一）被自卑情结和优越情结笼罩的人

自卑感是一种推动人发展和改变的动力，但个体如果被自卑感压垮而形成自卑情结，就会产生无助感、低人一等的感觉，自卑情结使人自暴自弃，变得抑郁、悲观、消沉，导致神经症和精神疾病的发生。

追求优越是一种推动人发展和改变的动力，过度追求优越容易形成优越情结，有优越情结的人只追求自己的优越，而忽视其他人和社会的需要，表现为专横跋扈、爱慕虚荣、言过其实、骄傲自大、自以为是等，导致出现心理障碍。

（二）形成错误的生活风格的人

生活风格是人在克服自卑、追求优越、解决生活环境问题的过程中形成的独特方式。生活风格健康的个体发展出良好的社会兴趣，形成健康的人格，没有形成社会兴趣的个体则是病态的。阿德勒说，在所有人类的过失中，在神经症和心理变态中，在犯罪、自杀、酗酒、吸毒中，我们都可以看到社会兴趣的极大丧失。

阿德勒描述了以下四种主要的生活风格。

1. 支配-统治型

这一类型的人倾向于支配和统治别人，缺乏社会意识、社会兴趣，很少顾及别人的利益，他们需要控制别人来令自己感到强大和有意义。他们追求优越的倾向特别强烈，不惜利用或伤害别人以达到自己的目的，这样的人容易发展成虐待者、违法者和药物滥用者。

2. 索取型

这一类型的人相对被动，很少努力独立去完成自己的生活任务。如果父母对孩子采取纵容态度，尽量满足孩子的一切要求，避免孩子受"挫折"，在这样的环境下成长的孩子，很少需要自己努力做事，也很少意识到自己有多大的能力，他们对自己缺乏信心，希望周围的人能随时满足他们的要求。

3. 回避型

这一类型的人缺乏必要的信心，不想面对生活中的问题，试图通过回避困难从而避免任何可能的失败。他们常常是自我关注的、幻想的，他们在自我幻想的世界里感受到优越。

4. 社会利益型

这一类型的人能积极面对生活，与别人合作，能为他人和社会服务贡献自己的力量。他们常常成长于家庭成员彼此理解、尊重、帮助、支持的良好家庭。

在上述四种生活风格中，前三种是适应不良或错误的，只有第四种才是适当的。阿德勒指出了以下三个导致不良生活风格形成的因素。

第一是生理自卑。它可能激起积极的补偿（努力）或过度补偿，但也可能导致不健康的自卑情绪，人会被自卑感压倒，一事无成。

第二是溺爱或姑息。父母过分宠爱儿童，过多满足儿童的需要，这种儿童是家庭的中心，长大后可能变得自私自利，缺乏社会兴趣。

第三是忽视。父母和成人无视儿童的愿望，对儿童缺乏必要的关注，使儿童感到自己毫无价值，也激起了儿童的愤怒，并使他们以怀疑的眼光看待人世。

（三）没有勇气解决生活问题的人

人不仅仅是遗传和环境的被动接受者，创造性自我是人格的自由成分，人能够自由决定自己的生活方式，主动把遗传和环境的影响结合起来，使它们变成自己人格的一部分。个体在任何时候都具有重新做出自己的选择的能力，缺乏这种能力的个体是被动的，没有勇气解决生活问题，从某种程度上说这是心理问题的一种表现。

三、阿德勒关于治疗理论的基本观点

（一）心理治疗的目的

阿德勒学派的心理治疗本质上是鼓励和再教育的过程，通过提供讯息、教育、指导与鼓励，使当事人重建自信，并采取与社会兴趣一致的行动，愉快地生活在社会之中。

阿德勒学派的心理治疗的目的是让来访者对自己的生活风格有全面透彻的了解，提高个体的自我察觉能力；注重引导个体在正确理解生活意义的基础上，修正其对人生的基本假设、人生目标及基本观念，进行积极的心理补偿；学会合作之道，培养健康的社会兴趣，获得生活的勇气，从而不断超越自我，实现自身和社会的和谐发展。

阿德勒学派的心理治疗重视来访者认知层面的改变。来访者如果认知（信念与目标）错误，则会在情绪上受挫，行为表现也会失常。阿德勒学派的治疗师会教育来访者以全新的方式来看待自己、别人、生活。治疗师通过提供崭新的认知地图，协助来访者改变对周遭情形的知觉。

（二）治疗师的功能与角色

治疗师的主要功能是对来访者做全面性评估，拟定治疗目标和确定治疗方案，帮助和敦促来访者改变。治疗师借助问卷、访谈等方式，全面收集来访者的资料，也包括来访者的双亲、手足、其他家人的各种相关资料，经由汇总与解释后，可以获知其幼年期的信息。治疗师也会使用早期回忆作为诊断工具。一方面，来访者回忆幼年时期的单项事件，这些回忆简略地说明了来访者对自己、对别人，以及对未来的看法；另一方面，治疗师把这些事件和目前的信念、价值观、态度以及偏见进行对照，经过整理与解析，进而获得对来访者基本人格的初步概念，就可以指出来访者人生中有哪些主要问题，做出对来访者的诊断，并将其作为治疗的起点。在社会兴趣的架构下，治疗师检视来访者的信念，并找出他对生活的错误看法。在此基础上，治疗师与来访者一起拟定治疗目标和治疗方案。

治疗师的角色是敦促和促进来访者改变的促进者。在具体治疗过程中，阿德勒学派的治疗师要帮助来访者分析身上的各种错误、扭曲或者夸张的目标，还帮助访者分析其为达到目标而采取的行为中，哪些是有效的，哪些是无效的，敦促其改变。

治疗师的另一角色是社会活动者。治疗师要替代教师和父母履行学校和家庭对于个体宣传、教育、预防和改造的功能。阿德勒学派的治疗非常重视在治疗师和来访者之间形成积极的关系，并且在帮助来访者改变的过程中，治疗师要履行模范和榜样的功能。

（三）治疗关系

阿德勒学派重视治疗关系的质量，认为治疗关系是改变历程的起点，治疗关系会影响治疗结果。良好的治疗关系是治疗师与来访者在平等合作、互信、尊重基础上，朝彼此同意的目标迈进。在治疗的开始阶段，治疗师要促使来访者思考和确定计划，详细阐明他们的期望与目标，澄清阻挠目标实现的因素，阐明来访者与治疗师各自应负的责任，注重治疗师善意的示范与沟通。治疗师要鼓励来访者在生活的各个方面做出整体性的改变，而不仅仅是行为上的改变。来访者不应被视为被动的接受者，而是应主动地投入到治疗关系中，并从合作关系中学会对自己的行为负责。所有的治疗效果都依赖于治疗师和来访者之间的合作。

（四）心理治疗过程和治疗方法

1. 心理治疗过程的四个阶段

（1）第一阶段：确立治疗关系

在治疗的开始阶段，治疗师在对来访者给予深层次关心、和来访者建立友谊的基础之上，通过倾听、回应、真诚表露、希望、关心技术，寻求和来访者之间建立合作的、人与人之间的接触关系；这种关系建立在关注来访者、帮助来访者意识到自己的资源和力量的基础上，而不是一开始就关注来访者的问题和处理来访者的缺点与弱点，治疗师要坚信来访者有能力理解自己行为的目的并且有改变的能力。

在建立关系的同时，治疗师开始寻找来访者的症状、问题行为产生的原因，并且关注来访者的主观体验，认识和澄清目标，只有当心理治疗师和来访者之间达成一致的目标时，治疗才能顺利进行。

在这个阶段，治疗师可以通过这样一些提问来了解情况，促进与来访者的关系：为什么你这个时候来找我？你以前如何处理你的问题？如果没有这些困扰，你的生活会如何不同？（或如果摆脱这困扰，你会做些什么？）你期望我们之间的合作是什么样的？

（2）第二阶段：对来访者进行评估

治疗师将焦点放在探索来访者的社会和文化背景上，帮助来访者了解自己的生活风格，了解自己的生活风格对自己生活各方面的影响。这个评估过程一般以两种方式进行：主观访谈和客观访谈。

在主观访谈中，治疗师帮助来访者识别自己的生活风格，让来访者尽可能详细地讲述自己的故事和经历，讲述自己生活中的各种事件，系统地了解来访者的家庭成员，了解他们彼此间的关系，了解来访者在家庭中的心理地位、出生顺序，以及跟家人间的互动情形。治疗师可以提问：谁是家中最被喜欢的小孩？你的父母与子女的关系如何？他们以何种方式表达？哪个孩子最像父亲、母亲？

治疗师收集来访者的幼年回忆。其中，来访者能清晰回想起的过去事件，以及这些事件所伴随的感觉与想法，或许能突显出他对生活的基本信念和对生活的错误看法。阿德勒学派认为，人们只会记住与目前观点一致的过去事件，所以这些幼年经验对于了解其生活方式是最重要的线索。对于这些幼年回忆的资料，治疗师会考虑以下问题：他是旁观者还是参与者？这些回忆中最频繁或最突出的主题是什么？当事人典型的反应是什么？他是独自一人或跟别人在一起？他在回忆中表达的感受是什么？

治疗师了解与探索来访者的爱情、工作、友谊及邻居关系，鼓励来访者多谈这些方面的话题，谈自己在这些方面的想法和想要加以改善或改变的地方。治疗师询问来访者的问题包括：你对自己与其他人的关系满意吗？你有隶属与被接纳的感觉吗？你的工作顺利吗？你对于异性有特别的想法吗？你平常对自己感到满意吗？你接纳自己的程度有多高？此外，治疗师还可以询问一些较宽泛的问题，例如，什么使你的生活变得有意义？你的目标是什么？这些目标的达成率如何？

在这个阶段，治疗师也注重对梦境资料的收集和分析，将重点放在来访者童年时期的梦及重复出现的梦上。梦是有目的而独特的，梦中内容并无固定的象征意义，治疗师只有了解来访者后，才能解析他的梦；梦投射了来访者的想法与心情，可用来探索来访者的内心动力；梦把问题呈现到表面上，成为待处理的素材，梦是未来行为的序幕。

在主观评估访谈中，治疗师要采用共情式倾听和回应，将来访者看作生活的专家，并让来访者深切地感觉到自己被治疗师倾听并理解了。

在主观访谈的最后，治疗师可以提问：还有什么你认为我应该知道，以便于我理解你和你所关心的事情？如果没有这样的症状和问题，你的生活将会有什么不同呢？你会有什么不同的表现呢？通过这些问题，治疗师也可以进行鉴别性的诊断。

在客观访谈中，治疗师需要探索以下几个方面的信息：① 来访者生活中的问题是如何开始的；② 是否存在诱发事件；③ 来访者的病史，在当前和过去是否接受着或接受过药物治疗；④ 来访者的人际关系史；⑤ 来访者为何选择在此时治疗；⑥ 来访者对生活任务的应对方式；⑦ 来访者的生活方式。

（3）第三阶段：鼓励来访者自我洞察

治疗师对第二阶段的评估结果进行解释，促使来访者对自己生活的每个方面拥有认识与领悟。通过这个过程，来访者明白了自己各种行为的动机，而这些动机正是导致来访者现在遇到的问题的原因，来访者也最终能够改变这种现状。

（4）第四阶段：帮助来访者重新定向和再教育

在这个阶段，治疗师帮助来访者重新定向和再教育，将洞察到的信息应用于实践。在这个阶段，治疗师帮助来访者发现更多的、新的、有效的选择，鼓励他们做出决定、去行动、去解决问题，这都有助于来访者的改变。治疗师和来访者一起考虑各种选择及其后果，最好的选择和新的可能性是由来访者自己提出的，来访者要克服灰心，克服自我贬低、孤立和退缩，治疗师必须为来访者提供有力的支持、鼓励，促使他们能够与他人和生活相联系，并且在生活中找到自己的位置，有勇气和力量去冒险和改变现在的生活。来访者如果重新定向，朝向生活中的有用方向，生活的改变就会发生。

2. 常用的治疗方法

（1）鼓励

鼓励是阿德勒疗法中最突出的技术手段。鼓励就是帮助来访者获得勇气。由于来访者经常意识不到自己的力量、优秀品质或内部资源，治疗师的任务就是通过多种认知、行为和实验技术，帮助来访者认识和挑战自我贬低的认知，充分利用自己拥有的资源，产生新选择。当来访者发现了自己的力量，感受到归属感，感到有希望，发现自己还是有很多新的选择和可能性时，他们就获得了勇气。

（2）欲擒故纵法

欲擒故纵法，也称反建议法，是指治疗师使用一些表面看来似乎自相矛盾，有时候甚至显得荒谬的治疗技术，让来访者夸张其不良的想法与行为，使问题的症状突显出来。其本质是鼓励当事人接纳他所抗拒的，其中包含同理心、鼓励与幽默，有提高来访者社会兴趣的效果。在运用此治疗方法时，治疗师应建议来访者在一段特定的时间内夸张其行为形态，当来访者能戏剧性地察觉自己在某些情境中的行为，则能思考如何改变其目前的行为方式。

（3）角色扮演

治疗师可以制造角色扮演的情境，使来访者去想象并表现出他们想要的样子。当来访者说"如果我能够……就好了"时，治疗师就可以鼓励他们每星期至少做一次角色扮演。如果来访者说他对于拒绝别人有困难，并说非常希望能够在说拒绝的时候没有紧张感，治疗师可以这么说："从今天的治疗结束后，你就可以有意识地开始表现出自己是个特别果断拒绝他人的人，哪怕自己特别害怕，也要假装自己十分果断，建议你以这种方式去接近你最难拒绝的三位朋友。"治疗师借助这样的任务，促使来访者鼓起勇气去做他们在心中想做的事情。由于治疗师以正面的方式来改变来访者的预期，因此来访者很可能会成功地执行任务。如果来访者汇报说他还是没有拒绝那三位朋友的要求，治疗师就可以与他讨论，还原当时的每一个细节，与他讨论问题之所在，以便他下次做出改变。

（4）触钮法

治疗师要求来访者去交替想象愉快与不愉快的经验，然后去注意这些经验中的感受，送给来访者两个"按钮"（消沉按钮及快乐按钮），鼓励来访者在面对事件时，可以自由选择按哪一个按钮，以决定自己要何种感觉。应用此法时，阿德勒学派的治疗师会协助来访者认清他已经选择了消沉、退缩等消极的感受，而这正是他的消极想法导致的结果。应用这种治疗方法的目的在于教导来访者通过改变想法去改变感受。

（5）设定任务与承诺

在采取具体步骤以解决问题时，治疗师帮助来访者设定任务，并要求来访者承诺完成。在来访者完成了一些特定任务并有了信心之后，治疗师可以再拟定新的行动计划。这些任务必须实际、可完成。如果来访者未能成功完成这些任务，治疗师需要和来访者一起讨论并修改行动计划。如果来访者都能完成这些任务，他们就能够承诺去完成一些长期性的目标。

（6）忠告

当治疗师认为来访者已经能够接受治疗结果时，治疗师会为来访者提供一些忠告。

（7）家庭作业

来访者常会被要求记录在各种特定情境下的行为及当时的想法与感觉。例如，有个人很怕当众发言，此时治疗师可指派家庭作业，让他把感到害怕的情境，连同当时的想法与行为记录下来；鼓励他在实际生活中去练习当众发言，以挑战他内心认为别人会挑剔自己的想法。

（8）幽默

治疗师在治疗中使用幽默，可以使来访者跟着治疗师学习较轻松的态度，以愉悦的方式看清自己的问题。

四、短程治疗

（一）阿德勒是短程治疗的首倡者

为了减少来访者的依赖性，阿德勒主张缩短疗程。他告诫治疗师，不要在病因和病理上纠缠不休，应该把重点放在开发来访者的潜能上。阿德勒认为，自己可以在8～10周内改善来访者的病情。因为他每周与病人会面两次，一个疗程通常会有少于20次会面，会面次数对于大多数短程治疗来说是相当少的，这也仍然是许多阿德勒主义者采用的典型疗程。治疗师将焦点集中于限制时间而不是限制目标，在可能的时间内，以尽可能快的速度完成治疗任务并结束治疗。

（二）阿德勒短程治疗强调治疗联盟的建立与维护

来访者与治疗师间的关系被形容为协同的、合作的、平等的、相互的、乐观的、尊重的以及分享的。为了发展这种关系，治疗师集中于发展一个牢固的治疗联盟，信任来访者，当治疗师关注来访者，共情地理解来访者，并在社会兴趣方面起示范作用时，治疗师与来访者的关系通常可以得到发展。阿德勒说，他将所有的努力都放在提高来访者的社会兴趣上；他知道来访者的真正问题在于缺乏社会兴趣，他也让来访者明白了这一点，一旦来访者能与他人建立平等合作的关系，他的心理问题便解决了。

（三）来访者不是病人

阿德勒认为，来访者是因为意志消沉或者灰心丧气才寻求治疗，所以在治疗中，治疗师不太注重探讨事件发生的原因，也不致力于催化来访者情绪的宣泄，以免来访者深陷困境或扩大悲伤的胶着痛苦感。阿德勒学派重视生命的正向积极面，强调积极肯定鼓励来访者，着重探索来访者内外的资源，协助来访者提取过去成功经验中的要素与信心，学习以建设性的新眼光来重新诠释生活中的困境、失落或创伤，建立具体可行的正向目标，配合立即可以采取的行动，开启来访者心理的动力，重新创造生命新的成功经验，走出生命的低谷。

（四）阿德勒短程治疗师聚焦来访者的问题行为

治疗师引导来访者将注意力聚焦于问题行为，促使他们开始尝试新的行为，这些新的行为可以帮助来访者增加问题解决的可能性。治疗师鼓励来访者发现和发展那些忽视了的潜在优点、才智和优势。阿德勒认为，人是可以自由选择并且可以对自己的行为完全负责，通过治疗，治疗师能聚焦来访者自身的能力、资源和优势，可以快速引发来访者行为的改变。

（五）阿德勒学派的治疗师关注来访者的想法

如果个体能够聚焦和改变自己的想法，个体就能够改变自己的感受和行为。来访者的问题与他们在很小的时候形成的错误观念有关，阿德勒将这些错误观念称为"个人逻辑"。探索个人逻辑，改正错误的假设和结论，是心理治疗的一项重要任务。

五、伴侣咨询

（一）伴侣咨询的特点

阿德勒学派的伴侣咨询具有教育的性质，生活风格评估和行动定位技术是伴侣咨询的特点。

阿德勒学派的伴侣咨询评估和分析伴侣的生活风格，评估伴侣关系中的正确方面以及需要改善的方面，了解双方的生活信念和行为，收集婚姻的早期回忆和双方各自的生活任务方面的情况，包括职业、社会联系、亲密关系、同胞关系、精神信仰、自我照顾和自我价值。有时候，治疗师会将夫妻俩看成一对，有时候又将他们看成单独的个体。治疗师主要考虑的是伴侣二人各自的生活风格以及两种生活风格的互动，而不是找出双方中的哪一方犯了错误。治疗师帮助他们决定是否还要继续保持这样的关系，如果想保持的话，他们都希望做出哪些改变。然后治疗师帮助他们更加有效地达到目标。

心理咨询和治疗中的所有技术都可以用于伴侣咨询。阿德勒特别推崇的技术是，伴侣一起学习一些专门的技术，从而促进交流和合作。此外，经常运用的一些技术还有倾听、重述、反馈、举行婚姻会议、期望列举、家庭作业和制定问题解决方案。

（二）解决伴侣冲突需要遵循的一些原则

这些原则包括：双方相互尊重，在相互交流中看到双方共同的方面；精确描述彼此的问题，找出问题所在；经过沟通协商，伴侣之间达成新的一致；鼓励伴侣双方对于新的关系模式进行探索，伴侣双方都参与分析、讨论、决策并承担责任。

治疗师可以让伴侣双方面对面地讨论共同关心的问题，同时治疗师旁听他们的交流方式，并观察他们的非言语交流策略。当伴侣双方目的不同时，阻抗就形成了，治疗师必须重新设置目标以便双方达成共识。治疗师还可以使用一种期望契约的方式，使原先含蓄的期待变得不容置疑和清晰，双方随后更加清楚他们对对方的期待是什么，帮助伴侣达成共同的目标。

（三）建立婚姻教育中心

阿德勒学派关注教育和预防，在美国陆续建立了很多婚姻教育中心，它们有三个主要的目的：教育大众关于心理卫生的基本原则，使他们的生活更有效率；为陷入困境的伴侣提供帮助；训练婚姻教育方面的专业人员。在婚姻教育中心，治疗师安排志愿者伴侣在观众面前会谈，这样不仅可以对志愿者伴侣进行鼓励和指导，也能为观众发挥示范作用。观众在观看治疗师对志愿者伴侣的提问并反馈信息的过程中，可以发现自己的问题在其他夫妻中也存在，从而减少孤独感。

六、团体治疗

（一）阿德勒团体治疗的简介

阿德勒认为，人是具有社会性的，人们的诸多问题都是人际交往方面的问题，团体能够提供一种社会情境，在这个情境中，团体成员能够发展出一种归属感和交流感，团体治疗是提供矫正性人际互动体验的理想场所。1921 年，阿德勒和他的合作者就曾在维也纳开设的儿童指导中心应用了团体治疗技术。阿德勒小组是社会工作和临床心理学常用的治疗模式。

团体领导者秉持积极的人性观，认为来访者具有自我发展和自我完善的潜能，受未来预期目标所驱动。团体领导者为组员提供一种温暖、平等的集体氛围，带领组员探索个体动力，鼓励组员了解自我，协助组员做出新的决定。这一系列的过程既能揭示矛盾冲突和功能失调的原因，也能根据来访者不同的背景与生活方式发挥矫正性作用。

（二）阿德勒学派的儿童团体辅导工作

阿德勒是第一位利用团体方式从事儿童团体辅导工作的学者。他认为，人天生有一种社会兴趣（主动关心周遭的人、事、物的潜在倾向），社会兴趣影响儿童人格的发展，儿童发展中任何适应上的问题，都与儿童如何在团体中寻求归属感有关。儿童团体辅导的具体操作过程与阿德勒学派治疗的过程是一致的，也有四个阶段。

在第一阶段，治疗师与儿童建立平等良好的咨询关系。治疗师可以用游戏打破僵局，与儿童就团体目标达成一致的意见，提高凝聚力、归属感。此阶段包括团体规则的说明，并要求团体成员承诺遵守这些规则。

在第二阶段，治疗师进行心理评估，了解儿童成员的心理动力。治疗师探讨儿童为自己设定的生活目标，找出在其所处的环境中要采取什么样的策略，首先，治疗师收集儿童的主观反应，如他的抱怨、感觉、困扰、问题等。然后治疗师调查其客观情境，如：他在所居住的环境中扮演什么角色？他和同伴关系如何？家庭中的交互作用怎样？治疗师可进行儿童生活调查，调查涉及儿童的家庭成员、家庭气氛、兄弟姐妹的象征、早年记忆等。

在第三阶段，治疗师进行洞察与解释。治疗师协助儿童洞察自己生活的错误目标，并予以解释。在此阶段，治疗师可以轻松地讲故事，也可以玩皮影戏，还可以通过一系列问话来观察儿童的包括微笑、露齿、低头、尴尬的笑或眨眼等在内的各种行为反应。

在第四阶段，治疗师进行重新导向。治疗师与儿童共同思考，帮助儿童了解除了自己目前表现出的令人困扰的行为外，尚有其他正向行为可以选择。在此阶段，治疗师的另一个任务是为儿童找寻"重要他人"，通过"重要他人"的鼓励与支持，使儿童认知上的领悟与一时兴起的勇气维持下去。

七、个案解析

（一）阿德勒对安妮的分析

安妮是六个孩子中的第三个，她常常抱怨自己受到了忽略，受到了压抑。安妮在学校成绩很好，但在升入高中后，情况发生了变化。她发现有一个老师不喜欢她，并且后来还在她的鉴定报告上写下了很坏的评语，于是安妮开始逃学，最终被学校开除。她原先在家里受到的那些赏识也不复存在了，她又从家里跑出来，与一个士兵恋爱。事情的结局是，她写信给家里人，说她怀孕了，并想服毒。

阿德勒分析认为，安妮在家里长期受到忽视，这种忽视导致了她的自卑感，因为这种自卑感，她在家里从不关心父母和兄弟姐妹，而是希望控制别人的关注点，她在学校达到了这一目的，因而她努力学习，争取保持这种优越感。但当她发现一位老师不欣赏自己，她就开始通过逃学来达到受关注的目的。她与士兵恋爱并怀孕，仍旧是在寻找这种受重视、受关注的感觉，她的优越目标只在于寻求重视和关注，这一目标明显地偏离了正确的方向，而这一目标的确立与安妮缺乏社会兴趣密切相关。安妮始终只对自己感兴趣，从不关心他人，从没有设身处地地感受过他人的心情和处境，最后导致她将自己隔离在社会生活之外。

（二）阿德勒对一个失眠男人的分析

一个 40 多岁的中年男人总是抱怨睡眠不足，他已婚，有孩子。他对每个人都很挑剔，总是专横跋扈，尤其是对家人。他的行为让每个人都感到痛苦。他成长在一个父母总是吵架、打架、威胁对方的家庭，他很害怕父母。他上学的时候，身上总是脏脏的，也没人悉心照顾他。有一天，老师没来，一个代课老师来上课，代课老师在这个粗野的孩子身上看到了种种可能性，就去鼓励他。这是他有生以来第一次得到这样的对待。从那时起，他开始进步了，但他总是感觉被人从后面推着。他并不真的相信自己能超越别人，所以他白天工作，晚上也工作到半夜。在这样的成长过程中，他习惯了用前半夜的时间去工作，或者晚上根本不睡觉，而是用这个时间思考他必须做的事情。造成的结果是，他越来越认为，为了达到目的，他必须整夜不睡。后来，他对优越的追求表现在他对家庭的态度和对他人的行为上。他的家人比他弱，他可以在他们面前以征服者的样子出现。他的整体性格中有一个优越目标，这也是一个有强烈自卑感的人会有的目标。我们经常在过度劳累的个体身上发现这样的目标。他们的紧张是他们对自己能够取得成功的怀疑，而他们的怀疑反过来又被一种优越情结所掩盖，优越情结其实是一种优越姿态。阿德勒对这个男人早期记忆的研究揭示了这种真实情况。

第三节　阿德勒理论的应用

一、性别问题

阿德勒关于性别问题的真知灼见远远领先于他的时代，他是现代心理学领域中率先倡导两性平等、两性合作关系的心理学家，他对他所处时代的男性支配和男尊女卑的父权制文化进行了强烈的批判，从个体心理与社会发展的视角论证了男女平等和两性合作的价值。

阿德勒认为，男性的支配地位是社会文化的产物。在父权制文化中，男性习惯于认为自己的支配位置是天生的，女性是卑劣的，并以此为性别不平等寻找借口。从人类社会历史演进的事实来看，在远古社会母系氏族阶段，出现过女性扮演重要角色的情况，当今仍然存在着一些民族是保持母系社会传统的。阿德勒认为，"女性卑劣"是父权制文化的投射，"女性卑劣"并不是一种事实，而是一种虚构，这种虚构是社会文化对女性身份的建构。"女性卑劣"偏见使得人们在两性观念上形成了一种二元对立的思维图式，而两性之间的紧张和对立状态是一种"文明的错误"，它遍及人类生活的各个方面，会阻碍个体人生任务的实现；男性与女性各有其擅长的领域，性别平等、两性合作有利于人生任务的实现，也有利于人的社会兴趣的充分发展。

二、跨文化问题

文化会影响生活于其中的每一个人，阿德勒学派强调个体对世界的主观了解，文化正是提供一个独特的构面来理解个体的主观世界。对文化这个概念有很多不同的理解和运用，美国心理学家派德森（Paul Pedersen）的解释就比较好，他认为文化提供了一种比喻，使我们更能了解在我们决定是扮演与别人竞争，还是与别人合作等社会角色时，我们为什么会做出这样的选择，你我的观点到底有哪些不同；文化也提供了一个途径，让我们更能了解与我们的文化背景不同的人。如果以广义的观念来诠释"文化"一词，文化也就包括年龄、角色、生活状态及性别差异等，甚至在一个家庭中都存在着文化差异。这也是阿德勒学派特别强调出生顺序对儿童的人格有影响的原因。

阿德勒学派关注人的社会兴趣和人在群体中的归属感，这和许多文化的价值观是契合的，治疗师的职责是协助来访者培养和提高社会兴趣，建立和种族团体一致的价值观，并在社会生活中能成为有贡献的人。不同文化背景来访者的认知、行为方式常受到其生活中文化的制约，其家族的传统对个人发展的影响也很深远。如果治疗师能了解其文化的价值观，则这些来访者将较能够接纳与配合治疗师去探索其生活方式，探索并讨论他们在家族中的地位，获得对自身问题的新领悟。

不同文化样态下，自卑的存在方式和表现形式不同，补偿方式也不同。在东方集体主义文化下，自卑补偿是可以存在他人补偿的。东方人的自我中包含了亲密他人，人们的自我知觉、评价和自尊等都会在一定程度上受到其所属群体的影响，人们可以从亲密他人的行为活动中得到替代性补偿。东方人在面对集体的成功或者他人的成功时，会产生强烈的自豪感。自卑者本人并没有实施自卑补偿的行为，而是通过集体感受到了优越感，从而缓解了自卑的情结。

在崇尚个人主义的西方文化中，人们提倡个人自我价值、自我实现，习惯将自己同外界区分开来，"自我"概念不包含任何他人，他们的自我知觉和自我评价通常不会受到其所属环境和群体的影响。西方人的自卑补偿是通过在自卑之外的其他方面努力，以赢得优越感或超过别人，实现自卑的补偿。

虽然自卑补偿方式具有文化差异，但是当补偿的实施者为自卑的个体本人时，阿德勒的自卑补偿理论具有跨文化适应性。无论在何种文化中，无论人们承认与否，人们都会因自卑而产生一定程度的焦虑或紧张，同时人们又都具有主观能动性，可以在自卑感出现时设法补偿，或在其他方面寻求优越、缓解自卑感。

由于文化不同，人们看待自己、别人、人与世界的方式不同，文化会影响其笼罩的每一个人，但如何影响以及影响程度，却受每个人对文化的知觉、评估、解释决定。阿德勒学派对文化议题保有敏感度，对文化差异一直保持欣赏和尊重的积极观点。

三、儿童教育

阿德勒认为，儿童的所有行为都从整体上反映他的生活和人格。儿童从出生开始，就时刻处于努力追求优秀、完美和优越的过程中，这种努力和追求与其潜意识中的目标是一致的，也会主宰其一生中所有的具体行为。教师、父母要从整体的性格而不能从某一个特定的行为和动作来理解儿童。

儿童教育的首要任务是培养儿童健全的人格。儿童天生有自卑感，也追求优越感。教育者的任务就是把儿童对自卑的补偿和对优越的追求引向有建设价值和有益的方向，并确保儿童的努力追求给他们带来的是精神健康和幸福。

教育的主要目的是培养儿童的社会意识、社会兴趣，加强儿童对社会价值的认同感。社会兴趣不是与生俱来的，它是一种内在的潜能，必须经过挖掘和培养。教育者要唤醒、挖掘儿童社会兴趣的潜能，教育儿童学会更好地与人合作。在此基础上，阿德勒提出了具有现代意义的教育思想：我们要教会孩子自立并为他人着想；应该教他们关于文学、科学和艺术的知识，让他们为人类文明的发展做出自己的贡献，而不只是习得工作技能而已；我们要让孩子在平等、尊重、和平的境况下共同创造人类的文明。

关于儿童的性、性别教育，阿德勒认为，应该在儿童两岁的时候告诉他们自己的性别，并告诉他们性别永远不能改变，男孩长大了会变成男人，女孩长大了会变成女人。要让孩子意识到性别差异是真实存在的，性别角色会被固定在他们的思维中，孩子就必然会正常地成长，为各自的性别角色做准备。有太多的家长把女孩当男孩来教，或把男孩当女孩来教，让孩子穿上异性的服装来拍照，这些做法会混淆孩子的性别意识。成人在讨论性别问题时，应该避免男尊女卑的言论，让儿童懂得男女平等、性别不分贵贱。

四、家庭教育

阿德勒认为，在生命前五年，影响个体终身发展的生活风格就已形成，儿童具有了对这个世界和对自己应该期待些什么的最深层和最持久的概念。儿童五岁前的生活几乎都是在家庭中度过，家庭教育特别重要。

（一）父母要注重和谐的婚姻生活、和谐的家庭氛围的构建

家庭氛围长期潜移默化、持久而深刻地影响着孩子。父母要扮演好自己的角色，处理好夫妻之间以及与其他家庭成员之间的关系，做儿童的榜样。在和谐的家庭氛围下，父母表现出合力协商有关孩子教育的每件事情，使孩子觉得父母是平等的、合作的，这样他们就会对与他人的互助、合作有良好的准备。

父母不应该在孩子面前过分强调自己的成功，抱怨生活艰难、世道险恶，这会使孩子泄气、自卑，或是产生对社会、对他人歪曲的看法，不利于儿童的信心、社会兴趣的形成和发展。

（二）家庭教育要注重培养孩子积极的社会兴趣

家庭教育的主要任务是培养孩子的合作意识和合作能力，培养他们积极的社会兴趣。合作意识和合作能力的培养是形成儿童良好社会兴趣和健康生活风格的关键因素。一方面，父母需要让儿童体会合作的重要性。对于年幼的儿童，

父母可以通过设置一些游戏情境，在游戏的过程中，培养儿童的合作意识；对于年长的儿童，父母需要着力引导他们在现实生活中与他人合作的意识，鼓励他们通过与他人合作一起解决困难。另一方面，父母应教会儿童一些必要的合作技能，这在幼年儿童的培养中尤为重要，幼年儿童由于缺乏社会经验，不大可能在具体的情境中自发地表现出合作能力，父母教会孩子一些与别人沟通、分工合作的能力显得非常必要。

（三）父母在家庭教育中的作用不容忽视

1. 母亲在家庭教育中的意义和作用

母亲是第一个和孩子建立联系的人，母亲这一角色是否成功演绎，关系到家庭甚至社会的长远发展。她是孩子通往社会生活的第一座桥梁，母亲对孩子的关注和爱是孩子人格发展的基础，母子关系是个体社会关系的萌芽和雏形，母亲这一角色对孩子性格养成、与他人合作、社会能力习得等都有着无人能替代的作用，孩子的每一种来自遗传的倾向都会经过母亲的调整、训练、教育和改造。

母亲的社会地位和家庭地位影响着母亲这一角色的发挥。婚姻是平等的合作关系，在夫妻关系中，没有绝对优势的一方。在家庭生活的所有行为中，最不需要的就是权威的存在。家庭中不应存在统治，任何可能导致不平等感的事情都应当被避免。如果母亲总是向父亲告状，这实际上是在承认母亲无法教育孩子，因此便把教育的责任推给父亲。当母亲总是向父亲汇报孩子做什么和不做什么，当她威胁孩子说"我要告诉你的父亲"时，孩子会意识到，她没有能力管束孩子，并已经放弃了管教任务。

母亲的角色和胜任是需要学习与培养的。为母之道的技巧来自兴趣与练习。阿德勒说，如果我们希望有技巧熟练的母亲，那么就应该培养孩子的母性，让她们对成为母亲产生期待，将扮演母亲这一角色视为一种创造性的行为，而不是在那一天到来时满心沮丧，感到失落。

母亲在养育上的失职表现在两个方面：一是对孩子冷漠，母子间关系疏离，未能与孩子建立天然亲密的联系；二是母亲未能将与孩子建立的联系扩展到其他人。随着孩子的长大，母亲要放手，要将与孩子建立的亲密关系扩展，引导孩子对包括父亲在内的其他人产生兴趣，将这种联系扩展到其他人和周围环境，引导孩子与他人、与周边环境建立合作关系，这是孩子走向社会、融入社会的关键。如果不能扩展这种亲密关系，后果是孩子将永远依赖母亲，母亲对孩子过于宠溺，这将限制孩子与他人、与社会建立联系的能力。母亲与孩子过度的亲密关系，典型的如有恋母情结的孩子，他们只会和自己的母亲发生联系，无法与其他人合作，母亲就是他们的中心，这类孩子将会无法适应集体，无法适应社会，无法很好地融入社会。

2. 父亲在家庭教育中的意义和作用

父亲要以身作则，证明自己对妻子、孩子和社会都是有用的栋梁；他要重视妻子在家庭中的创造性地位；他要为家庭提供足够的经济来源，并且不能认为这是一种施与，而应该认为这是家庭分工合作的结果；他有自己的交际圈子，从不离群索居。这些都是父亲教授给孩子合作之道的良好途径和方法。只有这样，父亲才能成为孩子崇拜的偶像，这为培养孩子的合作能力以及唤醒其社会兴趣提供了良好的榜样及示范模式，孩子会受益终身。能否成功扮演好父亲的角色，取决于父亲能否与妻子处于平等的位置并与妻子进行合作，也取决于父亲能否以积极的方式应付人生中的三大问题——职业、社交和婚姻。

（四）父母在家庭教育中要注意方式方法

1. 对儿童期望过高

父母在家庭教育中如果对儿童期望过高、过度鞭策，儿童基于希望获得父母赞扬的天性，会全力以赴，努力去达到父母的期望的水平，儿童会显得特别野心勃勃和对优越感过度渴望，容易引发儿童的嫉妒心，使儿童对他人表现出恶意和仇恨，严重的会表现出某种程度的犯罪特征，比如伤害或诋毁对手。如果父母的期待超过儿童正常能力的范围，会给儿童带来巨大的身心压力，引发儿童的自卑感及不安全感，有的儿童会采取自暴自弃的方式，有的儿童则用捣乱、不合作的方式来表现自己，儿童或者因为无法达到父母期待的目标而自暴自弃，或者因为要竭尽全力而精疲力竭，这些都易形成身心创伤。

2. 过度溺爱的教养方式

父母对儿童过度的溺爱，不设限制地给予儿童各种礼物、特权，包办儿童的一切事情，剥夺儿童学习自己处理问题的机会，让儿童以自我为中心，无视他人的权利，变得自私自利，具有攻击性，缺乏与人合作的能力。这种过于溺爱的教养方式并不能让儿童快乐，因为没有正当的途径让儿童应对挑战，提升能力，儿童会变得消极、被动，儿童会感觉无聊，对他人冷漠，并且因为不知道克制欲望，当欲望不能被满足的时候，儿童就格外难受和愤怒。

3. 忽视、斥责、威胁等严苛的教养方式

父母对儿童忽视、斥责和威胁，容易让儿童失去安全感和自信。父母忽视儿童，无法给儿童陪伴和关爱时，儿童会感觉自己是一个完全没有价值的人。这些儿童会让自己变得对什么都不在乎，带着一副消极冷漠的面具，拒绝和任何人建立亲密关系，在情绪激烈的时候，他们会暴跳如雷，自残甚至自杀。父母一味地斥责和威胁儿童，容易使儿童失去自信心和勇气，产生"是我不好""我做错了""我给父母带来了很大的麻烦"等负面情绪，一心想要逃避问题，做出更多的不当行为，这会夺走儿童挑战困难的活力。斥责、威胁和处罚会让儿童心生怨恨，不相信任何人，所有促使他们上进的劝告都会被解读为对他们的束缚与压制，不管成人说什么，他们都竭尽所能地反抗，同时嫉妒其他拥有幸福童年的儿童，变得难以沟通，甚至独断专行。

4. 父母要注意儿童在家庭中的位置及相应的人格特征

儿童会形成与其在家庭中的地位相一致的人格特征。在一个家庭中，一般长子性格偏于保守，相信权力，奉行规则和法律。家长需要引导长子对弟弟妹妹的出生有正确的认识，这样长子才不会产生嫉妒心理。如果家庭中有两个或多个孩子，一般幼子自出生就处于劣势地位，就会非常努力地追赶哥哥姐姐，渴望变的优秀。如果长子特别优异，就会挫伤幼子的追求卓越的心理，使幼子变得自卑内向，或者干脆背道而驰，变成坏孩子，以获取父母的关注。

5. 培养儿童合作能力的方法

父母培养儿童合作能力的方法包括：为孩子提供合作的机会，比如和孩子一同做游戏、看书，引导孩子和同伴一起玩耍等；教给孩子合作的技巧，比如怎样分工合作做游戏，怎样协商解决矛盾，怎样帮助别人或请求别人的帮助等；让孩子体会到合作的积极效果，它可以是活动成功、事情做成，也可以是增进友谊，这对孩子巩固、强化合作行为进而产生更多的合作行为是至关重要的；及时对孩子进行鼓励、引导，激发他们进一步合作的愿望。父亲和母亲要通过自己的言传身教为孩子发展合作能力提供参照的榜样。

第五章

行为治疗理论和技术

行为主义是科学心理学历史上一个非常有影响力的心理学流派，对心理学研究科学化做出了巨大的贡献，推动了心理学在客观研究的道路上前进。行为治疗是基于现代行为科学的一种非常通用的心理治疗方法，也是继精神分析之后重要的心理治疗方法之一。本章将具体介绍行为治疗的概念、基本理论和代表人物，以及行为治疗的常用技术。

第一节　行为治疗的概述

行为治疗源于行为主义理论，是 20 世纪中叶心理卫生和临床心理学领域中出现的一种重要的心理治疗方法，其目的在于帮助人们克服在人类活动的某个特定领域中出现的心理障碍或行为障碍。行为治疗作为一种治疗技术，从 20 世纪 50 年代开始，在国际上被广泛接受并快速发展。除临床心理学领域以外，行为治疗技术还广泛应用于教育、消费和体育等社会生活的各个方面，对行为的形成及矫正有着明显的效果。

一、什么是行为治疗

行为治疗（behavior therapy）是以行为主义为理论基础而发展起来的心理治疗方法，行为主义是 20 世纪初起源于美国的一个心理学流派，创始人是美国霍普金斯大学的心理学教授华生（John Broadus Watson），是继精神分析理论以后心理学史上的第二思潮。行为主义主张心理学的研究对象是人类所有的行为，去掉一切主观的名词，如感知觉、欲望、目的等，将研究的重点放在可观察到的行为上，其理论依据主要包括经典条件反射（classic conditioning）、操作性条件反射（operant conditioning）和社会学习理论（social learning theory）。行为主义心理学家们认为：人的行为（包括异常行为或生理功能）都是在过去的生活过程中通过条件反射、强化或者观察学习的方法习得的，异常行为也是通过学习而获得的，要矫正这些异常行为，可以通过条件反射、强化和观察学习的方法来达成，而且还可以通过这些方法学习新的、良好的行为。因此，行为治疗通常按照一定的治疗程序，对行为进行操纵，从而帮助来访者消除或纠正异常行为或生理功能，并建立起健康的行为或生理功能的一套技术和方法，这是心理治疗的一种重要方法。

二、行为治疗的形成与发展

在 19 世纪末 20 世纪初，机械主义、唯物主义和实证主义的时代精神影响了当时的知识界。在这种时代背景下，行为主义心理学应运而生，行为主义心理学以华生为代表，他提出：心理学要想成为科学，就必须研究直接可见的、可测量的事件。他还认为，在心理学中，已没有对意志、情感、思维过程等主观研究的地位，心理学研究只有一个目的，即预测和控制人的行为。这一观点在当时对许多心理学家而言是令人振奋的呼吁。

纵观行为治疗的发展过程，我们发现，它主要经历了三个发展阶段。在这三个发展阶段，占重要地位的理论分别为经典条件反射、操作性条件反射和认知治疗。

巴甫洛夫（Ivan Petrovich Pavlov）的经典条件反射实验研究发现，将无条件刺激物（食物）与中性刺激物（节拍器的声音）结合，可以使狗对中性刺激物也产生与对无条件刺激物相同的反应，即形成条件反射。之后，若中性刺激物多次出现，却未结合无条件刺激物进行，则狗先前形成的条件反射就会消退。巴甫洛夫由此得出行为是由条件反射形成的，也可以由条件反射消退的观点。1913 年，华生主张，即使是最复杂的行为，也是由条件作用形成的，并进行实验加以证实。这个被称为"小阿尔伯特实验"的结果表明：人的情绪反应可以由条件作用来获得。巴甫洛夫的动物实验性神经症模型和华生的儿童条件性恐怖症模型已成为行为治疗理论与实践的典范。

在 20 世纪 20 年代，桑代克（E. L. Thorndike）对动物行为学习的研究也获得了成功，得出了"尝试—错误"的观点，认为动物就是通过尝试错误与获得偶然成功习得行为的。之后，桑代克又提出效果律，认为一种行为过程的发生频率会因该行为后果的影响而改变。

20 世纪 30 年代末，斯金纳（B. F. Skinner）通过动物实验研究阐述了操作性条件反射原理，并在 50 年代将他的学说应用于人类生活中。操作性条件反射主要通过操作环境来引起行为结果，如读、写、使用工具等，如果人的某一行为得到环境的强化，行为再次出现的可能性就变大；如果环境没有强化人的行为，那么行为再次出现的可能性就会降低。强化原理成为行为矫正的理论基础，大量行为主义学家开始对其进行探索研究，研究证明，某些异常行为和症状可以通过操作性行为技术进行矫正。

同一时期，英国著名临床心理学家艾森克（Hans J. Eysenck）结合临床实践，提出了行为学习过程的新理论；著名精神病学家沃尔普（Joseph Wolpe）进一步发展了英国生理学家谢灵顿（Charles Scott Sherrington）提出的"交互抑制"原理，并据此提出系统脱敏技术，用于行为治疗。在艾森克1960年出版的《行为疗法和神经机能病》一书中，他介绍了许多应用交互抑制和经典条件反射程序的病例。这极大地推动了行为治疗的发展。

20世纪60年代，现代科学的进步促使行为治疗与现代尖端科学技术相结合，如生物反馈治疗技术。这些发展使行为治疗得到更广泛的推广和运用，从而成为心理治疗领域中一个独立的体系和卓有成效的治疗方法。

到了20世纪70年代，行为主义心理学家班杜拉（A. Bandura）提出现代社会学习理论。该理论强调学习过程中学习主体的主观能动作用，认为学习是人与社会环境相互作用的结果，行为则是示范、观察和模仿的结果。因此，个体也可以通过示范、观察和模仿消除不良和不适应的行为，或获得适应社会的行为。

渐渐地，行为治疗的应用程度大大超过了精神分析治疗，被誉为心理治疗领域的第二大势力。

三、行为治疗的基本假设

行为治疗的基本假设如下。

人的行为是习得的人的行为，不管是适应性的还是非适应性的，行为都是经过学习而获得的，并由于强化而得以巩固。

一般来说，当某一种行为的结果不再具有社会适应性时，该行为就会减弱、消退，而某些行为则不同，它们在丧失了适应性后仍不消退，这就需要借助治疗师的帮助来加以改变。

个体通过奖赏或惩罚的强化方式，可以控制行为增减或改变的方向。也就是说，个体可以通过学习消除那些习得的非适应性行为，也可通过学习获得所缺少的适应性行为。概括地说，行为治疗就是以行为学习理论为指导，按照一定的治疗程序，来消除人们的非适应性行为的一种心理治疗方法。

四、行为治疗的基本特点

（一）行为治疗的对象是个体的非适应性行为

行为治疗旨在对个体的非适应性行为进行矫正，通常把要被矫正的行为称作问题行为或靶行为。

（二）行为治疗强调环境事件的重要性

行为治疗理论认为，人类行为是由其所处环境中的各种事件所控制的，行为治疗的目的就是识别这些事件，对与非适应性行为有关联的环境事件进行评估，改变非适应性行为和环境中的控制变量之间的相互关系，从而对非适应性行为加以矫正。行为治疗在重视当前环境事件影响作用的同时，还认为过去的经验也可能提供一些和非适应性行为有关联的环境事件的有用信息，这可能有助于分析当前的某些行为以及选择合适的技术与方法。

（三）行为治疗不对行为的潜在动因进行假设

有些心理治疗方法，如精神分析疗法，着眼于假设行为的潜在动因（如俄狄浦斯情结），但行为治疗拒绝这种假设，认为这种解释及其与之试图解释的行为之间的相互关系缺乏科学性、可操作性，其真伪永远也无法得到证实。

（四）行为治疗是一种系统的、操作性很强的方法

行为治疗强调对治疗的程序和方法进行精确的描述，这样可便于治疗师正确实施这些程序和方法。除此之外，行为治疗还重视在进行治疗干预的前后对目标行为（靶行为）的评价，因而可以及时把握治疗干预的效果。

第二节　行为治疗的基本理论

行为治疗的基本理论认为，人的行为，不管是功能性的还是非功能性的、正常的或病态的，都是经由学习获得的，而且也能够通过学习更改、增加或消除。这主要来自与学习发生机制和条件相关的三大理论：经典条件反射、操作性条件反射和社会学习理论。

一、经典条件反射

经典条件反射又称为应答性条件反射（respondent conditioning），由巴甫洛夫发现。

巴甫洛夫·伊凡·彼得洛维奇（见图 5-1）是俄国著名生理学家、心理学家、医师，是高级神经活动学说的创始人和高级神经活动生理学的奠基人。他是经典条件反射理论的建构者，也是在传统心理学领域之外、对心理学发展影响最大的人物之一。1904 年，巴甫洛夫因在消化生理学方面的出色成果而荣获诺贝尔生理学或医学奖，成为世界上第一个获得诺贝尔奖的生理学家。1907 年，巴甫洛夫当选俄国科学院院士。

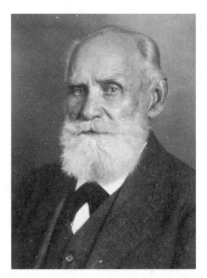

图 5-1　巴甫洛夫

在巴甫洛夫对狗的实验中，狗在食物刺激出现时流唾液，这时如果在给狗食物的同时加上节拍器的声音刺激，狗也会流唾液。把食物和节拍器的声音刺激结合几次后，撤掉食物刺激，巴甫洛夫发现狗在听到节拍器的声音单独出现时，也会流出唾液。这说明了食物（无条件刺激物）与节拍器的声音（中性刺激物）的结合能使狗对节拍器的声音产生食物刺激时的反应，这就是初级条件反射。后来的研究还发现，在初级条件反射的基础上，还可以引入新的中性刺激，形成次级条件反射。具有概念和语词能力的人类，则能以概念和语词为中性刺激，建立更为复杂的条件反射，值得注意的是，若出现多次中性刺激而未加无条件刺激的强化，则该条件反射将会消退。

与经典条件反射相关的概念主要有强化、泛化、分化、消退以及交互抑制。

强化是形成条件反射的基本条件，指在条件刺激呈现的同时给予无条件刺激。

泛化指条件反应扩展到类似原条件刺激的刺激上，在恐惧症的症状上表现得尤为显著。许多症状的维持和发展依赖泛化现象的存在。

分化指的是，在发生泛化现象之后，只对特定的条件刺激予以强化，对类似的刺激不予以强化，就能使有机体只对特定条件刺激发生反应，抑制泛化反应。分化的形成是选择性强化和消退的结果。

消退指对已经形成的条件反射不予以强化，就能使反应强度趋于减弱，甚至不再出现。

交互抑制指的是，在形成条件反射的基础上，把原来的强化物撤除，另外，也使一个不能与原来条件反应共存的反应与原来的条件刺激建立联系。如此，原来的条件反应能迅速消退。

行为主义心理学的创始人华生，则明确地将条件反射的研究纳入了心理学范畴。华生行为主义理论又被称为"刺激-反应理论"（stimulate response theory），即 S-R 理论。

约翰·华生（见图 5-2）是美国心理学家、行为主义心理学创始人。1913 年，华生在美国《心理学评论》杂志上发表了论文《一个行为主义者所认为的心理学》，阐明了他的行为主义观点，这篇论文被认为是行为主义心理学正式成立的宣言。1915 年，华生当选美国心理学会主席。1918 年，华生开始对幼儿进行研究，这是以人类婴儿为被试的最早尝试。1919 年，他的代表作《行为主义观点的心理学》一书出版，他在这本书内采用了巴甫洛夫的条件反射概念，系统地阐述了他的行为主义心理学理论体系。华生在使心理学客观化方面发挥了巨大的作用，对美国心理学产生了重大影响。

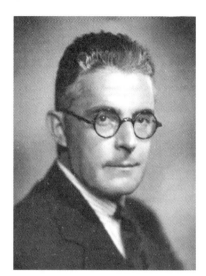

图 5-2　华生

华生认为，行为是有机体应对环境的全部活动，刺激是指引起有机体行为的外部和内部的变化，而反应则是指构成行为最基本成分的肌肉收缩和腺体分泌。华生从严格的决定论出发，认为一定的刺激必然引起一定的反应，而一定的反应也必然来自一定的刺激。如果完全知道刺激，就可推知会有什么反应；如果完全知道反应，也可推导出曾有什么刺激。因此，心理学研究的任务就是确定刺激与反应之间联系的规律，以便预测行为和控制行为。

从刺激-反应理论这个立场出发，华生认为，人的行为除少数简单的反射外，完全是由外界环境塑造的。他甚至曾经说过这样一段话："给我一打健全的婴儿和我可用以培养他们的特殊世界，我就可以保证随机选出任何一个，不论他的才能、倾向、本领和他的父母的职业及种族如何，我都可以把他训练成为我所选定的任何类型的特殊人物，如医生、律师、艺术家、大商人，甚至乞丐、小偷。"

华生还用条件反射来研究情绪的发展变化，并得出一些有价值的理论。他遵循条件反射的程序，使一个叫阿尔伯特的 11 个月的男孩产生了恐惧反应。小阿尔伯特起初并不害怕实验白鼠，看到白鼠时毫无惧色。对他来说，这只小白鼠只是一个中性刺激物。华生把白鼠给阿尔伯特看，同时马上在他背后，用锤子敲击一根金属条，发出响声，引起阿尔伯特的惊恐反应。华生将白鼠和锤敲金属声在一周内共同演示了七次以后，小白鼠就成了条件刺激，阿尔伯特只要一看到白鼠，就会惊哭不止，这种恐惧还不断泛化，以至于后来他见到小猫、兔子及其他带毛的动物时，都会大哭不已。华生将这种通过条件反射产生的某些情绪上的条件反应称为条件情绪反应。他认为，不良的条件情绪反应可以通过条件反射方法加以消除。

经典条件反射学说已成为行为治疗最基本的理论之一。该学说中有关条件反射的形成、泛化和消退等的原理，可以解释人的某些行为是通过学习得来的，一种刺激物或情境亦可以泛化到另一种刺激物或情境中去。条件反射建立或消退的规律已成为人消除不良行为、塑造健康行为的重要方法。

二、操作性条件反射

操作性条件反射又称工具性条件反射（instrumental conditioning），由斯金纳通过实验发现，但有关这一原理的最早论证则是由桑代克在 1911 年做出的。操作性条件反射与经典条件反射的区别在于：操作性条件反射中有机体的反应是自发的，不是由任何刺激引发的，相反，倒是这一反应带来了强化刺激，强化增强了这一反应发生的概率。

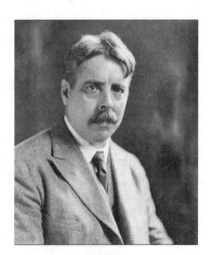

图 5-3 桑代克

爱德华·李·桑代克（见图 5-3）是美国心理学家，动物心理学的开创者，心理学联结主义的建立者和教育心理学体系的创始人。他提出了一系列学习的定律，包括练习律和效果律等，创立了教育心理学这门学科，使教育心理学从教育学和儿童心理学中分化出来，成为一个独立的学科，因此桑代克被称为教育心理学的奠基人。1912 年，桑代克当选美国心理学会主席，1917 年，他当选美国国家科学院院士。

桑代克将一只饥饿的猫关在迷箱中，在箱外猫可见的范围内摆上食物，箱上有一个机关，只要猫用爪子击打一根杠杆，箱门就会打开。关在迷箱里的猫一开始做出了很多行为，如挤栅门、把爪子从缝隙中伸出等。最后，它偶然碰到了杠杆，笼门打开了，猫于是走出迷箱吃到了食物。以后，每次桑代克将猫放进迷箱，猫都能用更短的时间击打杠杆并打开笼门，错误行为渐渐减少，只有成功的反应保存了下来。就这样，通过尝试错误以及偶然的成功，猫学会了如何逃出迷箱。桑代克将这种现象称为效果律，即一种行为过程发生的次数受该行为的后果的影响而改变：如果在一种行为之后出现了好的效果，这种行为就趋向于被保持下来；如果效果不好，则该行为趋向于被消除，这也就是斯金纳所说的"强化"。

斯金纳（见图 5-4）认同华生的刺激-反应理论，但他更看重研究反应，而不是刺激与反应之间的联结。他把行为分为两种：一种是应答性行为（respondent behavior），即巴甫洛夫的经典条件反射，指某种特定刺激诱发的行为，如食物引起唾液分泌；另一种是操作性行为（operant behavior），即个体操作其环境的行为，如人走路、老鼠压杠杆等。操作性行为的特征是，构成行为的反应是自发的，无法确定反应的出现是由何种刺激引起的。斯金纳把几乎所有人类的条件作用都看作一种操作，认为这是心理学研究的主要对象。

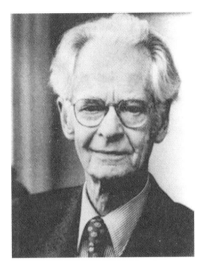

图 5-4　斯金纳

斯金纳是美国行为主义心理学家，新行为主义的代表人物，操作性条件反射理论的奠基者。斯金纳本想成为作家，毕业后从事写作，后来因兴趣转变，他于 1928 年考入哈佛大学读研究生，改学心理学，1931 年获得哲学博士学位。此后，他相继执教于明尼苏达大学和印第安纳大学。1947 年，他受聘重返哈佛大学，担任学校心理系终身教授。1950 年，斯金纳当选美国国家科学院院士，1958 年，他获得美国心理学会颁发的杰出科学贡献奖，1968 年，他获得美国总统颁发的最高科学荣誉——美国国家科学奖。

斯金纳设计了著名的"斯金纳箱"（Skinner Box），作为研究动物操作行为的实验仪器。饥饿的老鼠被关在箱子里，可以自由探索。它在探索中或迟或早地偶然压到箱内的一根杠杆，从而牵动了食物库，一颗食物小丸落入箱壁下的小盘里，老鼠就得到了食物。由于这个压杠杆的行为每次发生时，都立即出现一颗食物小丸，因此，老鼠的这一行为就得到了加强。这样，每次老鼠被放在箱子里时，就更可能去压下杠杆，相对于老鼠在箱中所展示出的其他行为，这个行为的可能性增加了，这就是操作性条件反射。

"斯金纳箱"非常清楚地说明了行为强化的原理：当一种行为造成了有利的结果（如对生存或安宁有好处的结果）时，这种行为更有可能在将来的相似环境中被重复。因此，塑造行为的过程就是学习的过程。斯金纳把学习的公式概括为：如果一个操作发生后，接着给予一个强化刺激，那么其强度就会增加。

这里所谓的"强度增加"，是指使这些反应发生的一般倾向；这个增强了操作行为的结果就称作强化刺激。强化刺激物可以是作为奖赏的任何东西，如食物、金钱、赞扬，甚至只是避免某种惩罚。

操作性条件反射涉及的概念有强化、惩罚、消退等，它们与经典条件反射的一些概念有不同之处。

（一）强化

操作性条件反射的强化，指某一反应发生后接着呈现强化刺激，可以增强这一反应发生的概率。操作性条件反射的强化分为正强化和负强化。正强化指的是，在个体做出反应之后给予一个积极刺激，就能增加个体做出该反应的概率；负强化指在个体做出反应之后撤去一个消极刺激，这也能增加该行为的出现概率。

（二）惩罚

和强化相反的概念，也分正惩罚和负惩罚。正惩罚是指在个体做出某种反应之后呈现消极刺激，以降低个体做出该反应发生的概率；负惩罚是指在个体做出某特定反应后，撤销积极强化物，以减少个体该行为发生的概率。

（三）消退

通过强化能使一种反应的出现概率增加，相反，停止强化将导致这种反应的出现概率下降，这就是消退的过程。

斯金纳根据实验中所得的观点，提出了一套行为矫正技术，广泛应用于各种社会机构，特别是学校、精神病院、弱智儿童教养所，以及工业管理等方面的心理矫治，卓有成效。他认为，包括心理疾病在内的大多数行为都是习得的，因此，心理治疗和咨询就是要以改变对来访者起作用的强化物的方式来改变其行为，有目的地奖赏那些需要保留、巩固的有益行为，忽视或惩罚那些需要弃除的不良行为，从而创造出一种新的行为模式。

三、社会学习理论

行为治疗中的许多学习理论认为，个体在获得习得行为的过程中并未直接得到过强化，学习的产生是通过模仿过程而获得的。心理学的研究也证明，人类的大多数行为都是通过观察模仿学会的。在有关模仿学习的理论中，班杜拉的工作最为突出。

阿尔伯特·班杜拉（见图 5-5）是新行为主义的主要代表人物之一，社会学习理论的创始人，美国当代著名心理学家。他所提出的社会学习理论是在与传统行为主义的继承与批判的历史关系中逐步形成的，并在认知心理学和人本主义心理学几乎平分心理学天下的当代独树一帜，其影响波及实验心理学、社会心理学、临床心理治疗以及教育、管理、大众传播等社会生活领域。1974 年，班杜拉当选美国心理学会主席，1989 年，他当选美国国家科学院医学部院士。

班杜拉认为，人的社会行为是通过观察学习获得的，模仿学习可以在既没有模型也没有奖励的情况下发生，个体仅仅通过观察

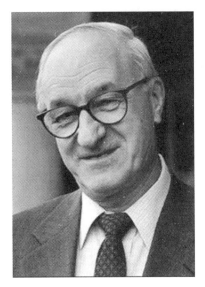

图 5-5　班杜拉

他人的行为反应，就可以达到模仿学习的目的，但要使个体运用这些行为，就必须运用强化手段。也就是说，班杜拉仍坚持刺激-反应理论中的接近性原理和强化原理，认为在社会学习的过程中，有决定性影响的仍是环境，如社会关系和榜样等客观条件。人们只要能够控制这种条件，就可促使儿童的社会行为向着预期的方向发展。

班杜拉的社会学习理论亦具有一些不同于以往行为主义理论的特点。

第一，班杜拉的社会学习理论强调人的行为是内部过程和外部影响交互作用的产物。

第二，班杜拉的社会学习理论强调认知过程的重要性。与以往的行为主义者不同，班杜拉认为认知因素在人的活动的组织与调节中起着核心作用。社会学习是信息加工理论和强化理论的综合过程。

第三，班杜拉的社会学习理论强调观察学习的重要性。他认为人的许多行为模式都是通过观察别人的行为及其后果而学来的，他尤其强调模仿对象及其特征对激发特定行为的重要性。

第四，班杜拉的社会学习理论强调自我调节的作用。他认为某个特定行为既会产生外在的后果，也会产生自我评价的反应，所以行为的强化来源于外界反应与自我评价。因此，班杜拉除了注意到外部强化、替代强化（因观察别人的某种行为而强化自己的该种行为）对学习的影响外，还特别重视利用自我强化或自我惩罚的方式来加强行为的自我控制。

班杜拉把社会学习分解成以下四个过程。

（一）注意过程

注意过程决定了学习者在大量的示范事件面前观察什么、知觉什么、选取什么。它调节观察者对示范活动的探索和知觉。

（二）保持过程

在保持过程中，观察者对示范行为进行编码、存储，以便于重新提取和付诸行动。

（三）运动再现过程

在运动再现过程中，观察者把编码存储的信息转换成行为，并进行重新组合，形成新的反应模式。

（四）动机过程

在动机过程中，观察者习得示范行为后，根据诱因的积极程度决定是否做出某种类似示范行为的行为。

总之，在提倡模仿学习观点的社会学习论者看来，人们的大量行为都是通过模仿而习得的。人的一些不良行为也常常是通过这一渠道形成的，如疑病症的儿童多来自对疾病过于关注的家庭等。

模仿也有助于人们学会许多重要的技能，并能有效地对一些不良行为加以矫正，建立新的行为模式。

第三节　行为治疗的基本流程

行为治疗的具体方法虽然有很多，但其治疗流程却有许多相似之处，大都包括以下几个方面。

一、了解来访者非适应性行为或疾病产生的原因

来访者的非适应性行为往往不是由单一因素引起的，而是多种因素（如生

物因素、心理因素、社会因素）综合作用的结果。比较准确地把握这些影响因素，是有效咨询的基础。

二、确定需要矫正的目标行为

来访者的非适应性行为往往十分复杂，其中有主要的，也有次要的；有原发性的，也有继发性的。因此，需要把来访者的非适应性行为的主要表现确定下来，即把需要矫正的靶行为确定下来，作为治疗的目标，然后观察、检查、记录来访者非适应性行为的严重程度与出现的频率，并列出治疗前症状表现的基线，以此作为治疗时的对照指标。例如，对于焦虑，就可按照所规定的轻、中、重的等级标准，确定其表现的严重程度与出现的频率。这项工作的完成为下一步制定恰当的治疗方案打下了基础。

三、向来访者说明行为治疗的目的、意义和方法

行为治疗的实施方案和程序虽然是由治疗师制定的，但实施过程必须取得来访者的主动配合才能成功。行为治疗从表面上看，治疗师是主动的，来访者是被动的，但实际上，必须双方密切配合，特别是来访者主动配合，这是行为治疗取得理想疗效的关键。因此，在治疗开始之前，治疗师要向来访者说明行为治疗的目的、意义和方法，使其消除由于无知而产生的不必要的疑虑和心理阻抗，从而主动配合治疗。

四、采用专门的行为治疗技术，或配合必要的药物或治疗器械进行治疗

行为治疗技术种类繁多，但每种方法都有一定的适用范围。在开始进行行为治疗时，治疗师必须根据靶行为的临床特点、治疗目的，选取一种或两种最为恰当、最可能取得可靠疗效的行为治疗技术。有时，为了提高疗效，治疗师还需要配合一定的药物或治疗器械，作为综合性的治疗措施。

五、根据行为治疗技术的性质及来访者行为的改变情况给予正负强化

治疗过程中，治疗师根据选用的治疗技术本身的特点和靶行为的性质、特

点、形成原因以及治疗目的（例如，是对靶行为进行消退、改造，还是进行重塑，或是形成新的行为以取代原有的行为），给予相应的正强化（如表扬、鼓励或物质奖励等）或负强化（如批评、疼痛刺激或撤销奖励等），并且在整个治疗的过程中，治疗师要针对行为改变的具体情况而变换方式，以达到最佳疗效。

六、根据治疗的转变情况，调整治疗方法

由于来访者的非适应性行为大多数是经过相当长的时间逐渐形成的，而且形成的原因也很复杂，所以不经过一定的疗程难以治愈。因此，在治疗开始以后，治疗师就需要根据治疗情况的变化，对治疗方法与措施做适当的调整。

七、将治疗效果迁移到非治疗情境中

行为治疗一般都是在专门的治疗情境（如治疗室）中进行，治疗有可能在特殊的治疗情境中是有效的，能否将疗效迁移到日常生活情景中，这是行为治疗经常遇到的一个难题。可能的解决方法之一，是根据归因理论，特别是归因-维持模型，通过改变归因，强化来访者的行为自由感和自我引导感（sense of self initiation），训练他们的抗干扰能力。

此处以戒毒治疗一案为例，说明其治疗过程。

"一朝吸毒，十年戒毒，终身想毒"，这是人们对毒瘾顽固性的形象描述。事实上，很多戒毒者经过系统的生理、心理治疗后，对于回归社会都充满信心。可是一旦他们再次面对毒品，或是面对以前与吸毒有关的人和环境，他们就会控制不住自己，再次陷入毒品的泥潭。

为了解决这一问题，心理治疗师将暴露治疗和生物反馈治疗相结合，建立脱瘾训练室，设计了容易诱发复吸的酒店包厢场景，让戒毒人员在这样的场景中，经受强烈负性情绪的冲击，从而提高对成瘾环境的适应性，增强其戒断毒瘾的意志力。心理治疗师设计了放松导入、暴露刺激和情绪疏导三阶段操作法，每个疗程包括3～6次治疗。

戒毒者小刚在接受脱瘾训练前，觉得自己在戒毒所有了快两年的戒毒经历，应该对毒品和吸毒的场景有比较强的抵御能力了。可是当他走进脱瘾训练室时，立即显得手足无措。当蒙在玻璃柜上的布被揭开，小刚看到里面的香烟、白色粉末和注射器的时候，他下意识地把手伸了过去，手"咣"的一声撞在玻璃上，随即尴尬地缩了回去。连接在他额部和左手中指上的电极测量计显示，他的肌肉电位波动得很厉害，皮肤温度明显偏低。这表明小刚面对模拟场景和器具的

时候，心情是非常紧张的。在心理咨询师的指导下，经过六次冲击治疗训练，小刚面对同样的场景，肌肉电位已经处于较低水平，而且基本平稳，皮肤温度则升高了很多，最高达到 37℃。这表明他已经能够在这种场景下保持镇定。

现在的小刚，戒毒已经三年多了，一直保持着良好的状态。有一天，他给心理咨询师打电话，说前两天和女朋友闹别扭后，又想起了以前吸毒时的情景，但突然想到脱瘾训练的一幕幕，他就立刻断了念想。

第四节　行为治疗的常用技术

行为治疗专家在行为治疗的基本理论之上，经实验与临床实践，创立了许多富有成效的治疗方法，甚至许多非行为治疗学派的治疗师亦采用了个别行为治疗技术。这里我们将选择其中几种常用的治疗方法进行介绍，帮助读者理解行为治疗的治疗要领与方法。

一、放松训练

放松训练（relaxation training）又称松弛疗法，是指来访者通过一定的程式训练学会在精神上及躯体上（骨骼肌）放松的一种行为治疗方法。其核心理论认为，放松所导致的生理改变相对于应激所引起的生理改变是一种对抗力量。放松可阻断焦虑，副交感支配可以阻断交感支配。因此，各种放松技术的共同目标都是降低交感神经系统的活动水平，减低骨骼肌的紧张，减轻焦虑与紧张的主观状态。

（一）放松训练的主要类型

放松训练的主要类型包括渐进性肌肉放松、自主训练、自我催眠、静默、生物反馈辅助下的放松。

（二）实施放松训练的基本条件

1. 精神专一

来访者要求自己将注意力集中在感觉、思想或想象上，默默地或出声地重复一个音、词、句子或想象，使逻辑的继发性过程性思维转变为原发性过程性思维。

2. 专一的态度

当发生分心时，来访者要教导自己不理睬无关刺激，重新集中注意力，并保持精神专一。

3. 减低肌肉张力

来访者需要处于一种舒适的姿势，降低肌肉紧张程度。

4. 安静的环境

来访者可以闭目，以减少外来的干扰，宁静的环境可以减少外来刺激的传入。

5. 有规律的训练

来访者需要接受有规律的放松训练。

（三）实施放松训练的要求

1. 环境要求

治疗室要安静整洁，陈设简单，光线柔和，周围没有噪声和其他干扰。

2. 声音要求

治疗师在训练时，说话声音要低沉、轻柔、安详、愉快、坚定，吐字要清楚，发音要准确。治疗师可以播放轻松、缓慢、柔和的音乐，音乐节拍以每分钟约 60 拍为宜。

3. 准备工作

来访者在治疗前可少量进食，排空大小便，着宽松衣服，放松鞋带和颈部衣扣，坐在舒适的沙发或椅子上，头向后靠，双手自然下垂置于腿上，整个身体保持舒适、自然的姿势。

4. 注意事项

第一次进行放松训练时，治疗师可与来访者同时做，这样可减轻来访者的焦虑程度，并能提供模仿的信息。

放松训练的引导语有录音和口头两种。在训练开始时，治疗师可以使用口头语，更便于来访者接受和掌握。

在放松训练过程中，治疗师要帮助来访者体验身体放松后的感受。

来访者除了在治疗师的指导下进行放松训练之外，还可以听录音自己在家练习，每天1～2次。待掌握要领后，来访者可逐渐脱离录音带，独立练习，每次10～15分钟。

（四）放松训练的种类

放松的方法有助于我们解除心理疲劳、紧张焦虑等状态，恢复体力、精神和积极的情绪。放松训练种类繁多。下面简要介绍几种。

1. 肌肉放松法

例如，在手臂放松训练中，治疗师可以提供类似的指导语："请伸出你的左手，握紧拳头……你可以想象拳头里面有一块石头，现在你需要将它握碎……把注意力集中在手臂上，是不是觉得很紧张？……坚持这种状态……请再坚持一下……好了，可以放松了……现在是不是感觉手臂很放松了？……非常放松了……"

同时，治疗师要求来访者根据治疗师的指导语进行"肌肉紧张—集中注意力保持紧张—解除紧张—肌肉放松"的练习。

2. 深呼吸放松法

治疗师让来访者找个适当的姿势，双肩下垂，双眼自然闭上，做深呼吸。这时，治疗师根据来访者的呼吸节奏给予指导语："呼……吸……呼……吸……"来访者随指导语进行深呼吸。

3. 想象放松法

治疗师让来访者找个最舒服的姿势，或坐或站或卧，闭上双眼，配合治疗师的指导语进行想象。指导语的内容是使来访者感觉舒适、放松的情景，如关于海边的指导语可为："我躺在沙滩上，沐浴在阳光中，身下的沙子让我感觉很舒服，海风吹来，带着淡淡的咸腥味道，海浪一阵一阵地涌着，像是妈妈轻摇着摇篮，我随着它摇晃，耳边传来的是海涛唱着的摇篮曲，多么熟悉，多么亲切……"治疗师在给予指导语时，应配合适当的语音语调，配合来访者呼吸的节奏，并且也要进行适当的想象，以增强效果。

松弛疗法可以单独应用于恐惧症、焦虑症的咨询治疗上，也可以结合系统脱敏、情绪想象等技术的使用。

二、系统脱敏疗法

系统脱敏疗法（systematic desensitization），也称交互抑制法或缓慢暴露法，是行为治疗中的第一个规范化且至今仍然盛行的一项基本技术，由南非精神病学家沃尔普于1958年创立。这一疗法主要运用交互抑制原理或对抗条件作用原理，在系统的程序下，从轻到重，逐渐消除在某一特定的情景下产生的超出一般紧张的焦虑或恐怖状态。该法主要用于治疗恐怖症，除此之外，也适用于其他以焦虑为主导症状的行为障碍，如口吃、性功能障碍、强迫症等。

系统脱敏疗法是临床上常用的行为治疗技术，按一定的治疗程序诱导来访者缓慢地暴露于导致焦虑、害怕及其他强烈情绪反应的情境，并通过心理放松来对抗这种情绪状态，从而达到逐渐消除不良情绪的目的。训练目的是掌握系统脱敏疗法的基本步骤，正确制定脱敏等级，合理把握脱敏进度和疗效。

（一）系统脱敏疗法的治疗原理

系统脱敏疗法的问世源于对动物的实验性神经症的治疗。1958年，沃尔普在经典条件反射和操作性条件反射的理论基础上，根据自己的一系列实验结果，提出了交互抑制理论。他的典型实验是：将一只饥饿的猫放在笼中，当食物出现，猫去取食物时，给予猫强烈的电击。反复数次后，即使食物出现时不再有电击，猫仍惧怕去取食物。同时，猫还对整个实验环境也产生了恐惧反应：在铁笼旁边，甚至是实验室隔壁的房间，猫的进食都受到不同程度的抑制，形成了猫的实验室神经症。为了消除这种恐怖性神经症，沃尔普先在离实验室较远的地方给猫食物，这时猫虽然也有较轻的恐惧，但终因进食动机强烈而出现进食的正常反应，也就是正常反应抑制了异常反应。之后，沃尔普逐步将食物分阶段地移到原先的实验环境，猫每一次的轻微恐惧都逐渐消除，最后，这只猫回到铁笼中也能正常进食了。

沃尔普认为，这是交互抑制的作用。交互抑制作用的原理认为，个体不可能有相对不同的情绪同时发生，譬如高兴和不快；如有相反性质的情绪反应，这两种情绪就会交互作用而产生抵制和抵消。也就是说，要消除不安或恐惧的负性情绪反应，就要有相反的正性情绪反应来进行抑制，从而抵消负性情绪。饥饿的猫进食后，得到一种满足和快感，就可以抑制焦虑紧张反应。不过，沃尔普又指出，这种抑制力量是很有限的，通常只能对付比较轻微的焦虑。所以对恐惧刺激情景的暴露要由远及近、由轻到重、循序渐进，焦虑程度每次只增加一点，逐步达到最严重的程度。这种通过渐进性暴露于日益恐惧的刺激情景以逐步消除恐惧反应的治疗方法，就是系统脱敏疗法。对于人类，沃尔普采用了全身肌肉放松来代替食物作用，研究如何抑制焦虑或恐惧的反应，即让一个原本可以引起微弱焦虑或恐惧的刺激在来访者面前重复暴露，同时来访者以全身肌肉放松来进行对抗，从而使该刺激逐渐失去引起焦虑或恐惧的作用。

1963 年，经严格控制条件的对照研究证实，系统脱敏疗法是一种安全有效的治疗手段，可用于临床治疗。系统脱敏疗法是人类医学史上第一种规范化了的行为疗法。

（二）系统脱敏疗法的治疗程序

系统脱敏疗法包括三个程序：放松训练、建立焦虑（或恐惧）等级表、系统脱敏。

1. 放松训练

治疗师让来访者坐在舒适的椅子上，深呼吸后闭眼，并想象可以令人感到轻松的情境，如躺在海边听轻松的音乐等，而后让来访者依次练习放松前臂、头、面部、颈、肩、背、胸、腹及下肢，亦可借助肌电生物反馈治疗仪（简称肌电仪）来增强训练效果。重复这样的训练，直至来访者达到能在实际生活中运用自如、随意放松的娴熟程度。

2. 建立焦虑（或恐惧）等级表

这一步十分关键。首先，治疗师要根据来访者的病史及会谈资料找出所有使来访者感到焦虑（或恐惧）的事件。将这些事件进行相互比较，根据致病作用的大小，将焦虑（或恐惧）分成若干等级。通常，治疗师可按可引发来访者的主观焦虑的程度，将刺激因素分为五个等级，或采用百分制（0~100 分），如引起 1 分主观焦虑或恐惧的刺激为一等，引起 2 分主观焦虑或恐惧的刺激为二等，以此类推，而后将这些不同的刺激因素按其等级依次排列成表，即为焦虑（恐惧）等级表。

需要注意的是，被视为一等刺激因素所引起的焦虑或恐惧（即主观的焦虑或恐惧评定为 1 分者）应小到足以被全身松弛所抵消的程度。这是治疗成败的关键。此外，理想的等级设计应是各等级之间级差均匀，各等级之间有循序渐进的系列层次。这一点需要启发来访者共同完成。

3. 系统脱敏

首先，治疗师让来访者在放松的情况下进行脱敏学习，而后按照先前设计的焦虑（或恐惧）等级表由小到大依次逐级脱敏。

治疗师先让来访者想象最低等级的刺激物或事件。当他能清楚地想象并确实感到有些紧张时，治疗师就让其停止想象，并全身放松，而后多次重复上述过程，直至来访者对这样的想象不再感到焦虑（或恐惧）为止，此时第一等级脱敏完成。接着再对下一个等级的刺激物或事件［焦虑（或恐惧）等级表中列为2分的刺激］进行同样的脱敏训练。最后迁移到现实生活中，不断练习，巩固疗效。在咨询过程中，一般在一次会谈时间内，以完成1~2个事件的脱敏训练为宜。

需要注意的是，除了想象脱敏以外，系统脱敏疗法还有以下四个变式。

一是自动化脱敏，即采用事先准备好的焦虑层次的录音录像进行脱敏。此法的优点是来访者可自由地决定脱敏的速度，亦可在家里独自进行。

二是接触脱敏法，即在渐进性焦虑层次的基础上，外加示范和接触，让来访者观看治疗师处理其所害怕的刺激物，而后照着做，一直到来访者用手握或触摸刺激物时不感到紧张为止，如让怕猫的孩子去摸猫的照片。

三是实际场所脱敏，即采用实际的刺激物代替视觉性想象，来访者在他人的陪伴下到实际生活中去逐级面对实际的刺激物来进行脱敏操作。这种方法较不易操作，但效果比较突出。

四是情绪性表象法，即通过形象化的描述，诱发来访者的兴奋、骄傲和欢乐等积极的情绪和情感活动。这些积极的情绪和情感活动与由恐惧所引起的焦虑反应互不相容，因而就可以逐渐抑制和消除恐惧心理。该法最适合儿童来访者。

在实际脱敏过程中，治疗师可根据实际情况及需要，灵活运用这些脱敏方法。

（三）系统脱敏疗法的治疗案例——社交恐惧症

来访者，女，23岁。平素性格内向敏感，勤学好学，求胜心强。自幼家境不好，儿时便颇知几分人情冷暖、世态炎凉。来访者19岁时考入某专科学校，某日发现新来的青年男教师讲课时总是注视自己，课后联想甚多，最终觉得可能是自己自作多情，因而羞愧不已。后来，来访者只要遇见该教师，就会面红耳赤、呼吸急促、心慌不已。以后，来访者觉得同学们好像都看出了她的隐私，因而与同学们在一起也是手足无措、言行尴尬。毕业后，来访者被分配到某单位工作，但情况并未好转，仍不敢与同事面对面交谈，更害怕与别人对视。来访者自知如此会招致非议，但苦于不能自拔。来访者后经相亲认识一男友，才貌均在意中，却因害怕会面而多次回避约会，二人虽同在一市居住，却不愿来往。一次，来访者遇上男方父亲寿辰，无从推托，只得"铤而走险"。临行前，她便忐忑不安，有大祸临头之感。一到男方家，她便头晕目眩、全身发抖、语无伦次、大汗淋漓，遂被送往医院。此后，来访者几乎羞见一切人，有时连与自己家人同桌共餐也感到不自然。

这是一例典型的社交恐惧症，在对来访者进行了一些必要的检查之后，治疗师决定使用系统脱敏疗法。

治疗师首先告诉她社交恐惧症是一种神经症，从行为主义的角度来看，这是一种社会适应不良行为。这种适应不良行为不是脑内损伤或体内的病理变化引起的，而是习得的结果。最后来访者终于明白了，她这种适应不良行为和正常行为一样，都是后天习得的，因此也是能够通过治疗消除的。

当来访者已经理解了她所患的疾病和系统脱敏疗法的道理后，便乐于参与治疗。此时，治疗才算正式开始。

来访者很聪明，很快就能比较准确地衡量自己在不同情况下的焦虑程度。接着，她就进入了放松训练阶段。治疗师首先用肌电仪测查她的额头、手臂、颈部、胸部、背部等部位的肌电位。治疗师告诉她，目前她的肌电位比较高，反映了她此时的情绪状态是比较紧张和焦虑的。然后治疗师让她深吸气，再缓缓呼出，逐步放松全身肌肉。第一次训练花了半个小时，来访者掌握了放松的程序，肌电位下降明显。首次训练十分顺利，治疗师对她进行了鼓励，并要求她回去继续练习。第二次训练是在次日进行的，这次训练成绩平平，相比前一天肌电位有所上升，而且持续不到 1 分钟便有波动。第三次训练情况更糟，肌电位竟居高不下。来访者十分着急。治疗师发现，她有些急于求成，在练习时"使劲"放松，结果适得其反。针对这种情况，治疗师停止荧光屏上的肌电位数字显示，让她不要给自己定指标，更不要刻意追求达到指标，要心平气和，顺其自然。后来，经过一段时间的摇摆不定后，肌电仪上的指示表明，肌电位已逐渐下降。在后来的几次训练中，肌电位稳步下降。

最后，来访者能在听到放松指令后 2～3 分钟内全身放松，并使肌电位长时间地维持在较低的水平。完成第 8 次放松训练后，治疗师着手设计焦虑等级。起初，来访者说："除了医生（指治疗师）以外，我见到什么人都会紧张。"治疗师让她仔细回忆比较之后，她便能区别出见到哪些人不太紧张，而见到哪些人又会更紧张些。例如，在街上见到毫不相干的行人时，她并不十分紧张，而遇见熟人时，她则会紧张一些。治疗师要求她根据紧张或恐惧的程度，试着给自己恐惧的对象记分。记分标准是相处自然、毫不紧张的为 0 分，极度恐惧以致回避的记 5 分（最高分）。其他不同程度的紧张对象从轻到重，依次可计 1、2、3、4 分。来访者逐个比较考虑之后，对她所接触的人一一予以评分。每一个记分等级上都罗列着若干对象。治疗师让她从每一个等级中挑选出 1～2 个最典型、最常见的对象作为代表。于是，便形成了如表 5-1 所示的焦虑（或恐惧）等级表。

表 5-1　焦虑（或恐惧）等级表

焦虑（或恐惧）等级	分值
见到母亲，感到不恐惧、自然	0
见到父亲，感到有点紧张	1
见到同学、同事，感到紧张、不自然	2
见到顶头上司，感到害怕并回避	3
见到男友，感到恐惧并回避	4
见到男友父母，感到极度恐惧	5

至此，治疗的前期工作完全就绪。

在系统脱敏疗法的实施过程中，治疗师和来访者的对话如下。

治疗师："你在家里还在做全身放松的练习吗？"

来访者："每天按要求做 3 次，每次 20 分钟。"

治疗师："放松效果如何？"

来访者："还可以，不过没有肌电仪，效果还是差一点。"

治疗师："好，请你现在逐步全身放松，并且闭上眼睛想象一个场面，可以是你经历过的，也可以是你任意想象出来的。要想得清晰一些、生动一些。"

来访者："想好了。"

治疗师："能把你想象的场面描述给我听吗？"

来访者：（继续闭上眼睛慢慢地描述）"我在一个幽静的地方漫步，脚下是弯弯曲曲的石板小道，道旁是参差不齐的灌木丛。远处……远处有一个池塘，池塘中有几只鸭子在嬉戏……"

治疗师："能看清楚是几只吗？"

来访者："能，3 只。"

治疗师："请你告诉我，此情此景，此时此刻，你紧张吗？"

来访者："不。"

治疗师："如果按焦虑等级评分，该评多少分？还记得焦虑等级吗？"

来访者："记得，应评 0 分。"

治疗师："好。以下的问题，你不要再口头回答，以手示意就行。比如，紧张、焦虑评 0 分，你就用拇指和食指形成一个环状；评 1 分，你就伸出 1 个指头；评 2 分，就伸出 2 个指头，依此类推。如果想象的图像清晰，则点点头；不清晰，则摇摇头。记住了吗？"

来访者："记住了。"

治疗师："现在请你闭上眼睛，想象你正在同你的父亲对话。"

（15 秒钟之后，来访者点头示意想象完成。）

治疗师："焦虑程度是多少？"

（来访者伸出 1 个手指。）

治疗师："抹掉脑中的想象，全身放松。"

（1 分钟之后）

治疗师："现在焦虑程度是多少？"

（来访者示意为 0。）

治疗师："请继续想象你同父亲对话的场景。"

（10 秒钟之后，来访者点头示意想象完成。）

治疗师："焦虑程度是多少？"

（来访者仍伸出 1 个手指。）

治疗师："抹掉脑中的想象，全身放松……"

经过十几次想象放松的反复交替之后，来访者示意，她在想象的与父亲对话的情景中不再紧张，第一次脱敏治疗成功结束。治疗师告诉来访者，现在见到父亲时，她就不会像以前那样紧张了，万一还有点不自然，就运用这种接触放松反复交替的办法。治疗师还叮嘱来访者一定要寻找机会与父亲接触，反复实践，巩固成果。

3 天后，来访者告诉治疗师，她已能比较轻松自如地与父亲相处了。治疗师让她长时间地想象与父亲对话的情景，不仅她自己示意焦虑程度为 0 分，肌电仪监测的结果也显示她的心情较为平静。于是治疗师确认她已完成第一级脱敏，治疗可推向第二级。

来访者的第二级恐惧对象是她的同事和中专时期的老同学。治疗师仍然采用想象放松反复交替的方法，30 分钟的治疗顺利完成。

然后来访者回家实践，效果令人满意。经过这两次脱敏治疗之后，来访者的精神状态已大为改观，已不再畏畏缩缩，并主动与其他病友交谈。按照原定的计划，脱敏治疗继续升级。来访者最后几级的恐惧对象分别是：顶头上司——一个不苟言笑的中年男子；男朋友和男朋友的双亲。这几级的脱敏难度比较大，每一级都经过 3 次以上的脱敏治疗才算过关。经过 8 次放松训练，以及 12 次系统脱敏，总共为期 2 个多月的治疗后，来访者已不再回避任何人。治疗结束时，来访者已能常去男友的家中。她说："我还是有些提心吊胆，不过就那么回事儿，该去还是要去的。" 1 年后复查，来访者说她与人交往基本上还算自然，对某个人特别恐惧以致不敢见面的情况已经很少了。

三、厌恶疗法

（一）厌恶疗法的一般概念

厌恶疗法（aversion therapy）是在想要消除的不适应行为发生时，提供令人不愉快的或惩罚性的刺激，使来访者产生厌恶的心理或生理反应，以此作为对不适应行为的正惩罚，使不适行为与厌恶反应建立起条件联系，从而达到戒除不适应行为目的的一种行为治疗技术。

但是，正如一些专家和组织所认为的那样，厌恶疗法作为一种惩罚程序，也可能会带来一些消极的后果。

第一，厌恶疗法可能产生侵权行为或其他情绪上的副作用。有的来访者可能会因为附加刺激的作用，增加了焦虑紧张的情绪，甚至使不良行为更加牢固（如对尿床儿童的惩罚可能会导致儿童因紧张而尿床更频繁）。还有的来访者可能会模仿惩罚的方法，因而更有可能在将来使用这些惩罚方法。

第二，厌恶疗效可预测性差。厌恶疗法往往只能暂时压抑而不是消除不良行为，其远期疗效不像奖励法那样可预测。

第三，厌恶疗法容易导致厌恶泛化。厌恶与惩罚治疗也会造成来访者对治疗者和治疗环境的厌恶。

第四，厌恶疗法存在伦理问题。有的专业人员认为，出于任何原因施加的厌恶刺激都是不人道和不公正的，以惩罚作为一种治疗方法，有悖于医疗、心理治疗的宗旨。当然也有不少学者认为，如果行为相当有害或者非常严重，而使用惩罚来矫正目标行为对个体有潜在的好处，那么惩罚就可以被证明是正当的。但不管怎么说，在使用厌恶疗法之前，必须对道德伦理问题进行考虑。对于大多数案例，不能把厌恶疗法作为首选，应先考虑使用那些限制较少且不产生厌恶的治疗方案。厌恶疗法的实施，还必须预先使来访者及其家属对该疗法有全面的了解并自愿同意接受治疗。此外，惩罚程序不能对来访者造成任何伤害，否则就不能使用。

因此，运用厌恶疗法进行治疗时，一方面，厌恶刺激应达到一定的强度，通过刺激使来访者产生痛苦或厌恶反应；另一方面，应注意运用惩罚和奖赏相结合的手段，以消除不良行为和欲望，建立规范的行为模式。如对孩子骂人、说谎话时给予惩罚，而对于其礼貌和诚实的行为予以奖励，这样孩子可能就会很快地建立起良好的行为。训练目的是掌握各种厌恶疗法的基本步骤和要求，能够针对不同对象区别使用具体的厌恶疗法。

实施厌恶疗法时，也应该注意检查来访者的身体健康条件。在来访者身体适合的情况下，才可以使用厌恶疗法。选择厌恶刺激时，要保证来访者的健康和安全。因为厌恶疗法是一种惩罚性的治疗手段，因此在临床应用时应严格控制，并应注意以下几点。

首先，厌恶疗法会给来访者带来痛苦的体验，治疗师在决定采用该疗法之前，应向来访者解释厌恶疗法的治疗程序及可能出现的心理不适体验，取得来访者的同意与合作，方可进行治疗。

其次，在实施厌恶疗法的同时，治疗师应努力帮助来访者建立适应性行为。

最后，由于厌恶疗法技术方面的原因，治疗师对来访者施行惩罚性刺激可能存在一定的危险性。因此，在实施该治疗方法时，治疗师应征得来访者本人及家属的同意，必要时应履行签字手续。

常用的厌恶疗法有电击厌恶疗法、药物厌恶疗法、想象厌恶疗法。

（二）厌恶疗法的方法与步骤

1. 确认靶症状

厌恶疗法具有极强的针对性，因此，必须先确定打算消除的是什么行为，有清楚、具体的行为学定义，尽量不要夹杂其他行为，如具有不止一个不适应行为，则择其最主要、最迫切需要消除的行为。

2. 选用厌恶刺激

厌恶刺激必须是强烈的，能使来访者产生的不快远远压倒原有的种种快感，才可能取而代之。但同时，作为一种医疗措施，厌恶刺激又必须是无害的、安全的。一般说来，常用的刺激物包括适当的电刺激、可引起恶心和呕吐的药物及想象刺激（内在敏感训练）等。此外，还要注意的是，对不同的人，在不同的情况下，同一刺激所具有的功能可能是惩罚，亦可能是奖励。例如，对一个学生来说，斥责是厌恶刺激；但对另一个学生，斥责却是作为一种关注形式的正强化刺激。概括说来，厌恶刺激是根据它对跟随其后的行为所起的作用而界定的。

3. 把握施加厌恶刺激的时机

要使来访者尽快地形成条件反射，治疗师就必须将厌恶体验与不适应行为紧密联系起来。厌恶体验与不适应行为应该是同步的，这样才能很快建立起新的条件反射，从而达到消除不良行为的目的。

（三）厌恶疗法的治疗案例——用橡圈厌恶疗法治疗强迫症

某女，14岁，中学生。两年来一见男性（不论年龄）就产生可能要与他谈恋爱、结婚的想法，虽明知不可能，但反复思考不已，无法控制，以致影响生活与学习。另外，她到商店去或在商店门口经过时，便产生害怕被售货员说少付了钱的想法，明知不会，但不可控制，导致她怕去商店。她生病前个性好静，喜欢看书。体格检查结果显示，除长得较高大外，其他无异常。诊断为强迫症（强迫性思虑）。治疗师应用橡圈厌恶疗法，在她的左手腕上套一个橡圈，要求当她见到男性或经过商店出现上述强迫观念时，立即拉弹橡圈，直到自己有痛觉，并计算拉弹次数，直到强迫观念消失为止。她每日都需要做记录。记录显示，第1周每天出现上述强迫观念3～6次，前3天她拉弹橡圈30～50次，强迫观念才消失，后3天拉弹3～5次，强迫观念即可消失。第2周，她每天出现强迫观念平均2次，拉弹橡圈2～5次，强迫观念即可消失。第3～6周，她平均每天约有1次强迫观念出现，拉弹橡圈5～10次，强迫观念即可消失。从第9周起，强迫观念不再出现，她摘掉橡圈（她称橡圈是"救命圈"），偶尔有的轻微的关于性的想法，能很快得到控制并消失。此后，治疗师追踪观察3个月，她的强迫现象无复发。

四、冲击疗法

（一）冲击疗法的一般概念

冲击疗法（flooding therapy）又称为满灌疗法、暴露疗法，是指让来访者直接接触引起恐惧或焦虑的情境，坚持到恐惧或焦虑症状消失的一种快速行为治疗方法。著名行为治疗专家马克斯（I. Marks）在谈到冲击疗法的基本原理时指出：对来访者的冲击越突然，时间持续越长，来访者的情绪反应就越强烈，这样才能称为满灌；迅速向来访者呈现让他害怕的刺激，并坚持到他对该刺激习以为常为止，是不同形式满灌技术的共同特征。

其治疗的基本原则与系统脱敏疗法相反，不再是让来访者按轻重程度逐渐面对所惧怕的情况，而是突然将来访者置于能引起其极大恐惧的刺激情境中，意图物极必反，从而达到消除来访者恐惧情绪的目的。

冲击疗法的基本原理是：因恐惧情绪或行为是经过经典条件反射作用而习得的，所以恐惧情绪或行为是一种条件反应。某一事件或情境在个体身上所引起的恐惧体验，会激发个体产生逃避行为，尽管该事物或情境并非都构成对个体的威胁。这种逃避行为会影响恐惧体验的强弱，并可能对恐惧体验起着强化作用。因此，心理治疗专家认为，与其逃避，还不如让来访者面对。如果来访者正视现实，面对恐惧，恐惧情绪就会减轻或消失。

系统脱敏疗法效果好，治疗程序设计合理，但方法复杂，且疗程较长。与系统脱敏疗法相比，冲击疗法疗程短，只要来访者合作，可在几天、几周或两个月内取得满意的疗效。

在实施冲击疗法时，由于该治疗的特殊性，应首先向来访者讲明实施该项治疗时必须付出的痛苦代价，并且要考虑来访者的文化程度、个性特点、发病原因和躯体健康状况等因素，排除心、肝、肾、内分泌等躯体疾病，排除癫痫及重性精神病等，并在实施治疗前，征得来访者及家属同意后，要求他们在治疗协议上签字，以防发生意外。

（二）冲击疗法的方法与步骤

1. 向来访者详细介绍有关情况，签署治疗协议

在实施冲击疗法之前，治疗师要向来访者仔细介绍该疗法的原理、过程、疗效和可能出现的各种情况，尤其要让来访者了解在治疗中可能会承受的痛苦，从而使来访者慎重考虑是否选择该疗法。当来访者及家属经慎重考虑、下定决心接受治疗之后，可拟定治疗协议。

2. 进行身体及精神科检查

来访者同意使用该疗法后，治疗师必须对来访者进行严格、详细的身体和精神科检查，确保来访者没有严重的心血管疾病、中枢神经系统疾病、严重的呼吸系统疾病、内分泌疾病（如甲状腺功能亢进症）、各种精神病性障碍，此外，老人、儿童、孕妇及各种原因所致的身体虚弱者不适宜采用此疗法。

3. 治疗场地及其他条件的准备

首先，要确定刺激物和治疗场地。刺激物应是来访者最害怕和忌讳的事物，也就是引发来访者恐惧反应的根源。如果刺激物不止一种，则选择引起焦虑或

恐惧反应程度最高的事物。治疗场地由刺激物的性质决定。在可能的情况下，应尽量在治疗室内进行，以便于对治疗过程有较多的控制。例如，对利器恐怖症患者进行治疗时，可在治疗室内布置若干件尖锐的刀、剪等。治疗室不宜太大，布置应简单，除了刺激物外别无其他。刺激物的摆放应使来访者无论在哪一方位都能感觉到刺激物的存在，并无法回避刺激物。房门原则上要由治疗师控制，控制来访者使其不能随意夺门而出。要注意的是，治疗时要准备好安定、心得安等应急药品，以备不测。

4. 实施冲击

实施治疗前，来访者应正常进食、饮水，最好排空大小便。如可能，最好在治疗中同步监测血压和心电。治疗师将来访者带入治疗室，请来访者在指定位置坐下，然后迅速地向来访者呈现刺激物进行冲击。来访者受惊后可能会惊叫、失态，治疗师应不予理睬，仍持续地呈现刺激物，并对来访者闭眼、塞耳等回避行为进行制止、劝说、鼓励，除非来访者出现严重的生理反应（如晕厥、休克、呼吸异常，或心电、脑电指标异常等），治疗师应马上终止治疗。一般情况下，治疗师应尽量鼓励、劝说来访者坚持下去，特别是在来访者的应激反应高峰期之后（即达到焦虑紧张的极限，其标志是情绪由强到弱的逆转），治疗师一定要说服甚至使用适当的强制手段让来访者完成治疗，以免前功尽弃。如来访者的情绪反应和生理反应均已经过高潮，开始逐渐减轻，直至精疲力竭，对刺激物听而不闻、视而不见，本次治疗即可结束。通常一次治疗要持续30～60分钟。

冲击疗法一般需实施2～4次，1日1次或隔日1次，视效果而定。如治疗过程中来访者未出现应激反应的逆转趋势，可能是由于刺激物的刺激强度不够，治疗师应设法增强刺激物的效果；也可能是该来访者不适合接受冲击疗法，应停止使用冲击疗法，而改用其他方法。

（三）冲击疗法的治疗案例——恐怖症

来访者，女，24岁，害怕戴孝的人和灵车、死人。首先，治疗师向来访者讲解冲击疗法的意义、效果，征得来访者同意后，治疗师带她去北京市八宝山殡仪馆。

治疗师第一次带来访者从"八宝山"地铁站出来后，见到许多戴孝的人，来访者异常恐惧、心慌、出冷汗、脉搏快、手足无措。这时，治疗师让她放松，并给予鼓励。

稍休息一会，治疗师和来访者共同走到殡仪馆门口，在老山骨灰堂前和墓碑前停留 30 分钟。

第二次治疗时，治疗师带来访者到八宝山殡仪馆，并进入殡仪馆停留了 20 分钟，来访者能看见从殡仪馆门口开进来的灵车和抬尸体的担架等。出来后，来访者受到鼓励，治疗师让其回去后做放松训练。

第三次治疗时，治疗师再次带来访到了八宝山殡仪馆，她的焦虑情绪消失了。来访者在前面带路，她见到的情景与上次相同。

之后，来访者告诉治疗师："不用再来了，我已经不害怕了。今后我能接受这个场面了，也能见这些人了。"

五、行为塑造法

（一）行为塑造法的一般概念

塑造是用来培养一个人目前尚未做出的适应性行为的手段。它可以定义为：使个体行为不断接近目标行为（适应性行为）而最终做出这种目标行为的差别强化过程。这一疗法以操作条件作用原理为依据，即一个行为发生后，由紧随其出现的直接结果来决定加强或减弱该行为再发生的可能性。如果结果得到的是奖励等正强化，该行为就可能在将来再次出现；若结果得到的是惩罚等负强化，则会减弱该行为再次出现的可能。

因为这种行为或许从未出现过，要想在来访者身上建立一种新的行为，仅靠坐等其行为的出现再给予强化是不可能的。因此刚开始时，只要来访者的行为稍与治疗师所期望的目的接近，就给予来访者奖励。以后治疗师可逐渐提高要求，并不断予以强化，直至引导来访者逐渐形成最终所要求的行为为止。

个体一生中所产生的新行为多是行为塑造的结果。如大多数家长并没有意识到他们在用塑造技术来教孩子说话。当一个婴儿最初开始咿呀学语时，有些声音与父母所期望的词语相似，每当孩子偶然发出"mama"和"baba"的声音时，父母格外高兴，通常会激动地用抚摸、亲吻、拥抱和微笑来强化这种行为，孩子受到了巨大的强化。随后，"mama"和"baba"的声音出现，并不断得到强化，最终与"妈妈"和"爸爸"联系在一起了。孩子学说话的过程，可以说明塑造技术的重要性，人们通过塑造正常孩子逐渐进步，从咿呀学语到最终学会按照社会规范行事，这样就一步步建立或形成孩子新的行为反应。

在介绍行为塑造法之前，我们首先要对强化和惩罚的不同类型加以区分，因为具体方法就是建立在这些基本原理之上的。

强化包括正强化和负强化，惩罚包括正惩罚和负惩罚。

1. 正强化

正强化指的是给予一个愉快刺激。为了能建立一个适应性的行为模式，可运用奖励的方式，使这种行为模式重复出现，并保持下来。奖励的方式可以是给予对方喜爱的实物、代币和金钱，也可以是微笑、点头、称赞和表扬。

2. 负强化

负强化指的是去掉一个厌恶刺激。为引发来访者做出所希望的行为模式，运用减少或停止惩罚的方式，使这种行为模式重复出现，并保持下来。例如，较大的小孩仍有吸吮手指的习惯，这种行为一出现就会受到指责，一旦他不再吸吮手指了，就立即停止对他的批评。

3. 正惩罚

正惩罚指的是施加一个厌恶刺激。当一个不适应的行为发生后，给予惩罚，从而导致这个行为不太可能再次发生。如学生发生偷盗他们书本的行为时，受到了老师的批评，这个学生在将来就可能会减少偷盗行为的发生。

4. 负惩罚

负惩罚指的是去掉一个愉快刺激。这种惩罚比正惩罚更为常用。当不适当的行为出现时，不再给予原有的奖励，从而导致该行为在将来不太可能再次发生。如小孩完成作业之后可以让他看动画片，没有完成则不让他看。

（二）行为塑造法的实施步骤

在确定实施行为塑造法之前，首先要判断行为塑造法对于治疗对象是否最合适。如果治疗对象曾或多或少有过目标行为，就不需使用此法，只要用差别强化来提高目标行为的发生频率即可。此外，如果只需简单告诉治疗对象怎样做到目标行为或可以直接为他示范要做的正确行为，也不需用行为塑造法。行为塑造法的实施一般包括如下过程。

第一，定义目标行为。

第二，确认初始行为，即个体已有的、与目标行为有关联的动作，可以其为基础向目标行为推进。

第三，选择塑造步骤。塑造过程中的各个步骤之间所体现出的改变应适宜，太小可能过于费事，太大则可能导致个体停滞不前。

第四，选定强化刺激。治疗对象每一次达到预期目的，治疗师都要马上对之加以强化。强化刺激的量要适度，以免治疗对象很容易得到满足而不思进步。

第五，实施塑造。从初始行为开始，要对行为的每一个过程都加以强化，直到确保治疗对象已经习得该行为，然后对这一行为停止强化，转而强化下一个步骤的行为，依此类推。按照这样的程序进行，直到目标行为出现并得到强化习得为止。

使用行为塑造法时，应该注意以下几点。

其一，明确所期望的最终行为。治疗师必须清楚地确定最终的满意行为，以增加对逐步接近该行为的反应进行连续强化的机会。

其二，重视选择起点行为。因为满意行为一开始时可能并不会出现，治疗师应善于观察，适时强化一些接近它的行为，通过强化起点行为到接近最终的满意行为，最后达到治疗目标。

其三，选择塑造程序。在实施塑造治疗之前，应大体规划出个体为了接近满意行为而需要强化的相近行为。如要塑造孩子的利他行为，最终学会关心他人，第一步应做到的是，孩子吃他所喜欢的食物时，先询问大人要不要吃；第二步要逐渐做到的是，孩子真的将自己喜欢的食物给大人吃；第三步，逐渐扩展到给邻居的孩子吃。这样，孩子才能一步步接近并达到所期望的目标行为。

其四，合理选择强化物。选择适当的强化物，对来访者来说是极其重要的。

其五，实施行为塑造应循序渐进。从一个相近行为到下一个相近行为不要进展太快，否则就会影响目标行为的实现，达不到行为塑造的目的。

（三）行为塑造法的治疗案例

甜甜，4岁，女。甜甜最近与她一岁的弟弟亮亮相处困难。甜甜不愿意和亮亮分享玩具或自己的其他东西。当大人要求她与弟弟一起分享玩具时，甜甜表示拒绝，并发脾气，将玩具扔向亮亮。甜甜用玩具击中了亮亮许多次，用手扇亮亮耳光，将亮亮推倒。另外，甜甜经常要求父母只和自己在一起，外出散步时，要求将亮亮留在家里。这些是新近发生的行为。在亮亮6个月之前，甜甜一直向别人吹嘘关于她弟弟的事，努力帮助父母照顾她弟弟，帮忙拿杯子或者尿布，帮忙为弟弟换衣服，尽力安慰哭闹的弟弟。但是，当亮亮开始独立走路时，甜甜出现了负性的反应方式。

1. 初始会谈

在治疗师与甜甜父母的初始会谈中，她父母具体谈了以上背景资料。初始会谈后，治疗师要求甜甜父母一周内每天写日记，记录甜甜和亮亮之间正性的和负性的相互交往，包括相互交往之前发生了什么事情，谁在场，甜甜和亮亮各表现出了什么具体行为，父母是如何反应的等信息。因为甜甜上的是每周3次的学前班（亮亮没有上学），所以，甜甜父母书面同意，并和学前班老师联系，要求老师写类似的日记，记录甜甜和同伴的交往。另外，甜甜父母预约了整个家庭的一次会谈，并且要求带上甜甜喜欢一些的玩具。这次会谈的目的是证实问题行为。

2. 与甜甜会谈

甜甜被请来和治疗师一起做游戏，父母和亮亮不在场。在这段时间里，甜甜健谈、友好，并且能恰当地分享玩具，没有攻击行为表现。当治疗师告诉她亮亮要一起来做游戏时，甜甜要求不允许亮亮参加，并开始收拾她的玩具。当治疗师将亮亮带进来时，甜甜将她的玩具放在自己身后。此时，治疗师从游戏箱中拿出其他玩具，开始和亮亮做游戏，忽略甜甜。在两分钟后，甜甜走近，要求治疗师和她转移到另外一个房间，"不带亮亮"。当治疗师建议她一起玩，而不是到另外一个房间时，她开始哭了，并且离开了治疗室。没有人努力劝她不要离开。大约15分钟后，治疗师回到接待室，邀请父母和甜甜一起和亮亮玩。甜甜拒绝了，所以，亮亮、母亲、父亲和治疗师一起在治疗室做游戏，而甜甜一个人坐在接待室，会谈到这里结束。

3. 评估

一周以后，治疗师对父母和学前班老师完成的日记进行了评估。

评估表明，甜甜负性行为主要的先前事件是亮亮的出现。也就是说，当亮亮睡觉时，甜甜和邻居家的孩子做游戏时，与学前班的同伴一起做作业或做游戏时，以及和父母交往时，她的行为适当。

甜甜的负性行为包括：哭泣、与父母争辩，以及对亮亮打、推、扇耳光，将玩具扔向亮亮。

甜甜负性行为的后果是：父母劝诫她对弟弟好一点，将她带到另一个房间，单独花时间和她在一起，使她平静下来，而且和她讨论为什么她要那样做。相比起来，当甜甜和亮亮和睦地做游戏时，父母常常没有任何反应。

分析结果清楚地表明：治疗应该是改变父母关于甜甜对弟弟行为的反应。目前，甜甜适应不良行为的后果是父母的关注和言语交往增加，而不幸的是，甜甜的适当行为一直被忽略。于是，治疗师会见了她的父母，和他们讨论了这些观察结果，说明实际上他们强化了负性行为而忽略了正性行为。在商讨中，父母反思了他们的劝诫、讨论以及将甜甜移到另一个房间作为惩罚。父母表示他们没有主动强化甜甜与亮亮分享的行为，因为这是父母期望她做到的。

4. 治疗目标

增加和亮亮的分享行为，消除所有针对亮亮的攻击行为。

5. 治疗策略

每一次，当甜甜自发地与亮亮分享玩具和自己的其他东西时，父母在冰箱门上的一张统计表上贴一个"星"；当父母提出和亮亮一起分享的要求，甜甜做出迅速而没有抱怨的反应时，给予言语强化；每当甜甜哭泣或力图争辩时，父母从视觉和言语上忽略她；每当甜甜试图或者已经对亮亮打、推、扇耳光或者扔东西时，立刻实施暂时中止。根据甜甜的年龄，暂时中止持续4分钟，甜甜单独待在自己的房间，父母规定甜甜最后15秒钟保持安静。

当甜甜在她的统计表上总共有了10个"星"时，她可以兑现30分钟的"特殊时间"，也就是她可以选择与爸爸或妈妈一起活动而没有亮亮参与。甜甜选择的活动可以是阅读故事、看电视、吃爆米花以及在院子里做游戏等。

在这里，治疗技术包括了代币经济法（"星"）、正强化（言语）、消退（忽略）、暂时中止。这些策略通过使用父母做的日志每天得到监控。治疗师每周检查一次日志。

干预措施效果较好，两周结束时，甜甜的自发分享行为增加了75%，即时的非抱怨行为增加了45%，对亮亮的攻击行为减少了90%。但是，甜甜的哭泣和试图争辩没有明显减少。因此治疗师对治疗方案进行了改进，指向减少哭泣和争辩的行为技术，将消退调整为暂时中止，并且给予更积极的评价。另外，因为甜甜的自发分享行为、对父母要求的即刻反应明显有了进步，所以，接下来要在代币经济法和言语强化法中增加行为的要求。最后，由于攻击行为被认为是有害的和无法容忍的，因此，像开始计划的一样，父母还要继续使用暂时中止技术。鉴于此，治疗师指导父母做到几点：每当甜甜哭泣、力图争辩，或出现攻击行为时，按指导要求使用暂时中止技术；每当甜甜表现出自发的分享行为，就继续在统计表上放一个"星"，但是，这次兑现"特殊时间"的要求是15个"星"；每当甜甜迅速地做出分享行为，但仅仅是随机（偶然）的一种反应，就给予非言语强化——点头、微笑、竖起大拇指，父母还要为甜甜仔细解释她的做法的变化，强调她对弟弟的行为好在哪里。

6. 治疗结果

这些变化在保持甜甜的适应行为和减少不适应行为上取得了成功。这个方案继续实施，逐渐去除连续的非言语强化和代币经济法，直至治疗目标实现，即甜甜的攻击行为完全消失，自发的分享行为明显增加。到治疗的最后阶段，父母仅随机地对甜甜的适应交往行为给予强化，使用暂时中止技术对付甜甜的哭泣和争辩行为，一个月仅仅两到三次。

六、生物反馈疗法

（一）生物反馈疗法的一般概念

大量临床实验表明，在心理活动的意识和无意识之间、神经系统的随意与不随意之间，均存在密切联系和相互影响，而且都受大脑皮质的控制。皮质的意识活动与皮质下的无意识活动，是以皮质与皮质下丰富的神经联系为基础的。不受意识支配的皮质下中枢（边缘系统、下丘脑），既有调节情绪又有调节内脏功能的作用。这些事实说明，心理的情绪反应与生理的内脏活动之间有着内在的联系。许多研究都证实了心理过程与内脏活动的相关性。临床实践证明，持久的心理社会应激因素，通过中枢神经系统而产生情绪紊乱，从而引起高血压、消化性溃疡、心律失常；强烈的精神应激因素，通过中枢神经系统的作用而诱发心绞痛、心肌梗死，甚至脑出血，直至猝死。

生物反馈疗法是利用现代电子仪器，对通常人们不能觉察的内脏生理功能（如血压、心率、呼吸、生物电活动等）给予处理，转换成个体能觉察到的信号显示出来，以帮助个体自我控制和调节这些活动，从而达到治疗的目的。

生物反馈疗法的运用一般包括两方面的内容：一是让来访者学习放松训练，以便能减轻过度紧张，使身体达到一定程度的放松状态；二是当来访者学会放松后，再通过生物反馈仪，使其了解并掌握自己身体内生理功能改变的信息，进一步加强放松训练的学习，直到形成操作性条件反射，解除影响正常生理活动或病理过程的紧张状态，以恢复正常的生理功能。

（二）各种生物反馈仪的功能简介

1. 肌电生物反馈仪

肌电生物反馈仪是目前使用最广泛、最成功的一种生物反馈仪器。从皮肤表面可测得肌肉收缩的电压幅度，并给出相应的反馈信息。一般来说，肌肉的紧张程度与情绪焦虑的程度呈正相关，尤以前额部肌肉最为显著。将电极置于一定的体表位置，通过反馈仪将肌电信号输出，并转换成来访者能直接接受的反馈信息。根据反馈信号，来访者可对肌肉进行放松训练。肌电生物反馈仪可用于治疗各种紧张、失眠、焦虑状态、高血压、心律失常、紧张性头痛等心身疾病，还可用于对某些瘫痪病人的康复治疗。

2. 皮肤电反馈仪

皮肤电反馈仪主要测量皮肤表面电阻的变化，并转换成视听信号，供来访者进行情绪控制训练。皮肤电反馈仪主要反映情绪活动水平，通过反复训练，来访者可随意控制皮肤电的变化，临床上主要用于治疗焦虑症。

3. 皮肤温度反馈仪

皮肤温度的变化主要是由于外周血管的收缩和舒张引起的。皮肤温度反馈仪以热变阻式温度计记录指尖皮肤温度的变化，并转换成电子信号，反馈给来访者进行训练，使来访者学会控制外周血管的舒缩程度。该反馈仪主要用于治疗偏头痛、雷诺病等。

4. 脑电生物反馈仪

脑电生物反馈仪以大脑生物反馈治疗仪为载体，通过 EEG 传感器将人体微弱的脑电波放大并通过视觉或听觉的形式显示出来，经过多次训练，以达到松弛、调节的作用。同时，脑电生物反馈仪根据波形同步及脑电平衡原理，将特殊编制的声、光信号及低频电脉冲，分别作用于人体的耳、眼，利用声光型号频率（节律）变化，影响、调节人体的脑电波活动水平及兴奋水平，从而减轻多动症、缓解压力和焦虑紧张、控制疼痛、消除疲劳、激发学习记忆和创造能力。脑电生物反馈仪多用于治疗抑郁症和癫痫，以及运动员松弛训练，也可用于神经衰弱、失眠的治疗等。

5. 胃酸反馈仪

胃酸反馈仪用于测量胃液中 pH 值的变化，并将其变化信息反馈给来访者，使其逐渐学会控制胃酸的分泌。胃酸反馈仪多用于治疗消化性溃疡等疾病。

6. 心率、血压反馈仪

该反馈仪主要用于治疗原发性高血压、心律失常等心血管系统疾病。

（三）生物反馈疗法的适应证、禁忌证及注意事项

生物反馈疗法是松弛疗法与生物反馈技术相结合的产物，通过各种松弛训

练程序反复训练，逐渐达到全身放松的目的。

1. 生物反馈疗法治疗的适应症

生物反馈疗法治疗的适应症范围较广，一般包括以下几个方面：① 神经系统功能性病变及某些器质性病变，如局部肌肉痉挛、抽动、不完全麻痹，小儿麻痹或脊髓不完全损伤后遗症，卒中后肢体运动障碍等；② 某些神经症，如焦虑症、恐惧症、疑病症等与精神因素相关的疾病；③ 心血管系统的心身疾病，如高血压、心律失常、冠心病等；④ 消化系统的心身疾病，如胃肠神经症、消化性溃疡病等；⑤ 其他，如哮喘病、性功能障碍、紧张性头痛等。

2. 生物反馈疗法的禁忌症

人们一般认为生物反馈疗法的禁忌症是：① 可疑心肌梗死或心肌梗死发作期间与发作后伴有复杂心功能紊乱者；② 青光眼来访者中因眼压控制不满意者；③ 糖尿病来访者中病情不稳定者；④ 精神分裂症急性期；⑤ 严重智力缺陷，或病因不明不能做出正确诊断者；⑥ 训练期间有异常反应者，如头晕、头痛、失眠、妄想等。

3. 生物反馈疗法的注意事项

采用生物反馈疗法进行治疗时，应注意以下几点：① 治疗的目的是让来访者的躯体及精神放松，解除来访者的临床症状；② 要求来访者处于此时此刻的心理状态，对过去淡然置之，对未来不忧心忡忡，对目前现状顺其自然，使机体处于无意识的自由放松状态；③ 事先告诉来访者在松弛状态下可能出现的躯体感觉，如沉重感、温暖感、飘荡感等，以免引起来访者的担心和不安。

（四）生物反馈疗法的方法与步骤

1. 治疗前的心理准备

在治疗前，治疗师应以饱满的热情、和蔼的态度接待来访者，应用医学心理学知识、行为医学知识及通俗易懂的语言，向来访者说明其所患疾病与心理社会应激因素的关系，并介绍生物反馈疗法的原理及注意事项，说明该疗法的可靠性及安全性，增强来访者治愈疾病的信心，并强调治疗成败的决定性因素是来访者的配合程度，只要来访者持之以恒、循序渐进，最终将会取得满意的疗效。

2. 训练前的注意事项

训练前，应排除各方面的干扰因素，一般在进餐 30 分钟后进行训练，训练前不应饮用茶、咖啡、酒精类等刺激性饮料。

3. 治疗环境要求

治疗室内要安静，光线柔和，温度应在 26℃左右，来访者坐在有扶手的靠椅上，双腿放松，感觉舒适，或躺在与平面呈 45 度角的床上，解松领扣、腰带，换上拖鞋或便鞋，保持头脑清静，排除思想杂念，微闭双目，呼吸均匀、缓慢、自然。

4. 记录

在首次治疗与以后每次治疗的前 5 分钟，治疗师均应测查并记录基线数据，测查时不输出反馈信息，只记录平均值，作为每次治疗的基线值。

5. 确定训练目标

测定基线值后，治疗师给来访者增加精神负荷，如要求来访者回忆某一烦恼事件或可怕的情境，同时观察肌电、皮电、指端皮温、脉搏血压等指标的变化，找出反应敏感的指标，找出并确定下一步的训练目标。前后变化不显著的生物反应指标，不宜作为训练指标。

6. 放松训练

实施全身肌肉放松程序，一般依次为头部、颈部、肩膀、上肢、下肢、躯干（腹部、腰部、肩背部）。来访者也可以开始进行收缩与放松交替练习，之后做全身肌肉放松练习。

7. 暗示

来访者呼吸要自然、缓慢、均匀。治疗师让来访者设想鼻孔下面有一只兔子，来访者呼吸时不能吹动兔毛。训练时，来访者要尽可能保持头脑清静，排除杂念，使自己处于旁观者的地位，观察头脑中自发涌现什么思想及情绪变化，这叫作被动集中注意；或自己反复默念"我的腹部、腰部感到很沉重，很温暖……"，以达到自我暗示的作用；也可以想象自己躺在气氛温馨、微风轻拂、阳光柔和的海滩或乡村草地上，天是蓝的，水是绿的，一切都是透明的，自己置身于大自然的怀抱，接受自然的洗礼，有与自然融合在一起的轻松感觉。来访者在训练时应注意避免完全入睡。

8. 注意调节反馈信号

治疗师调节阳性强化阈值，使来访者获得自控生物性指标，阳性信号占70％，阴性信号占30％左右；当阳性信号达90％以上，治疗师要提高阈值要求标准，当阳性信号只在50％左右时，治疗师就降低阈值要求标准，使训练循序渐进，稳步进行。每次治疗结束，治疗师要让来访者做几次肢体屈伸运动，然后轻松愉快地离开治疗室。

9. 自行练习

在反馈训练结束后，治疗师要求来访者回家后（或在医院）自行练习（在没有反馈仪的情况下），来访者一般在中午、晚上睡觉前或清晨时自行练习，每次 10～30 分钟，每日 1～2 次。

10. 治疗疗程

每周治疗 2 次，5 周为 1 个疗程，约 10 次左右。在其他时间，治疗师要求来访者在家练习，一般要求坚持训练 4～6 个月。

11. 注意观察并评估疗效

在治疗过程中，治疗师应密切观察来访者的各种反应并详细记录，必要时要求来访者填写症状自评量表以判定疗效。如果通过多次训练，来访者的生物反馈指标无明显变化，治疗师应与来访者一起寻找原因，必要时考虑选择其他生物反馈指标。有时通过治疗，来访者的生物反馈指标虽有明显变化，自我调节也好，但临床症状无明显改善，此时治疗师要考虑选用其他疗法开展治疗。

七、示范疗法

（一）示范疗法的一般概念

示范疗法（modeling），又称模仿疗法或模仿学习疗法，它是利用人类通过模仿学习获得新的行为反应倾向，来帮助某些具有不良行为的人，以适当的反应取代其不适当的反应，或帮助某些缺乏某种行为的人学习那种行为。

示范疗法是班杜拉于 1967 年创立的。班杜拉认为，儿童的许多行为并不是通过直接实践或受到强化形成的，而是通过观察、学习产生共鸣，从而增加良好行为的获得或减少、削弱不良行为。因此，模仿与强化一样，是学习的一种基本形式。示范疗法包括现场示范法、参与模仿法、自我示范法、电影电视或录像示范法以及想象模仿法等多种类型。示范疗法有许多优点，如成效较快，适用情境广泛，还可与其他行为治疗方法结合使用，特别适合于集体心理治疗时应用。1977年的一项报道称，将示范与强化相结合，能促进孤独症儿童的语言与行为发展。班杜拉的研究发现，儿童的模仿行为明显地受观察者与示范者之间相似程度的影响。也就是说，示范者与观察者在性别、年龄、身份等诸方面相似性越高，观察者模仿学习的效果就越好。这一结果对示范疗法的临床应用有直接的实践意义。

示范疗法的心理学原理是社会学习理论。社会学习理论认为，学习的产生是通过模仿过程而获得的，即一个人通过观察另一个人（模型）的行为反应而习得某种行为。大量的心理学研究结果也表明，人类的大多数行为都是通过观察学会的。莫瑞尔（O. Hobart Mowrer）认为，观察者仅仅通过看到模型的奖励就可以学会这个模型的反应。班杜拉更进一步指出，模仿学习可以在既没有模型也没有奖励的情况下发生，个体仅仅通过观察其他人的行为反应，就可以达到模仿学习的目的。人们的大量行为都是通过模仿而习得的，人的不良行为也常常是通过这一途径而形成的，如儿童看到成人或电视中的攻击行为，自己就会变得富有攻击性，如疑病症的儿童往往来自特别关注疾病的家庭。

模仿学习疗法已成为行为疗法中常用的方法之一。事实上，在行为疗法的许多方法中，都含有模仿学习的因素。如马克斯运用满灌疗法治疗洁癖的病案，就含有大量的模仿学习疗法的方法。现在治疗师常常运用模仿学习疗法治疗恐惧症、与焦虑情绪有关的行为问题，以及其他类型的行为障碍。

（二）示范疗法的方法与步骤

目前，示范疗法主要被大量应用于儿童行为的训练（包括正常儿童和弱智儿童），有时也用于临床治疗。示范疗法一般有以下操作程序。

1. 选择合适的治疗对象

在实施示范疗法之前，治疗师首先要评估来访者的模仿能力，以决定来访者是否为合适的治疗对象。每个人的模仿能力是不一样的，而且模仿能力还有总的模仿能力和特殊的模仿能力的区别，如有的人对肢体动作的模仿较快，而有的人则对声音的模仿能力较强。治疗师可以根据来访者的经历和心理测量结果对来访者的模仿能力做出判断。

2. 设计示范行为

完成评估后，治疗师就可以根据来访者的具体情况，有针对性地设计示范行为。与塑造相似，示范行为的顺序应是从易到难，由简到繁；示范的情景要尽量真实，示范者亦应与模仿者有较多的共同之处，以易于得到模仿者的认同，这样的模仿会取得较好的成效。

3. 对正确模仿行为予以强化

在整个模仿学习过程中，治疗师要对模仿者的每一次进步与成功都给予及时的强化，如赞许、微笑、物质奖励等，从而加强、巩固模仿者已习得的模仿行为。

一个非常简单然而有效的实验极好地验证了示范疗法的作用，这个实验是由奥康诺尔（O'Connor）设计实施的。他在幼儿园中挑选了13名具有社会孤独症状的儿童，他们很少与同伴交往。他对其中6名儿童进行示范治疗，其余7名作为对照组。示范的方法是观看幼儿园活动的录像。片中有这样一些镜头：一个儿童先是观看其他儿童的交往，随后他自己也参与进去，这时其他儿童就来和他谈笑，给他玩具玩，对他的参与表现出积极的态度。游戏活动涉及平静地看书、搭积木和剧烈的追逐游戏。对照组的7名儿童则观看一部关于海豚的纪录片。经过1个疗程后，效果卓著。过去表现孤独的6名实验组儿童，愿意并参与到其他儿童的活动中，其次数与"正常"儿童一样多或更多；而对照组的7名儿童仍然表现出社会孤独行为。追踪观察发现，6名实验组儿童，除1人外，其他儿童都保持着良好的社会交往习惯。奥康诺尔解释说，那名仍然孤独的儿童看录像时，由于机械故障，音频与图像是不同步的。研究人员由此推测，如果儿童仅从观看适当的范例中，就能学会所期望的新行为方式，那么我们可以大胆设想，像电影、电视这样普及的传播工具，就可成为儿童心理治疗者的工具。

第六章

认知行为治疗理论和技术

认知行为治疗（cognitive behavior therapy）是由行为疗法（behaviour therapy，BT）和认知疗法（cognitive therapy，CT）组成的一系列治疗方法，而不是单一方法。其起源可以追溯到学习理论的早期应用。20世纪50年代，阿尔伯特·艾利斯（Albert Ellis）（见图6-1）提出了理性情绪疗法（rational-emotive therapy）。随后，阿伦·贝克（Aaron T. Beck）在60年代发展出了一种有结构、短程、认知取向的心理治疗方法，主要针对抑郁症、焦虑症等心理疾病和不合理认知导致的心理问题。后来，认知行为治疗理论开始整合，唐纳德·梅肯鲍姆（Donald Meichenbaum）致力于整合认知行为治疗，并开创了认知行

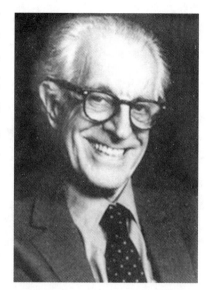

图6-1 阿尔伯特·艾利斯

为矫正法、自我指导训练技术、压力接种训练技术。本章将主要介绍艾利斯的理性情绪疗法和贝克的认知疗法。

阿尔伯特·艾利斯是美国临床心理学家，他于20世纪50年代创立了理性情绪疗法，他也是20世纪60年代美国性解放运动的先驱。他认为，人是理性和非理性的结合体，人既可以进行自我指导、自我发展，也可以进行自我批评、自我打击。他的代表作有《如何与神经病患者生活》《理性生活新指南》《理性情绪疗法手册》等。

第一节　艾利斯的理性情绪疗法

一、理性情绪疗法概述

20世纪50年代，美国心理学家阿尔伯特·艾利斯提出了理性情绪疗法。作为心理治疗师的艾利斯在多年的临床实践中发现，来访者在童年时期被灌输"自己一无是处"这些不合理的错误观点，并在成长过程中内化了这些错误观点，认为自己一无是处。随着时间的推移，这些错误荒谬的理念逐渐成为他们人生观中的一部分。持有这些不良理念的来访者倾向于消极看待事物，把问题糟糕化。这是导致他们陷入神经症而无法自拔的主要原因。

艾利斯逐渐放弃传统的精神分析治疗，开始尝试其他类型的心理治疗方法。虽然新方法保留了分析性风格，但是分析的对象是来访者所需要面对的现实问题。同时，它也不再将来访者的困扰归因于其本能冲动或早年的创伤性事件。在此期间，艾利斯缓解了 70% 的来访者的情绪及行为困扰，这个比例远远高于使用精神分析疗法。

但艾利斯认为，来访者只是看起来感觉好些，并没有真正变好。于是，他又尝试了行为主义疗法。他认为，人类的大部分情绪困扰和功能障碍性行为都可以归因为某种条件反射。与经典条件反射过程相似，个体此刻对某种刺激产生的焦虑等消极情绪以及逃避、攻击等行为，是他们早年通过重复行为形成的与情绪相关联的条件反射。他尝试通过消除条件反射来解决这类心理困扰，但并不顺利。即使来访者知道当前的困扰是早期条件反射导致的，也知道只要做出改变就能减轻或消除症状，但是他们依然无法做出有效的情绪或行为改变。

艾利斯发现，原因在于人类能够用语言进行思考，形成意识与自我意识。人类不仅会对存在的现实刺激产生情绪或行为反应，还会对不存在的想象刺激产生情绪或行为反应。也就是说，外在环境的改变不一定能够改变相应的条件反射。通过语言，人们会形成信念并用它们奖励或惩罚自己，甚至会根据各种符号来奖励或惩罚自己，例如，眼神、动作等，他们对这些信息进行自我解读，从而产生情绪和行为。这是一种强烈的主观性奖惩机制。

人类具有自我意识，能进行自我评价，常常将自己定义为好的或坏的，并进一步创造奖惩机制。艾利斯指出，一个人仅仅被告知，"不受欢迎是一件可怕的事"，即使没有任何证据支持这句话，他还是会立刻相信，并不断地加强该信念，将"不受欢迎"创造为"可怕的事"。

20 世纪 50 年代，认知心理学兴起，艾利斯从中获得启发。他认识到，人类除了生物学倾向的偏好，更多的是从外界获得价值观及偏好。个体受到教育和文化的影响，获得大量的认知、情绪和行为模式，并根据内化的外在标准来评价好坏。据此，人类本质上倾向于接受教育和建议。艾利斯指出，如果个体能够改变思想，他的感觉也能随之改变，反之亦然。基于该假设，1955 年，艾利斯提出了 ABC 理论，也称 ABC 模型。艾利斯认为，激发事件 A（activating event）只是引发情绪/行为后果 C（consequence）的间接原因，直接原因为个体对激发事件的想法/认知 B（belief）。20 世纪 50 年代，理性情绪疗法的影响力扩大到整个世界。认同理性情绪疗法的心理学家们于 1959 年和 1968 年创办了两个研究机构：一个是非营利性的教育和科研组织"理性生活有限研究所"；另一个是培训机构"理性-情绪治疗研究所"。

二、理性情绪疗法的核心观点

（一）人性观——人是理性与非理性的结合体

心理治疗的对象是人，任何心理治疗理论都有自己的人性观。人性观既是心理治疗理论成立的前提，也是治疗师如何分析心理问题成因和采用何种治疗方法的基础。与其他心理治疗方法不同，理性情绪疗法不是探讨人性善与恶的问题，而是探讨人类本质的问题。关于人类的本质，艾利斯认为，人是理性和非理性的结合体，人既可以进行自我指导、自我发展，也可以进行自我批评、自我打击。

正因为人具有理性思考能力，所以人才能够主宰世界。然而，人的理性是有限的，也会表现出非理性，所以人也会有破坏世界的行为。但是在大多数情况下，人是处于理性状态的。在理性的作用下，个体会自发地形成自我保护的认知、情绪和行为，而非理性会使个体产生不现实的、不符合逻辑的认知、情绪和行为，从而使个体产生焦虑、抑郁及自我否定等消极后果。理性情绪疗法认为，非理性是人类不幸的根本原因，它使个体经历不必要的痛苦和困扰；而理性使人类能够清楚地认识到导致痛苦和困扰的根源，并致力于做出积极的改变，尤其是认知上的改变。这样，他们就可以消除自己的痛苦和困扰了。

理性情绪疗法假设，无论生长在何种环境，人都有一种天生的、内在的形成强烈偏好的倾向，并将这些偏好构造成一种绝对性的、必须性的要求。为了生存，人类有一系列的最基本需要，如饮食、安全等。一旦这些需求得不到满足，生命和基因延续就会受到威胁。为了生存和繁衍后代，经过漫长的生活，这些最基本的需求被人类视为必不可少、绝对的。这些必须的、绝对的态度形成后，又被加诸其他非必须的需求上，例如被肯定、被认可、被喜欢等。理性情绪疗法理论认为，这个转化过程是人类具有的基本倾向。

事实上，被认可、被喜欢等需要不是人类生存必不可少的条件，只是这种基本倾向导致人类夸大这些需求，甚至认为这些需求是自己生存必不可少的。一旦没有获得这些需求，人类就会感觉受到了威胁，产生焦虑、抑郁、恐惧等情绪，甚至出现行为异常。也就是说，在人类基本倾向的作用下，他们会不断地用绝对性、必须性的信念困扰自己。其实，这就是人类的非理性。

因此，理性情绪治疗理论提出"他们不是他们的行为"这一基本治疗假说。我们大多数时候倾向于将人的行为和人的本性等同，通过自己或他人的行为来评价自己或他人的本性。例如，如果个体从小就会被父母教育"做错了事就是坏孩子"，那么个体会持有"因为我做了错事，所以我是坏人"的信念。理性情绪治疗理论认为这种信念既不符合实际，也无逻辑，并且还会导致个体歪曲对自己或他人的评价，从本质上否定、贬低自己，引发相应的情绪和行为困扰。

将人的行为与本质区别开来是理性情绪治疗理论应对非理性信念和行为的策略之一，也就是我们常说的"对事不对人"。人们不能根据个体做出何种行为推导出其具有何种本性。人的有限理性决定了人不可能不犯错，犯错是正常现象。这种错误仅在于行为层面，而不是在人的本质层面。艾利斯明确指出：人类若从本质的层面对自己或他人进行贬低与打击，即从根本上否定自己和他人，将比仅从某些行为上的否定更容易引起情绪困扰和功能障碍性行为，且该类困扰也更加严重。故理性情绪疗法的目的就是协助来访者接受犯错误的自己，并能与自己和谐相处。

（二）情绪失调的原因——ABC 理论

在日常生活中，我们常常听到这样的对话："老师的批评让我很难过""明天要考试了，我好紧张""他们不愿意跟我玩，我好伤心"等。这些消极情绪很正常，但是如果这些情绪进一步被放大，甚至转化为糟糕至极的信念，那么就会导致心理困扰。上述表述中，可能隐藏着这样的真实想法："完了，老师不喜欢我了""考试没考好就完了""再也没有人愿意跟我玩了，太可怕了"等。从这些例子中，我们可以发现，造成我们情绪和行为困扰的都是外界环境或刺激。

理性情绪治疗理论将这些外界环境或刺激统称为"诱发事件"。诱发事件是环境中客观存在的，没有任何附加价值。但是，人们在感知诱发事件时，会对该事件进行认知加工，如解释、评价等。这些认知就是理性情绪治疗理论所说的"信念"。这些信念会影响人们对诱发事件的态度，如果评价是好的，则趋近，如果评价是坏的，则远离。但是，我们发现，不同的人对同一刺激的反应不同，有些个体会产生情绪或行为困扰，有些则不会。比如，同样是考试成绩考了 60 分，有的学生为自己及格而庆幸，有的学生则为自己考得太差而难过。由此可见，诱发事件并不是导致人类情绪及行为困扰的根本原因。

个体对诱发事件产生的信念可分为积极和消极两类。当诱发事件对个体有利时，个体会产生积极的认知和评价；若不利时，则产生消极的认知和评价。如，受到老师的表扬，感到被认可，会开心；若被批评，则认为自己不够好，会难过。由于信念的介入，中性的诱发事件（如天气等）也可以引起个体产生一定的情绪和行为反应。理性情绪治疗理论将这些情绪和行为反应定义为"结果"。在治疗过程中，来访者的情绪困扰和异常行为就是结果。

但是，不是所有的消极信念都会导致情绪和行为困扰。只有消极信念被夸大，变为必须的、绝对的信念，并被个体内化为核心信念，个体在此种信念影响下对诱发事件进行新的消极认知时，才会产生情绪和行为困扰。如，同样是被老师批评了，如果持有"老师批评我，是因为我没做好，下次做好了就可以了"的信念，个体会难过一段时间，并改正行为；但是如果持有"老师批评我了，他再也不会喜欢我了，其他人也不会喜欢我了"的信念，个体会陷入自我否定、自我怀疑的情绪中，会变得不自信。

理性情绪疗法的核心理论——ABC理论——清晰地呈现了情绪和行为困扰产生的过程。在ABC理论中，A代表诱发事件（activating event，A），即当前发生的事件，或是与这个事件相关的想法或行为，也可能是过去的经验。比如，某同学没有考上理想的大学（当前发生的事件），他对自己说，"我只能读一所普通大学了"（有关这件事的感受和行为）。他曾经在新闻里看到普通大学的学生就业率不好（过去的经验）。C则代表在A发生之后，个体出现的情绪和行为，即结果（consequence）。

我们很容易将这种先后发生的事件联系在一起，认为它们之间有因果关系，即A直接导致了C。但事实上，大多数时候，A和C之间有一个非常重要的中介因素，即个体对A所持有的看法或评价，也就是信念（belief），用B表示。人很少能够不带个人经验，如价值观、动机、期待等，去感知当前发生的事件（A）。因此，对A的经验总是主观的，因人而异的。故，不是诱发事件（A）直接导致了情绪和行为反应（C），而是对诱发事件的主观经验（B）导致了情绪和行为反应（C）。

以高考失败（A）为例，假如某学生正体验着难过、绝望的抑郁症状（C），他的症状并不是因为高考失败这件事导致的，而是因为他对高考失败这件事所做的主观解释和评价（B）。他认为高考关系到自己的人生，一旦失败，自己的人生就会变得无比糟糕，而且高考失败说明自己没有用，没有价值。他把高考失败看作一件糟糕至极的事，并把责任归咎于自己，认为自己一无是处。但是，如果他把高考失败只是看作磨砺自己的人生经历（新B），那么他可能就不会产生抑郁（新C）。当然，如果没有高考失败这件事（A），他也不会产生抑郁（C）。

由此可以看出，消极的诱发事件和非理性信念是造成个体情绪和行为困扰的两大主要原因。因此，要想减轻或消除来访者的情绪和行为困扰，治疗师可以从两方面入手，要么改变消极事件，要么改变非理性信念。正如艾利斯所说的，令人烦恼的事件在生活中是不可避免的，在它面前，既不要自欺欺人地装作快乐，也不要让自己陷入深深的痛苦之中。生活中，消极的诱发事件是不可避免的，而且发生了就是发生了，不可能消除或改变。能够改变的只有非理性信念，所以理性情绪治疗理论的核心治疗思想是帮助来访者改变信念系统中的非理性信念，用理性信念代替非理性信念，从而改变来访者对诱发事件的感知，最终减轻或消除他们的情绪和行为困扰。

ABC 理论强调个体认知的重要性，个体的认知一旦改变，情绪会随之改变，情绪的改变会促进行为的改变，但是情绪和行为一般不会同时改变。大量临床经验表明，认知、情绪、行为之间不是简单的引起与被引起的关系。它们是相互决定、相互作用的，其中任何一方的改变都会影响其他两方的改变。认知的改变引起情绪和行为的改变，而情绪一旦改变，它会反过来影响认知和行为，同样，行为的改变也会影响认知和情绪。

随着理论的发展，ABC 理论中增加了两个新的概念——辩论（disputing）和效果（effect），分别用 D 和 E 代表。"辩论"是指对来访者的非理性信念进行辩论的过程，其实它是一种治疗技术。艾利斯将其表述为：对非理性信念进行持续地、有力地反思与挑战。而"效果"是指治疗最终的结果，即来访者形成一种新的理性信念系统，进而产生新的情绪和行为，情绪和行为困扰最终得以解除。

（三）非理性信念及其特点

非理性信念是理性情绪治疗理论的核心概念。正因为非理性信念的存在，人类才会产生不必要的困扰。古语有云："天下本无事，庸人自扰之。"这句话说的就是这个道理。非理性信念的产生既有历史原因，也是人类本性使然。早期的人类面临着各种威胁，要想生存和繁衍后代，必须依靠一些绝对的信念生活，例如，"我必须杀死这头猛兽，不然我就会死"。在恶劣的生活环境中，一旦失去了这些必须的、绝对的信念，人类就会面临灭顶之灾。但是在现代生活中，我们很少受到生存的威胁，但是我们还是会习惯性地做出绝对性思考。同时，在教育和文化的影响下，我们也会内化外在的非理性信念，比如"好孩子必须听父母的话""优秀的人必须得到所有人的喜欢"，等等。

艾利斯曾对非理性信念进行过阐述，认为非理性信念在本质上是严格的、教条的、强烈的要求和命令，时常用"必须""应该""要求""不得不""非得"等词语表达。由于它们是命令式的，因此它们还有许多附加的性质：过度概括化、非现实性以及任意性。他还尝试引用心理学家罗素·格里格（Russel Grigg）的以下论述来解释非理性信念。

非理性信念导致强烈的消极情绪，例如，极度的愤怒和深深的抑郁。对这种情绪的感知使个体对非理性信念信以为真。非理性信念是定义的或重言的，也就是说，这类表达必然是真的。例如，"我必须得到别人的认可，否则我就没有价值。然而即使我得到了别人的认可，又怎么证明我将来不会被否定呢？"非理性信念通常是循环论证，例如，"如果我做错了事，就不是好人。现在我犯了错，那么我就不是好人，既然我不是好人，那么我就会继续犯错。"非理性信念会导致自我放弃，例如，"我必须保持成绩第一，否则我是个完全没用的人。这次考试只考了前三，这一定说明我很没用。因为我没用，那么下次还是会考不到第一，那我为什么还要努力学习呢？"非理性信念在语义上具有误导性，常常用不准确的语言加强这种误导性，例如，我们常常将自己定义为好人或者坏人，但是这些都是概括性的词语，如何定义好人或坏人，并没有给具体的标准。很多人会因为犯了一次错就认为自己是坏人。非理性信念被不加批判地重复与应用。我们容易相信习惯性的信念，即使它导致不好的结果。大多数不好的结果与非理性信念没有直接关系，因而不能证伪非理性信念。大多数非理性信念是无意识的，不容易被察觉，但是它们始终存在于信念系统中。

艾利斯没有对罗素·格里格的论述进行评价与扩展，而是直接引用了以上这些陈述。可见，他十分认可这些陈述。这些陈述不仅具体地阐述了非理性信念，还详细地描述了各种细节。在此基础上，艾利斯结合自己的临床经验，总结出了几种常见的非理性信念形态：① 错误的概括，如"我的行为就是我，我犯错了，我就是坏人"；② 不现实的结论，如"高考失败意味着我的人生完了"；③ 定义或重言①的陈述，如"我认为能得到他人认可的人生才是有意义的，如果我没有得到他人的认可，我的人生就没有意义"；④ 迷信的结论，如"我的命运早已天注定了，不管我多么努力，我依然会失败"；⑤ 自我打击的结论，如"我努力了，依旧失败了，我是个没用的人，那努力有什么用呢？"；⑥ 二次困扰结论，如"我的非理性信念让我觉得自己毫无价值，这证明我真的没用"；⑦ 绝望的结论，如"非理性信念已经根深蒂固了，根本就改变不了，这让人绝望"。

随着理性情绪治疗理论的发展，大卫·韦克斯勒（David Wechsler）等心理学家对非理性信念的特征进行了归纳总结，认为非理性信念主要有以下三个特征。

1. 绝对化要求

这一特征最为常见，常常与"必须""应该"这类词语联系在一起，比如，"我必须考上好大学""我必须找份好工作""别人必须对我好""我一定不会失

---

① 重言也就是永真，即不管怎么说都是对的。这个例子定义了人生的意义，同时也是一个循环论证，无法证伪。

败"。这些绝对化要求是人们从自己的意愿或期待出发，认为某一件事必然发生或必然不会发生的信念。但是客观事物的发生和发展不以人的意志为转移，有其自身发展的规律。持有这种绝对化要求的人在事情没有按着自己的意愿发展时，他们会难以接受、难以适应，进而产生情绪和行为困扰。理性情绪疗法就是要帮助来访者改变这种绝对化的信念，认识到这些信念是不合理、不现实的，并用合理的、现实的信念去代替它们，从而使人们能够理性地看待自己和周围的世界，从而减轻情绪和行为困扰。

2. 过分概括化

这是一种以偏概全的思维方式。过分概括化是不符合逻辑的，就如同管中窥豹，只通过事物的一部分来推测事物的全貌，但这并不能帮助人们了解事物的本质。在日常生活中，我们常常用这种思维来评价自己和他人。当我们想要达到的目标没有达到的时候，如考试失败了、工作失误了等，我们往往会认为自己"没有一点儿用""一无是处""毫无价值"等。当别人没有符合我们的要求或期待时，我们也会这么评价他人，认为他们"一无是处""没有用"。根据一件事或几件事的结果来评判自己或他人，实质是将人的行为与人的本质等同了，这种思维方式既不符合逻辑，也不符合现实。用这种思维方式评价自己，个体容易陷入自责、自罪、自卑、自我放弃的抑郁情绪里；用这种思维方式评价他人，个体则会产生愤怒、敌意、攻击性等情绪。艾利斯认为，人具有非理性，犯错误是正常的，错误的行为不等同于坏的人性。个体应该学会接受犯错的自己和他人。

3. 糟糕至极

这是一种灾难性思维，认为一旦发生不好的事情，结果会非常可怕、非常糟糕，比如，"我没考上理想的大学，我的人生没有希望了"。这是一种假想，当事情将要发生或已经发生时，个体会提前设想结果，做好准备措施，以解决问题。但是，持有糟糕至极信念的人会认为，结果是自己承受不了的，自己是无能为力的，结果对自己而言是灭顶之灾。个体容易产生极端不良的情绪，如恐惧、抑郁、自责、绝望等。但事实上，任何一件事情都是具有两面性的，有好有坏，没有一件事是完全坏的。糟糕至极常常与绝对化要求联系在一起，因为必须发生的事情没有发生，那么一定会导致糟糕至极的结果。理性情绪疗法认为，尽管我们不希望发生不好的事情，但是事情的发生是不受我们控制的，我们要努力地接受现实，适应现实。

三、理性情绪疗法的常用技术

（一）治疗的基本步骤

理性情绪疗法认为，非理性信念是导致情绪和行为困扰的关键原因。因此，理性情绪疗法通过帮助来访者认识非理性信念的不合理之处，用理性信念代替非理性信念，从而缓解或消除情绪和行为障碍。这种改变认知的治疗方法主要包括以下四个步骤。

首先，治疗师讲解 ABC 理论的基本原理，包括非理性信念的特点、非理性信念与心理困扰的关系。治疗师引导来访者识别自己信念系统中的非理性信念，一起弄清楚导致目前状况的原因，进一步明确非理性信念和情绪困扰的关系。

其次，治疗师让来访者明白，来访者自己应当为其当前的情况负责。来访者之所以受到情绪和行为的困扰，不是早期童年经验所致，而是当前自身存在的非理性信念所致，他们应当为此负责。

再次，治疗师介绍以非理性辩论为主的治疗技术，帮助来访者认清非理性信念的不合理性、不现实性，进而放弃这些非理性信念，帮助来访者作出认知层面的改变。这是治疗中最关键的一步。

最后，来访者要重建信念系统，用理性信念代替非理性信念。在治疗过程中，治疗师不仅要帮助来访者弄清楚问题所在，更应该帮助来访者找到解决问题的方式。治疗师帮助来访者用理性的思维方式看待自己和周围的世界，使来访者不再受非理性信念的困扰。

从以上治疗步骤中，我们可以看到，理性情绪疗法遵循了一种基本的治疗模式，这个治疗模式由 ABCDEF 六个步骤构成：

A 指 activating event，即诱发性事件，包括正在发生的事件、与该事件相关的经验等。

B 指 belief，即信念，是对诱发性事件的评价、解释。

C 指 emotional and behavioral consequence，即情绪和行为的后果，是信念引起的情绪和行为反应。

D 指 disputing irrational belief，即与非理性信念辩论，这是改变非理性信念的主要方法。

E 指 effect，即治疗或咨询效果，是来访者形成一种新的理性信念系统。

F 指 new feeling，即来访者治疗或咨询后的新感受，是来访者消除情绪和行为困扰后的感受。

（二）理性情绪疗法的常用技术

ABC 理论是理性情绪疗法的基础，该理论认为认知、情绪、行为三者是相互影响、相互决定的，其中任何一者的改变，另外两者都会随之改变。所以理性情绪治疗方法包括改变认知、情绪、行为的方法。改变认知的方法包括与不合理信念辩论、认知家庭作业、为别人进行 ABC 分析等；改变情绪的方法包括合理的情绪想象技术、耻辱练习（shame exercise）等；而改变行为的方法借鉴并发展了行为主义治疗方法，包括自我管理技术、放松训练、决断训练、社会技能训练和问题解决的训练等。

与不合理信念辩论、合理情绪想象技术、认知家庭作业是理性情绪疗法种最常用的三种技术，其他一些技术方法可以作为辅助方法帮助来访者进行改变。理性情绪治疗师常常采用多种技术方法，在治疗过程中根据来访者的情况灵活使用不同的技术方法。但是需要注意的是，认知改变是理性情绪疗法的关键。

1. 与不合理信念辩论

对来访者的非理性信念进行辩论是艾利斯提出来的，他将这个过程描述为对非理性信念进行持续地、有力地反思与挑战。由此可见，在这个过程中，治疗师具有强烈的指导意识，通过不断地提问来挑战来访者原有的非理性信念，促使其思考并改变。提问的方式主要包括质疑式和夸张式两种。

（1）质疑式

治疗师直截了当地向来访者的非理性信念发问，如"坚持该信念的理由是什么？""有什么证据能支持你的观点？""为什么别人可以失败，而你不能？""凭什么事情要按你所需的样子发生？"，等等。很多时候，非理性信念已经根深蒂固，来访者不会轻易放弃，面对治疗师的质问，他们会千方百计地找理由为自己的信念辩护。因此，治疗师要持续不断地与之辩论，直到来访者找不到任何理由为自己辩护，从而使他们认识到哪些信念是不合理的，不合理之处是哪些；什么是合理信念，如何用合理信念代替不合理信念。

（2）夸张式

治疗师可针对来访者信念中的不合理之处，故意提一些夸张的问题。这种提问方式主要是为了放大非理性信念的不合逻辑、不现实之处，帮助来访者认识自己的不合理信念。如，抑郁症的患者说："我很痛苦，每天都不开心，生活一片黑暗。"治疗师问："你觉得不开心，那是不是每时每刻都不开心？"对方说："也不是，上午的时候还挺好的。"治疗师夸大化的问题引发了来访者的思考，来访者发现自己的情况并没有想象得那么糟糕，从而放弃这不合理的信念。

与不合理信念辩论，关键是找到不合理信念，才能有效与之辩论。我们可以借助 ABC 理论和不合理信念的特点来识别不合理性念。首先，我们要找到典型事件 A，然后询问来访者对 A 的感觉和反应 C，接着询问对方为什么会产生这种感觉或行为，寻找背后的想法、信念等（B），最后根据不合理信念的特点，辨别哪些信念是合理的，哪些信念是不合理的，将不合理信念列出来。寻找不合理信念不是一蹴而就的，需要坚持各个击破的原则。

在辩论过程中，积极的提问能促进来访者主动思考。在苏格拉底式问答中，每一个问题都很简单，但都能使对方做出肯定的回答"是"，每一个问题都是如此，等到对方发现时，对于原先否定的问题，他已经在不知不觉中回答"是"了。与苏格拉底式问答不同的是，理性情绪疗法是通过问简单的问题，使来访者不断回答"不是"，通过这样的方式，使来访者的认知逐渐改变，使来访者放弃不合理信念，建立合理信念。需要注意的是，说"不是"的阻力要比"是"的阻力大得多。但是，这一过程更有利于来访者主动地、深入地思考。

2. 合理情绪想象技术

很多时候，困扰我们的情绪是我们在头脑中想象出来的。一件事情还没有发生，我们就开始预设后果，甚至会假想有很糟糕的结果，从而产生不良情绪和行为。比如，考试还没考，有人就已经开心担心自己考不好，然后开始紧张、焦虑，睡不着。合理情绪想象技术能够帮助来访者停止这种思维方式，具体有以下四个步骤。

第一步，使来访者想象进入最难受的或者产生过不良情绪的情景之中，让他重新体验这种强烈的情感。

第二步，引导来访者找到并改变导致这种情绪的非理性信念，帮助来访者努力克服这种情绪反应并体会适度的情绪。

第三步，当来访者认识到非理性信念并有了合理的情绪体验，治疗师要求来访者停止想象，回顾刚刚发生的事情，让来访者讲述这个过程中他是怎么想的，情绪有什么变化，是怎么变化的，哪些信念改变了，形成了哪些新信念。这是合理情绪想象技术的关键，可以使来访者自己学会认识和分析情景，从而自我控制和调节情绪。

第四步，治疗师及时对来访者情绪和信念的积极转变给予强化，从而巩固来访者在合理情绪想象过程中获得的信念和新情绪反应。

3. 认知家庭作业

改变认知是理性情绪疗法的关键。很多非理性信念是根深蒂固的，很难改变。因此，要想改变非理性信念，不仅需要治疗师的帮助，更要来访者主动改变；不仅是在咨询过程中改变信念，在咨询之外、生活之中，来访者也要做出改变。认知家庭作业的设置就是为了让来访者能够将在咨询中学到的辩论技术在日常生活中练习并得到巩固，最后形成新的信念系统。

认知家庭作业有以下三种类型。

（1）合理情绪治疗的自助量表

该量表是来访者自行填写的。填写方式是先找到诱发事件（A）、情绪和行为反应（C），然后找到导致情绪、行为的信念和想法（B）。来访者可以从表 6-1 中列出的十几种常见的不合理信念中选择符合自己的，也可以自行填写不在表 6-1 中的不合理信念。接下来，来访者与列出的不合理信念进行辩论（D），将辩论过程填写到表中，最后填写经过辩论之后产生的情绪和行为变化（E）。

表 6-1　合理情绪治疗的自助量表

自助量表				
（A）诱发事件（使我感到情绪困扰或产生自损行动之前发生的事件）	（B）信念和想法（导致我产生情绪困扰或自损行为的非理性想法）	（C）情绪和行为反应（已经出现的，也是我想要改变的情绪困扰或自损行为）	（D）与自己的信念和想法进行辩论	（E）有效的理性信念（取代非理性信念的理性信念）
常见的不合理信念： ① 我必须干得棒或非常棒！ ② 如果我做事蠢笨，我就是个笨蛋或一无是处的人。 ③ 我必须受到我看重的人的赞赏。 ④ 如果我被人拒绝，我一定是个不好的、不可爱的人。 ⑤ 为什么命运总是待我不公平，总是不满足我的要求！ ⑥ 命运一定要惩罚那些道德败坏的人，否则就没有天理良心。 ⑦ 任何人都不能辜负我的期望，否则就太可怕了。 ⑧ 我的生活为什么就不能一帆风顺，没有麻烦呢？ ⑨ 对真正糟糕的事和难以相处的人，我不能忍受。 ⑩ 遇到不顺心的重大事件，是极其糟糕可怕的。 ⑪ 生活中若遇到的确不公平的事，我不能忍受。 ⑫ 我必须被我看重的人所爱。 ⑬ 我必须心想事成，否则我就一定会感到痛苦、伤心。 你也可以在下方补充其他的非理性信念： 备注：我将在很多场合做出很大的努力，有力地对自己重复我的有效理性信念，这样我就能使自己在目前减轻情绪困扰，在将来减少自损行为。				

（2）与不合理信念辩论

与结构式访谈类似，与不合理信念辩论需要来访者回家后回答治疗师事先提出的一系列问题：我准备与一个什么信念辩论？这个信念是否正确？什么证据能使我认为这个信念是错误的？假如我没能做到自己认为必须要做到的事情，可能产生的最坏的后果是什么？假如我没能做到自己认为必须要做到的事情，可能产生的最好的后果是什么？

（3）合理的自我分析

这是完全由来访者自己完成的报告，内容也是 ABCDE 五项，无特殊规定，没有严格的步骤，关键是 D 项，来访者要练习与不合理信念辩论，改变不合理信念。

第二节　贝克的认知疗法

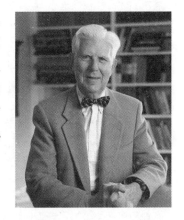

阿伦·贝克（见图 6-2）是美国精神病学家。20 世纪 60 年代，贝克在宾夕法尼亚大学从事研究工作，并开创了认知疗法，被心理学界认为是认知行为疗法之父。他认为，认知是情感和行为的中介，异常的认知产生了异常的情绪和行为。阿伦·贝克的代表作有《人格障碍的认知行为疗法》《这样想，你才不焦虑》《焦虑症和恐惧症》等。

一、认知疗法概述

图 6-2　阿伦·贝克

20 世纪 60 年代早期，美国精神病学家阿伦·贝克在临床实验的基础上创立了认知疗法。该疗法具有治疗过程结构化和治疗期限短的鲜明特点，创立初期主要是用于抑郁症的治疗。贝克是一位受过系统训练的精神分析学家，深受精神分析理论影响。他在治疗抑郁症的过程中，发现抑郁症患者头脑中总是存在很多消极的想法，这些消极的想法导致他们悲观地看待自己、他人及周围的一切。

在社会学习理论的影响下，贝克逐渐放弃传统的精神分析治疗理论。他认为，个体的认知、行为、环境不断地交互发生作用。当外界环境因素作用于个体，个体会对环境中的信息有主观的认知，然后才会做出针对性的行为。因为不同的个体生活在不同的环境里，受不同的文化影响，所以不同的个体面对同样的刺激会有不同的理解，这就是认知的差异。个体认知上的差异导致不同的情绪和行为。因此，贝克认为，导致异常情绪和行为的原因是认知，所以治疗的关键是找到导致异常情绪和行为的异常认知。

1976年，贝克出版了《认知治疗和情绪困扰》一书。在书中，他对认知治疗的理论观点进行了解释与总结。他认为，心理问题是在错误的前提下，对现实误解的结果。这种错误是从日常生活中产生的，比如习得错误的经验、根据片面或错误的信息做出错误的推断，或者不能区分现实与想象之间的差别，等等。他进一步提出，个体的情感和行为在很大程度上是由其自身认识外部世界的方式或方法决定的，即一个人的思想决定了他的内心体验和行为反应。因此，治疗师应该着重帮助来访者解除他们歪曲的想法，并学会用更现实的方法去思考。

贝克的认知疗法与理性情绪疗法有很多相似之处。它们都具有指导性的、结构性的、短程性的治疗方法，而且都强调认知对情绪和行为的影响。与艾利斯强调非理性信念对情绪和行为的重要作用不同，贝克的关注点是，人们的感觉与行为取决于他们如何建构其经验。他的研究工作独立于艾利斯，但两者在协助来访者了解与放弃自我挫败认知的目标上是一致的。

认知疗法的兴起，既是对精神分析疗法和行为主义疗法不足之处的反应，也是对这两种理论的发展。认知疗法在发展过程中，采用了一些行为主义疗法中有效的措施，如放松技术、暴露疗法等，因此认知疗法也被称为认知行为疗法。同时，认知疗法强调个体内在心理的作用，这与精神分析疗法是一致的。认知疗法的核心理念认为，个体出现心理障碍，是因为个体的认知出现问题，并导致了扭曲的认知结果。因此，认知疗法更注重刺激导致行为这一过程中认知的作用，并将认知视为刺激与行为之间的中介变量。认知疗法的关键在于分析、探究与重塑认知框架。这与行为疗法的从外在行为分析内在心理的思路完全相反，后者更强调对心理障碍患者的外显行为进行分析与矫正。

二、认知疗法的核心观点

（一）治疗的基本原则

1. 认知疗法对关于来访者问题的不断发展的解释

来访者的心理问题不是固定不变的。在治疗过程中，随着时间的变化，外界环境在变化，个体自身也在变化，他们的问题当然也会变化。在治疗过程中，治疗师通过与来访者的交谈，不断收集和完善有关来访者问题的信息，并基于认知疗法理论，将所收集的信息进行概念化处理，并不断修正和完善这个概念化过程。个案概念化是一种关于引起和维持某个特定来访者的所有障碍和问题的心理机制和其他因素的假设。换句话说，就是全面的、多个角度去分析导致心理问题的根本原因，形成一个综合性的假设，并将其用于指导心理治疗。一个完整的个案概念化要能够把患者的症状、问题、心理障碍形成机制、心理障碍促发因素以及致病机制的起源等内容整合在一起，形成一个逻辑连贯的整体。

2. 认知疗法需要一个良好的治疗联盟，强调合作与积极参与

认知疗法非常强调治疗关系，治疗师在治疗过程中，通过热情、共情、关心、无条件积极关注等，去营造一个充满信任的、安全的环境，进而与来访者形成一个良好的治疗联盟。比如，治疗师用共情的陈述和全神贯注的倾听，精确地总结来访者的想法和感受，让来访者感受到被尊重和被理解；治疗师指出来访者的每一个进步，让来访者对未来保持既现实又乐观的期待。

同时，在治疗结束时，治疗师会寻求来访者的反馈，确保来访者对治疗有积极的看法。另外，治疗是一个合作的过程。治疗设置，比如时间、目标、会谈内容、家庭作业等，都是治疗师与来访者共同商量决定的。随着治疗的发展，来访者会更加适应。治疗师可以鼓励来访者在治疗中承担更主动的角色，如决定会谈要讨论的问题，总结会谈的重点，以及自主设计家庭作业等。

3. 认知疗法是一种目标导向、聚焦于当下问题的疗法

认知疗法的目标十分明确。在每一次会谈开始的时候，治疗师引导来访者列出本次会谈要讨论的问题，并设置具体的目标，比如改善学习心态、减少对考试的担忧、参加学校活动等。另外，认知治疗的重点是关注当下，对于大部分来访者的治疗，治疗师需要聚焦于此刻使他们痛苦的具体情景。在当下的问题或痛苦的情景中，大多包含了自动性思维或负性思维。这些思维的识别与纠正是治疗的关键。当然也有例外，出现以下两种情况时，治疗师需要将注意力从当下转移到过去。一是当来访者表达出想要探索过去的强烈意愿，如果治疗师无视来访者强烈的意愿，极有可能会破坏治疗者联盟；二是当来访者的不良思维根深蒂固，来访者无法自拔，此时，治疗师需要了解他们的信念的形成机制，这有助于纠正不良思维。

4. 认知疗法是有时间限制的、结构化的治疗方法

相对于精神分析的长程治疗，认知疗法需要的时间相对较短，一般来说，大概需要 6～14 周的时间，情况较严重的来访者可能需要一两年或者更长时间的治疗。刚开始治疗时，治疗相对频繁，一周一次或者一周两次，需根据来访者的情况调整。两个月后，可以尝试两周一次，之后治疗间隔可以更长，变为一个月一次。在治疗结束后，进行每三个月一次的长达一年的强化性会谈。为了提高治疗效率和使治疗效果最大化，除首次会谈和末次会谈外，治疗中的每次会谈都按照特定的结构展开。这个结构包括三部分：引入部分（心境检查、设置议程、获取新信息、回顾家庭作业、安排议程优先顺序）、中间部分（讨论议程中的问题、布置新的家庭作业）、结束部分（治疗师或者来访者总结、回顾新布置的家庭作业、来访者的反馈）。遵循这一模式有利于来访者更好地了解治疗过程和在治疗结束后进行自主治疗。

5. 认知疗法有教育作用，强调复发预防

认知疗法的目标是减轻症状，缓解障碍，帮助来访者解决最迫切的问题和教他们防止复发的技巧。治疗师在治疗过程中，教给来访者有关其心理障碍的性质和发展进程、认知疗法的过程和认知模型（如，认知是如何影响情绪和行为的，如何识别自动思维等）、行为和问题解决技术（如，苏格拉底式提问、格式塔的启发技术等）。除此之外，治疗师还要教来访者如何设置目标、制定计划、识别和评价信念、采取行动等，让来访者能够在治疗结束后进行自主治疗，也就是让他们成为自己的治疗师。

（二）认知疗法的理论构成

1. 信息加工

信息加工理论认为，人的认知过程就是对信息的加工过程。该过程是一个复杂的过程，包括对信息的注意、选择、接收、编码、内化和组织，最后利用加工后的信息做决策并指导自己的行为。很多时候，认知过程是一种无意识的、自动进行信息选择和加工的过程，尤其是日常事件，比如，我们穿鞋的时候，不会纠结先穿左脚还是右脚。通常，个体倾向于选择与自己经验一致的新信息，而忽略不一致的信息。由于个体已有的经验（规则和信念）是不同的，所以不同的人对同一件事会有不同的理解和反应。

因此，贝克提出了情绪困扰的认知模式，该理论认为，个体对刺激或情境

的认知结果引发了个体随后的情绪和行为。刺激或情境本身不直接决定情绪和行为，情绪和行为的反应是由个体对刺激或情境的认知决定的。所以，想要了解情绪和行为困扰的根本原因，关键在于弄清楚个体是如何看待刺激或情境的。歪曲或错误的认知导致了异常的情绪和行为。

2. 自动思维

自动思维是认知治疗的核心概念。当外界刺激出现时，我们除了关注事物本身的特征，还会对其快速做出评价，如它是好还是坏，对我们有利还是有害。这些评价通常是不经思考的，会自动涌现，迅速而简短，我们甚至察觉不到。这些思维就是自动思维。自动思维难以察觉，即使察觉到了，我们也会不加批判地接受它们，认为它们是对的，无须质疑。通常，我们可以通过随自动思维而产生的情绪和行为来感知它们，如，当我们感到很痛苦时，可以问自己："刚刚我在想什么？"

每个人都有自动思维，但不是每个人都会出现心理障碍。自动思维有对错之分，也有消极和积极之分。常见的导致情绪或行为困扰的自动思维有三类。第一类自动思维本身就是歪曲的，比如，抑郁症患者常有的自动思维"我一无是处""我真没用"。第二类自动思维本身是准确的，但形成的结论是歪曲的，比如，"我考试没考好"是一个恰当的思维，但结论"我真笨"却是不恰当的。第三类自动思维本身是正确的，但推断是适应不良的，比如，面临考试的时候，我们常常会有这样的想法："我还没准备好，我得熬通宵"，这个想法会增加我们的焦虑。错误的、消极的、歪曲的自动思维导致情绪或行为障碍，所以识别和纠正自动思维可以缓解情绪或行为困扰。

3. 认知图式

贝克认为，图式是心理内部的认知结构，其特定内容就是核心信念。核心信念是关于自我、他人或世界的根深蒂固的看法，深刻地影响着个体对有关信息的加工处理，使个体产生相应的情绪和行为。个体的核心信念同样有积极的、适应的和消极的、不适应的两类。贝克从本质上将消极的核心信念分为三类：第一类是与无助相关的信念，比如"我是失败者""我什么都做不好"；第二类是与不可爱相关的信念，比如"我不受欢迎""没人喜欢我"；第三类是与无价值感相关的信念，比如"我是个累赘""我毫无价值"等。

核心信念的产生可以追溯到个体的童年期，具有某种人格特征的孩子在与重要他人互动的过程中或遭遇某些事情时产生了对自己、他人及周围世界的一些看法。这些看法在个体经验的过程中被认为是正确的，而且根深蒂固，不易改变。在人生的大多数时候，大多数人持有积极的和现实的核心信念（如，"我是一个有价值的人"）；只有在痛苦的时候，消极的核心信念才表现出来，换句话说，消极的核心信念的激活导致了痛苦的情绪。

典型的认知图式如图 6-3 所示。

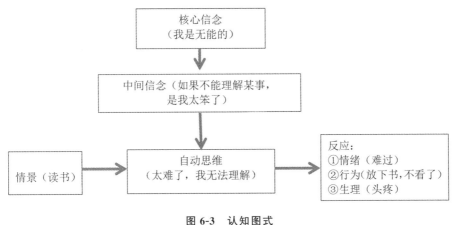

图 6-3　认知图式

4. 认知歪曲

贝克将个体信息加工过程中出现的推理错误称为认知歪曲，认为它决定了一个人的信念即认知图式。他概括出了七种常见的认知歪曲的形式。

（1）任意推断

任意推断指没有充分支持性的证据，凭主观判断随意下结论。

（2）选择性提取

选择性提取类似于断章取义或以偏概全，根据事情的局部来推断结论，而忽视了整体。在生活中，我们更倾向于关注与损失和失败有关的事件，而不是积极事件。我们常常会因为某个错误或者缺点全盘否定自己的价值，而不会因为自己的成功而评估自己的价值。

（3）过分概括化

过分概括化指将因偶然事件产生的极端信念不恰当地运用于不相关的事件或情境中。

（4）夸大或贬低

夸大或贬低指过度强调或轻视某种事件或情况的重要性。

（5）个人化

个人化指个体倾向于将那些与自己无关的事件看成与自己有关，尤其是消极事件，更多的将事件的发生归因于自己，而忽视了他人的责任。比如，一对恋人分手，双方都倾向于认为是自己不好，是自己导致了分手。

（6）乱贴标签

乱贴标签指的是个体倾向于根据自己过去的过失来决定自己真正的身份认同。

（7）极端化思考

极端化思考指个体看待事情时，采用全或无的方式，即要么全对，要么全错。这种极端的二分法思考方式认为事件非黑即白，没有灰色地带。

5. 咨询关系理论

认知疗法十分重视咨询关系，提倡治疗师用协同共建的方式与来访者建立治疗联盟。积极的治疗联盟能够促成积极的治疗效果，所以良好的咨询关系是咨询成功的前提和关键。贝克认为，在咨询过程中，治疗师通过展现良好的咨询技能，如合理的共情、准确的解释，不断地与来访者分享概念化和治疗计划，与他们一起做决定，向他们寻求反馈，帮助来访者减轻痛苦，这些都能够起到发展和巩固治疗关系的作用。

除此之外，在咨询过程中，来访者不是被动的参与者，而是积极的配合者。他们不仅要向治疗师表达自己内心真实的想法，还要参与咨询目标和计划的制定以及执行，并且承担改变歪曲认知、重建认知模式的责任。但是有时候，来访者可能对自己、对治疗或对治疗师有一些不良信念，因而没有遵守约定的治疗目标或计划，如不能按时完成家庭作业等。这时，治疗师可以通过与来访者一起回顾咨询过程，探讨并找出其不愿依从的原因，即背后存在的信念或认知模式。

（三）认知疗法的结构和形式

认知疗法是一种结构性较强的疗法，除首次会谈（除了遵循一般的咨询结构，还涉及诊断、心理教育等）和末次会谈（除了遵循一般的咨询结构，还涉及巩固治疗和预防复发等）外，从治疗的第二次开始，所用的结构会在之后的每次会谈中重复使用。下面我们将对典型的会谈议程进行详细的阐述，需要注意的是，并不是一定要按此议程进行咨询，治疗师可以根据来访者的情况灵活使用议程。

1. 会谈的初始阶段

在会谈开始时，治疗师需要与来访者建立关系，找出他想要解决的问题。首先，治疗师对来访者进行心境（和服药）检查，可以通过症状检测清单或情绪等级评估来了解来访者目前的治疗进展。然后，治疗师通过直接提问的方式，与来访者一起设置初始议程，如"你今天想要谈些什么"。问题要简洁明了，治疗师还要对问题进行命名，比如室友问题、课业问题等。接着，治疗师对上周的治疗情况进行简单的跟进，从而建立上周和本周会谈的连接，并发现可能存在的潜在问题。治疗师进一步回顾上周的家庭作业，一是为了督促来访者完成家庭作业，巩固在咨询过程中所学到的知识和技术；二是如果家庭作业和议程上的问题相关，它也需要被纳入讨论的议程。最后，治疗师根据以上所有收集到的信息，对议程进行优先等级排序，与来访者一起确定本次需要讨论的问题。

2. 会谈的中间阶段

在讨论问题时，治疗师收集有关信息，根据认知模式对来访者的困扰进行概念化，并且和来访者一起决定从认知模型的哪个部分开始工作，如解决问题情境、评估自动思维、减少当前的痛苦（当来访者的情绪强烈到无法聚焦思维和信念时）、行为改变（教授行为技能）等。在这个过程中，治疗师依旧需要通过理解和来访者维持良好的治疗关系，同时通过教授来访者识别和评估自动思维，并进行适应性的反应，来缓解来访者的症状。治疗师也可以通过直接教授来访者行为技能来改变其不良行为，并布置新的家庭作业，家庭作业需要根据来访者的实际情况以及治疗目标和计划来布置，没有统一的标准。为了提高家庭作业的完成率，治疗师可以和来访者讨论完成作业可能遇到的困难，并找到克服困难的方法。

3. 会谈结束

在会谈结束时，一般由治疗师对本次的会谈内容进行总结，后期也可以邀请来访者自己进行总结。总结的目的是让来访者聚焦于会谈中最重要的观点。总结之后，治疗师要求来访者对会谈进行反馈，可以通过直接提问"你认为今天的会谈怎么样？有没有什么让你感到困扰的地方？"来了解来访者对会谈的看法。如果来访者存在负性的反馈，治疗师需要与其讨论，并找到背后存在的信念或认知模式。

三、认知疗法的常用技术

认知治疗理论认为，认知、情绪和行为三者中，认知起中介和调节作用。改变情绪和行为困扰最直接的方式就是矫正不合理的思维。据此，贝克提出了五种具体的认知治疗技术。

（一）识别并应对自动思维

自动思维是一种自发产生、难以察觉的思维。来访者需要在治疗师的帮助下学会识别自动思维，进而学会应对它。治疗师可以通过提问"刚才你心里在想什么？"来引出来访者的自动思维，当来访者不能回答该问题时，治疗师也可以通详细描述问题情境或让来访者想象那个令他痛苦的场景等方式，来引出来访者的自动思维。在确认自动思维后，治疗师通过苏格拉底式提问检验该思维的正确性。一般可以通过以下问题来检验：支持/反对这个想法的证据是什么？有没有别的解释？如果真如你所想，最坏的/做好的结果是什么？如果是你的朋友或家人，他们会怎么做？……一般来说，在一次会谈中，治疗师仅需提出一种或几种问题，以免给来访者带来太大的认知负担。最后，来访者可以通过复习治疗笔记，使用觉察技术，以及填写思维记录表、思维自检工作表等方法来应对自动思维。

（二）填写思维记录表

典型的思维记录表如表 6-2 所示。

表 6-2　思维记录表

指导语：当你注意到你的情绪开始变糟时，问问你自己："此时我的脑中在想什么？"同时，你要尽快在"自动思维"这一栏里粗略记录下你的想法或脑中出现的画面。					
日期/时间	情景	自动思维	情绪	适合的反应	结果

帮助形成替代性反应的问题：

① 有什么证据证明这种自动思维是真的？有什么证据证明它是假的？最现实的结局是什么？

② 有没有替代性的解释？

③ 有可能发生的最糟糕的情况是什么？我能怎么应对？可能发生的最好的状况是什么？最现实的结局是什么？

④ 如果我相信我的自动思维，会有什么影响？我改变想法的话，会有什么影响？

⑤ 我该怎么做？

⑥ 如果_____（某个朋友或亲人）在这种情景下有了这种自动思维，我会告诉他/她什么？

思维记录表是来访者用来评价自己的自动思维的工作表，与回答提问不同的是，思维记录表可以更加详尽地引出自动思维。如果思维记录表的问题对来访者没有帮助，那么它就不是特别有效，尤其是对不喜欢书写的、智力水平不高或动机不足的来访者的效果较差。

（三）识别并矫正信念

自动思维是个体头脑中涌现的观点或想象的画面，是认知中最浅层的部分，而核心信念则是认知中最深层的部分，在两者之间，还存在中心信念。中间信念包括态度、规则和假设。这三者形成了一个认知模式等级。核心信念会影响中间信念的发展，进而个体产生自动思维，最后做出反应。我们可以通过箭头向下技术识别中间信念，进而找到核心信念。首先，我们识别自动思维，通过反复提出"假如那是真的，对您意味着什么"这个问题，探索来访者想法背后的中间信念，继续追问来访者"这个想法意味着他怎么样"，通常可以引出核心信念。找到核心信念后，要对来访者进行有关信念的教育，来访者要认识到"信念只是一个观念，未必是事实""作为一个观念，它是能被检验的"等。最后，我们要矫正负性核心信念，同样可以通过苏格拉底式提问技术，也可以使用理性-情绪角色扮演等方法来改变负性的核心信念。

（四）理性-情绪角色扮演

很多时候，我们明白道理，但是不会接受道理，更不会用它指导行动。虽然道理是正确的，但是它与个人情感、意志或生活惯性相抵触，我们不愿意接受它。如，人人都知道抽烟有害健康，但是依然有人在抽烟。道理的作用在于接受它并能够使用它指导行为，这就是认知内化过程。理性-情绪角色扮演就是认知内化技术之一。

理性-情绪角色扮演技术借鉴了心理剧的角色扮演技术，角色扮演可以使扮演者体会所扮演角色的情感与思维，从而改变自己的行为。人的角色不同，看问题的视角就不同，就会出现不同的想法和情绪。这既是一种换位思考，也是一种感同身受。理性-情绪角色扮演让来访者先后扮演理性角色和情绪角色，通过两个角色的辩论，使来访者最终接受理性信念。

当来访者表示在理性上能够认识到自己信念的错误，但是在情感上无法接受时，这就会产生理性和情感上的冲突。这时，治疗师可以使用上述方法，引导来访者接受理性信念而放弃原有的非理性信念。理性-情绪角色扮演有三个步骤。第一步，确定理性信念和非理性信念。非理性信念一般都带有强烈的情感色彩，能够引起来访者强烈的情绪体验。第二步，来访者扮演情绪角色，即持有非理性信念的角色，治疗师扮演理性角色。此时的来访者其实扮演的是他自己，不断表达自己不愿意放弃原有的非理性信念，而治疗师与其辩论，不断地质疑其非理性信念，给出新的解释。第三步，来访者和治疗师互换角色。这不仅是角色的互换，而且要求双方使用第一次角色扮演中对方使用的台词或说法进行辩论。

（五）真实性检验

检验自动思维或信念的真实性是认知疗法最关键的部分。认知疗法将来访者的负性自动思维或非理性信念看作一种假设，未必是事实，然后鼓励来访者检验其真实性。真实性检验有两种具体的操作方法。

1. 苏格拉底式提问

贝克依据苏格拉底的非教导式的论证式谈话方式，发展出了一项能够检验自动思维或信念真实性的治疗技术。苏格拉底式提问运用得十分广泛，根据提问的目的不同，主要有以下六种形式。一是概念澄清式提问，目的是协助来访者认清自己真正的想法，如"这确切的意思是什么？能具体说说吗？"。二是探索假设式提问，目的是动摇来访者坚信的非理性信念，如"这个问题还有其他的可能吗？"。三是探寻证据提问，目的是检验来访者内心信念的合理性，如"为什么你认为是这样的呢？有什么证据支持/反对它呢？"。四是对来访者的观点提问，目的是引导来访者换个角度看待问题，如"你觉得这个合理吗？"。五是探索结果的提问，目的是根据已有的逻辑推测导致的结果，如"如果这样子，对你意味着什么？"。六是反问来访者，目的是引发来访者自我思考，如"你问这个问题的目的是什么？"。

2. 行为试验

来访者放弃不合理的旧信念或自动思维，接受新信念，需要有实际经验或证据来支持。当过去的经验或证据不足以支持合理的新信念或反驳不合理的旧信念时，我们就需要补充新经验或证据。行为试验因此而产生，它比语言技术更能够改变一个人的信念。行为试验是指通过检验治疗师和来访者共同设计的行为方案产生的结果，来检验新旧信念是否合理的认知治疗方法。首先，明确要改变的旧信念或要接纳的新信念，这是实施行为试验技术的前提。其次，治疗师和来访者共同设计具体的行为方案，包括对象、事件、时间、具体的行动方式等。为了提高行动方案的实施率，有时治疗师和来访者需要讨论可能出现的意外情况及应对方式。最后，每次咨询结束后，来访者按照咨询中制定的行为方案在实际生活中做出行动。下次咨询时，来访者反馈行为试验过程和结果，并与治疗师一起评估信念的改变程度。另外，行为试验也可以作为家庭作业布置给来访者，让来访者反复练习，以巩固新的认知模式。

四、认知疗法的治疗案例——大学生社交焦虑的认知行为治疗

（一）背景资料

来访者，男，21 岁，在校大学生，无宗教信仰，身体素质较强，无精神病史，无家族遗传病史。

具体病症表现为，来访者与他人的社交行为不愉快，性格较为腼腆，有强烈的自我负面评价意识，对社交活动较为腼腆且恐惧，认为自己的能力较为低下，乐于独处，性格内向，不在校住宿。

来访者的核心状态认知处于严重的负面情绪之下，对他人的恶意幻想情况较为严重，一些行为认知已经超出理性的范围，焦虑与紧张心理十分严重，在治疗过程中，要逐渐纠正来访者的负面意识，使其重新融入大学生团体。

治疗目的是帮助来访者提升社会交际能力，消除社交恐惧心理，完善自我人格。

（二）治疗阶段

1. 第一阶段

在前两次会谈中，治疗师向来访者讲述关于社交焦虑方面的心理学知识，如社会中的社交焦虑障碍患病率、症状表现及治疗效果等，使来访者能够初步拥有关于社会焦虑障碍的认知。通过前两次会谈，治疗师可以看出，来访者的面部表情较少，出现目光回避等紧张心态，并反复提及自身的想法与他人的焦虑暴露，将他人的情绪进行过分的认知和解读，如"他看我眼神很奇怪"等，这些都属于社交焦虑的特征。

2. 第二阶段

在后续的几次会谈中，治疗师向来访者讲述治疗的方案与过程，使来访者能够清楚地了解自己需要经历怎样的人格重塑阶段。在第三至第五次会谈中，治疗师首次对来访者采用暴露治疗，通过设置与治疗目标类似的情景，引发来

访者的中等程度的焦虑，治疗师对来访者的焦虑表现进行记录，并安排来访者模拟如何处理此情景。通常来说，每次的会谈时间在 30 分钟左右，在会谈的过程中，治疗师会不断地对来访者的情绪变化予以记录，对其焦虑水平也做出评分。在会谈以后，治疗师要为来访者安排家庭作业，让来访者通过社交实践逐渐地减弱焦虑心态，并在后续治疗中依次向治疗师汇报作业情况。这能使来访者在人际交往中呈现的情绪焦虑通过作业的形式转移到任务中来，并随着时间的推移逐步降低焦虑水平，但在这一阶段中，来访者的焦虑心态依旧存在，只是程度会明显降低。

3. 第三阶段

在第六次及第七次会谈中，治疗师设置了难度相对较大的交际情景，通过安排其他人与来访者交谈，使社交情景更具有真实性，并且对于情景的结构未做出明确的规定，交谈的话题也由来访者与其他人自行决定。在此过程中，来访者明显感到了焦虑。治疗师和来访者的对话如下。

> 来访者：我不知道要谈什么。
> 治疗师：你是否在交谈中感觉自己想去谈些什么？
> 来访者：是有这种想法，但是一直无法找到话题，也不能停下来，觉得停下来就是我的问题。
> 治疗师：聊天并不是你一个人要完成的任务。
> 来访者（沉默）：是的，聊天是大家的事情，不是我一个人承担责任。
> 治疗师：如果聊天中断，你的责任有多大？
> 来访者：应该占三分之一吧。

在来访者回答以后，治疗师看出来访者的心态明显放松了下来，并且来访者对自己的表现也稍感满意。治疗师为来访者安排下一阶段的作业，让来访者在大学生团体活动中去交流与实践，感受自己的情绪变化。

4. 第四阶段

总共经历八次会谈以后，来访者与治疗师一致认为治疗效果已经达到，来访者与人交流的信心逐渐树立，同时来访者的头脑也更为清醒。通过问卷评估，治疗师发现，来访者的社交焦虑障碍明显减弱，心态趋于平稳化发展。

第七章

人本主义治疗理论和技术

人本主义心理学兴起于 20 世纪五六十年代的美国，由马斯洛（Abraham Harold Maslow）创立，以罗杰斯（Carl Ranson Rogers）为代表。人本主义心理学被称为除行为主义和精神分析以外，心理学上的"第三势力"。人本主义心理治疗理论认为，人有一种自我实现的先天倾向，也有自我决定的能力。治疗师应该从来访者自身的主观现实角度而不是自己的客观角度去分析。由美国著名心理学家罗杰斯创建的来访者中心治疗（client-centered psychotherapy）是人本主义治疗理论的集中体现。本章主要介绍人本主义治疗理论的发展过程、基本思想、治疗方法。

第一节　人本主义疗法概论

一、人本主义疗法的发展过程

20 世纪 50 年代，随着一批具有人本主义倾向的书刊和文章的出现，人本主义心理学作为心理学的第三势力开始兴起。1961 年《人本主义心理学杂志》的创刊和 1962 年美国人本主义心理学会的建立标志着这场独立运动的胜利。

1950 年，马斯洛发表了文章《人的自我实现的评判标准》，随后，他于 1954 年出版了《动机与人格》一书。1955 年，高尔顿·奥尔波特（Gordon Allport）的《成长》出版，1958 年，墨菲的《人的潜能》出版。虽然当时此类文章和书籍较少，但它们均强调以人为中心，以价值为中心，主张现象学和存在主义的心理学。与此同时，心理学圈内外一些名人的言论也推动了人本主义心理学的发展。1955 年，著名物理学家奥本海默（Julius Robert Oppenheimer）在美国心理学会上提醒心理学家，不要把心理学弄成了过时的物理学。他提倡多元辩护论的方法学，以及自然的和描述的方法。基于这种劝告，人本主义心理学家开始将方向转向了"恢复人性"的心理学上。他们认为，人作为一个生物体，不是简单地由外界力量或无意识的冲动控制，而是受他们自己的价值观和选择支配。这个观点既挑战了行为主义的环境论，也挑战了精神分析的无意识论。

20 世纪 60 年代，人本主义心理学发展迅猛，大量有关书籍和文章开始涌现。1961 年春，《人本主义心理学杂志》正式创办，成为人本主义心理学的理论阵地。1962 年夏，美国人本主义心理学会成立，标志着人本主义心理学正式诞生。1968 年，马斯洛当选美国心理学会主席，这说明他提倡的人本主义心理学得到了美国心理学家们的承认和重视。1969 年，美国人本主义心理学会改名为

"人本主义心理学会"，成为一个国际性组织。20 世纪 70 年代，人本主义心理学的影响力更大了，开始在全世界范围建立分会。1971 年，美国心理学会第 32 分会——人本主义心理学分会正式建立。经过近 10 年的努力，人本主义心理学终于获得了美国心理学界的承认。如今，人本主义心理学的三大代表人物均以辞世，但他们开创的人本主义心理学运动却仍在继续向前发展。

二、人本主义疗法的特点

（一）以来访者为中心

人本主义疗法特别强调来访者自我决定的重要性。人本主义治疗师相信来访者有自我引导、自我决定的能力。来访者比其他任何人都了解自己，也比其他任何人都更清楚自己想要什么。他们是值得信赖的，治疗师应该接受和尊重他们的感受和信念，相信他们有能力为自己负责，并通过自己的力量解决问题。

而治疗师主要负责营造一种温暖、包容、安全的治疗氛围，使来访者能够自由地去探索、自由地去表达以及自己做决定，最终自己解决自己的问题。关于如何营造这种治疗氛围，罗杰斯认为，有三个必不可少且相辅相成的条件。

第一，治疗师要做到透明和真诚。这里的"透明"，是指治疗师能够如实表达自己对自己和来访者之间关系的任何感受。如，在格洛利亚个案中，罗杰斯在治疗结束时，曾真诚地表达了对自己与格洛利亚关系的感受："此时此刻，我觉得我们两人之间非常亲近。"而真诚不是想说什么就说什么，也不是简单地实话实说。治疗师要在事实基础上，采取来访者能够接受的方式进行表达，否则将破坏治疗关系。

第二，治疗师要发自内心地尊重和爱护来访者，能够对来访者进行无条件积极关注，对其所表达的内容不做任何是非评价。如，在与来访者吉尔谈话时，罗杰斯对其表达出的自我批评没有进行评价，而是用第二人称的方式表达了吉尔内在的感受。吉尔说："我有些事情确实做得不对。"罗杰斯回答道："你觉得'我不是一个完美的家长'。"

第三，治疗师要能够共情，能够站在来访者的角度去理解其内心世界和行为准则。共情在以来访者为中心的疗法中占重要地位。要达到共情，需要治疗师关注来访者如何看待世界，而不是关注来访者身上的问题。如，在与住院患者洛蕾塔的交谈过程中，罗杰斯在一开始就做出了准确的共情反应，并帮助她做了清楚的解释。洛蕾塔说："他以为我说'不'是不想继续和他交谈。"罗杰斯说："嗯，如果我理解得对的话，现在你有一点儿紧张。嗯，也许他没有真正理解你的话，他以为你让他闭嘴。"洛蕾塔给予肯定的回应："我就是这么想的。"

（二）提倡非指导性咨询

1942 年，罗杰斯在《咨询与心理治疗》中首次提出"非指导性咨询"的概念。高尔顿·威拉德·奥尔波特（GORDON. W. Allport）曾对指导性咨询和非指导性咨询进行了比较研究，发现两者不管是在咨询技术还是在价值观上都有显著不同的特点。在指导性咨询中，咨询师常常会提出一些具体的问题，并对这些问题给出解释和答案。来访者在咨询师的指导下思考和行动，从而获得改变。在指导性咨询中，咨询师自身的影响力在很大程度上决定了咨询效果。很多心理咨询师不再进行指导性心理咨询，但是依旧会使用指导性技术。比如，在认知行为治疗中，来访者首先要了解认知、情绪、行为三者之间的关系，学习一些理论知识。咨询师也会对来访者进行心理教育。

与此相反，在非指导性咨询中，大部分时间是来访者在讲述，而咨询师在倾听，并通过共情等一些咨询技术来帮助来访者，从而使他们能够认识、理解和说出自己的感受、信念和行为模式。复述是最常用的非指导性技术。咨询师通过复述来访者的话，把来访者想要表达的意思或感受表达出来，从而使来访者能够自由地表达自己的真实感受。这里的复述不是简单地重复来访者的话，而是选择其中重要的部分，用来访者能够接受的方式表达出来。

罗杰斯认为，指导性咨询和非指导性咨询在价值观方面有很大的不同。指导性咨询强调社会顺从，认为只有强者才能够帮助弱者。在指导性咨询中，咨询师是强者，是权威，而来访者是弱者，是求助者，强调来访者对咨询师指导的顺从。而非指导性咨询则强调每个人都是独立的个体，都有自我负责、自我决定的能力。在非指导性咨询中，咨询师和来访者是平等的。咨询师不操控来访者，不替他们做决定，不替他们回答问题，不给予是非评价。咨询师用复述等非指导性咨询技术达到与来访者的共情，从而促进来访者自我觉察和自我成长。

（三）强调治疗是一个转变的过程

罗杰斯的自我理论是人本主义治疗的理论基础，该理论是其人格理论的核心。罗杰斯认为，人格是一个连续体，它的改变是一个循序渐进的过程，虽然我们可以根据其不同的过渡性状态，将人格划分为不同的阶段，但是它依旧是前后相继的连续体。另外，人格的改变是整体性的，不是某部分或某类行为的单独改变。

人本主义心理治疗的实质是重建个体人格，或者说是重建个体的自我概念，使之与自我经验达成一致。个体在与环境相互作用的过程中，产生了大量的经验，逐渐形成自我概念。但是这些经验有的让人感到愉快，有的让人感到不愉快。不愉快的经验威胁着自我概念，因而被忽视或者被压抑，促使个体形成了非真实的自我。而治疗的目的就是让来访者成为真正的自我。治疗师营造安全的氛围，陪伴来访者接受他们不敢正视的经验，产生新的体验，从而放弃非真实的自我。在治疗的过程中，来访者与治疗师建立的新型人际关系，不仅使来访者学会了如何与他人交往，还使他体验到了自我价值。

第二节　人本主义疗法的基本思想

一、对人的基本看法

不管是心理咨询还是心理学，它们的对象都是人，所以关于人的看法是每个心理学家首先要弄清楚的问题。关于人的看法不仅奠定了心理学理论的基础，还将影响咨询师的咨询取向。关于人性的主张不外乎两种，一是性善，二是性恶。从古至今，人性的善恶之争从未停歇。那么，人性到底是善还是恶？

与古典精神分析学家所持的"性恶论"不同，人本主义心理学家认为"人性本善"。当然，这里的"性善"不仅仅是指人性中的善良、友好、合作，它还有更丰富的内涵，如责任感、创造、自我实现等积极方面。人本主义认为，人在本质上是积极的、有建设性的，是值得信赖的，且人能够进行自我管理、自我指导、自我成长。也就是说，人是努力寻求健全发展、过着有效的丰富生活的人。

如果人性没有恶的一面，为何会有战争、暴乱？一些评判认为，人本主义对人性的看法过于乐观。对此，罗杰斯曾回应说，他并不是对人类的各种邪恶行径和暴力事件视而不见，他也曾多次问自己，是不是对人性中丑陋、邪恶的一面没有给予足够的重视；但是，每当他与来访者交谈，触及人性的核心问题时，他总能发现，人总是抱着希望，追求着更充分的社会化、更完美的和谐以及更积极的价值观。罗杰斯指出，这个世界上遍布着形形色色邪恶的东西，但他相信那些邪恶的东西不是人性中固有的。由此我们可以看到，先天的人性是善的。虽人可以为恶，但另有原因。

另外，罗杰斯认为，人是生活在他个人主观构建的世界之中的，即使他在现实世界中，具有最客观的技能，比如在科学领域取得巨大的成就，这也是他主观选择的结果。他强调人的主观能动性，这是在咨询和治疗中需要注意的一个基本特征。人所能感受到的是他自身对真实世界的体验、理解的结果。来访者作为一个人，对现实有自己的独特认识，有自己的目的和自己的选择，也能够成为自己想要成为的人。这也是"来访者中心"理论观点的基石。

（一）人的实现趋向

"实现趋向"是集中体现人本主义心理学家人性观的一个概念。它是一种基本的动机性内驱力。它驱使人积极主动地去发挥自我潜能，达到自我实现。如何理解"实现趋向"？罗杰斯认为，实现趋向不仅是人类所具有的本性，也是一切生物具备的基本倾向，是生命本质的生物特性。任何生物，不管是一株草，还是一个人，只要它活着，就会表现出向上生长、力求完满的趋势。这个趋势是每个生命自然而然表现出来的生命力，是一种求生存、求生长、求繁盛的趋势。

关于实现趋势，罗杰斯曾有这样一段描述："阴暗潮湿的地下室里，生长条件极差，可是那些土豆竟然长出了苍白而柔弱的芽，与春天种在地里时长出的健壮的绿芽是那么不同。这些病弱的芽，居然长到五六厘米，尽可能地伸向光照进来的方向。它们这种古怪、徒劳的生长活动，正是我所描述的趋向的一种拼命的表现。它们也许永远无法成熟，永远不能实现自己的潜能，但是它们依旧拼命地去成长。生命不知道屈服和放弃，即使它们得不到滋养。在与那些生命被严重扭曲的来访者、与医院病房里的患者打交道的过程中，我常常会想起那些土豆芽。这些人成长的条件也是那样恶劣，以致他们看起来常常是怪异的、少人性的。但他们身上仍然有成长的趋向。对我们来说，他们的努力古怪而又徒劳，但在他们，那是生命要实现自己的拼死挣扎。"

实现趋向是一种积极的倾向。罗杰斯曾将实现趋向界定为"每个有机体都有一种保持自己，在条件允许的情况下增强自己，最终再生自己的趋向。这一趋向成长、趋向保持和增强有机体的基本趋向，是所有动机的核心"。

（二）人的发展性

所谓发展，在生物如草木，要完满地生长，要枝繁叶茂，要开花结果；在动物如鸟兽，要长大，要交配，要哺育后代；而在人类，则是要积极主动地充分发挥自己的潜能。人的一生本来就是一个不断发展、完善自己的过程。罗杰斯认为，美好的人生不是一种状态，而是一个流动、变化的过程。它是一个方向，而不是一个目的。

人的发展具有积极性和建设性，是朝向自我实现的发展。人不是被动地服从外部环境，而是积极主动地适应外部环境。从出生就开始，人就为自己的发展不断努力，即使遭遇挫折，也不会停滞不前，而是积极地寻求发展、克服困难，朝着最终完满的状态前进，到达自我完善。

二、马斯洛需要层次理论

亚伯拉罕·马斯洛（见图7-1）是美国著名社会心理学家，也是第三代心理学的开创者，他提出了融合精神分析心理学和行为主义心理学的人本主义心理学，于其中融合了其美学思想。他的主要成就包括提出了人本主义心理学，提出了马斯洛需要层次理论，代表作品有《动机和人格》《存在心理学探索》《人性能达到的境界》。

马斯洛试图将格式塔心理学的整体论和精神分析心理学的心理动力论结合，从整体和动力的角度探讨动机的性质，从而提出了整体动力理论。他从需要的角度来探讨动机：

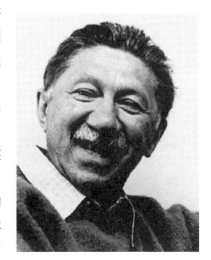

图7-1 亚伯拉罕·马斯洛

需要的性质和强度决定着动机的性质和强度，但是两者并不是简单地一一对应。人的需要往往是多种多样的，而人的主要动机只有一种或几种。

需要有两大类。一类是缺失性需要，亦称"缺乏性需要"。当个体存在这类需要时，会产生某种缺失感的主观体验。这种需要依靠外部条件满足，个体自身无法自我补给，主要包括生理需要、安全需要、归属与爱的需要以及尊重的需要。这是人类生存的基本需要，也是低层次需要。另一类需要是发展性需要，又称"超越性需要"，主要包括认知需要、审美需要、自我实现需要以及超越需要。这些需要是实现趋向驱动的，外部影响较少，最终促使个体实现自我潜能、超越自我。这些需要是高层次的需要。

马斯洛认为，人的需要主要是由生理需要、安全需要、归属与爱的需要、尊重的需要以及自我实现的需要五个等级构成，随着理论不断完善，马斯洛又增加了认知需要和审美需要。

（一）生理需要

生理需要与生存密切相关，直接影响个体的生死存亡。对个体而言，生理需要是最基本的也是最重要的，主要包括对食物、水、空气、睡眠以及性的需要等。生理需要在所有需要中占优势地位，是最有力量的。如果所有需要都没有满足，生理需要将主宰机体，其他的需要可能会消失或者退居幕后。就好比一个人落水，为了获得空气而拼死挣扎，这时其他的需要就没有那么重要了。

（二）安全需要

当生理需要得到满足，随之而来的便是安全需要。安全需要主要表现为对安全、稳定、受到保护、免受恐吓和焦虑的需求，也表现为对秩序、法律的需要等。这些需要得到满足，人就会产生安全感，否则就会产生焦虑不安、恐惧等情绪。例如，受生活中一系列不确定性因素的影响，人们越来越倾向于找一份稳定的工作，也更愿意买各种保险。在不确定的风险之下，个体更渴望安全需要的满足。婴幼儿对安全的追求最为强烈，他们无力应对外界的危险，只能依靠抚养者，此时能否与抚养者建立安全依恋将影响婴幼儿的健康成长。

（三）归属与爱的需要

人是群体动物，无法脱离群体而单独存活。个体需要与他人建立联结，如结交朋友，组织家庭，加入某个组织或团体等。每个人都有需要他人、被他人需要以及被他人认可的需求。这些都是归属的需要。如果个体没有归属感，则会感到孤独。青少年以校园生活为主，他们希望能够融入班集体，得到周围同伴的喜欢和认可，这些都是归属需要的表现。

马斯洛认为爱有两种，一种是缺失性的爱，另一种是存在性的爱。缺失性的爱是自私的，是为了满足自己的欲望。而存在性的爱类似于埃里希·弗洛姆（Erich Fromm）提出的成熟的爱，是无私的，是没有占有和控制的。就好比，都是爱花，有些人会摘下花朵据为己有，有些人却只是在一旁欣赏，关怀它的成长。

（四）尊重的需要

尊重的需要包括自我尊重和他人尊重两方面。自我尊重，即自尊，是个体基于自我评价产生和形成的一种自重、自爱，并要求受到他人、集体和社会尊重的情感体验。而他人尊重是个体对自身社会地位、声誉、名望等的感受。

马斯洛指出，一个有足够自尊的人更有信心，能够肯定自身价值，接纳自己的体验。低自尊会导致自卑，而高自尊会导致自负。因此，自尊的培养对个体的心理健康发展十分重要。自尊要建立在较为现实的基础上，从而使个体能够客观地看待自己并能够接纳自己。他人的尊重也应如此，不应建立在外在的名利之上，也不应建立在虚妄的奉承之上。一个人想要得到他人的尊重，首先应该学会尊重自己。

（五）自我实现的需要

自我实现的需要通常要在其他需要得到基本满足时才会产生。自我实现的需要是指充分发挥机体的潜能，实现自己的理想抱负，最终成为自己所想要成为的人的倾向。马斯洛认为，人在达到自我实现时，会产生一种"高峰体验"的情感。此时，人会有短暂的、豁达的、欣喜若狂的体验，是一种趋于顶峰、超越自我的满足与完美体验。现实生活中，很少人能够达到自我实现，但是也能够体会到"高峰体验"，比如，一个人历经艰辛终于完成了某项任务或某个作品，此时他的感受就类似于"高峰体验"。

（六）认知需要

认知需要是指个体认识自己及周围世界的需求，包括求知欲、好奇心、问题解决等。认知需求属于高层次的需要，是个体在基本需要满足后产生的。我们常常会发现新生儿似乎与生俱来就有探知自己所处世界的欲望，他们对各种事物感兴趣，喜欢问各种问题。但是这里的认识世界的需求更多的是生理需要和安全需要，他们要熟悉自己所处的环境，要感到舒服和安全。随着年龄的增长，人渴望知识的日益丰富，也开始有了真理的追求，这些才是认知需要的表现。求知是一条艰辛的路，困难重重，一旦受阻，可能会影响到人的其他需要，也会影响到人的心理状态。然而，对未知的探索是人类不断发展与前行的动力。求知的道路漫长而修远，有信念的人应该不畏艰难，上下而求索。

（七）审美需要

人类对美的追求从未停止，这既包括对自身美的欣赏，也包括对周围事物美的欣赏。审美需要是指人类特有的进行审美活动的欲望和要求。人类有认识美、理解美、欣赏美、创造美的能力。对美的追求更多地体现在精神方面，比如对完美生活的期望、对美好事物的欣赏、对美的形式的创造、对美的规律的探索等。各花入各眼，审美是一个极具主观性的行为，不同的人有不同的审美标准，但是人对人性之美却有相似的看法。真诚、善良、勇敢、宽容、正义等这些都是人性之美。

各需要层次之间的关系是，首先，低层次需要是高层次需要的基础。一般来说，只有低层次需要得到了满足或部分满足之后，高层次的需要才会出现。其次，低层次需要关系到个体的生存，多与物质需求相关；而高层次需要关系到个体的发展，多与精神需求相关。最后，不同层次需要的满足要求不同的环境条件，随着层次水平的升高，对环境条件的要求也越来越高。

需要注意的是，虽然需要层次是从低到高，如同金字塔般一层层依次出现，一般来说，个体的需求产生与发展遵循此模式，但是在某些情况下，高层次的需要会先于低层次的需要出现，或者在基本需要得到部分满足的基础上产生。比如，在战争中，为了保家卫国，战士不顾生死向前冲；在危险面前，母亲可以舍弃生命保护自己的孩子。当然，也存在固着在某一需要之上而不再向上发展的情况，比如有些人沉迷于金钱无法自拔，即使充分满足了基本需求，依然希望追求更多的金钱。

三、有关自我概念的理论

罗杰斯的自我理论是人本主义疗法的理论基础，也是关于心理失调理论的基础。罗杰斯认为，自我对个体的心理发展有非常重要的作用。

（一）经验

"经验"这个术语在自我理论里面，既有作为名词的含义，也有作为动词的含义。罗杰斯对这两种含义做出了明确的界定。作为名词的"经验"是指个体在某一给定时刻所具有的主观精神世界，它包括当时当刻意识中的全部现象，也包括当时当刻个体未曾意识到的现象，比如，声、光、电等外界刺激对个体的影响。此外，它也包括记忆对个体的影响，只要它当时在影响着个体如何感知和看待外界刺激，即使个体并未察觉到先前记忆对自己的影响。

作为动词的"经验"更容易理解，即在机体内接受当时所发生的感觉或生理性事件的刺激。这一经验过程类似"体验"，它与注意相关，可以在不同的意识水平进行，既可以是完全清醒的意识活动，也可以是在无意识水平上的感知活动。处在清醒意识层面的心理活动，基本可以用"符号"表征，比如语言、文字、图画等，所以符号化是区分意识到的经验和未曾意识到的经验的标志。

（二）关于自我概念

在与来访者交谈的过程中，我们常常会听到关于自我的问题，例如，"我是什么样的人""我应该成为什么样的人""我想成为真正的自己"……由此可见，自我在来访者的体验中占有重要地位。自我概念是指个体对自己的全部感知和认识，即个体如何看待自己，包含自我认知、自我体验、自我调节三部分。自我概念的形成是一个循序渐进的过程，且前后相继。

罗杰斯认为，自我概念有三个特点值得我们注意。第一，自我是一个有组织的"完形"，即使是自我的一个极小的部分改变，都会引起自我整体的改变。也就是说，来访者自我观念的改变通常是一变俱变。第二，自我是可以被意识反映的。自我包括意识层面的自我，也包括非自我意识层面的自我。在这里，罗杰斯更强调意识层面的自我，因为它能够被实证检验。第三，自我是一个不断改变的结构，不是一个固定不变的东西。比如，儿童的自我从无到有，从简单到复杂，这就说明自我是可变的。但是需要注意的是，自我虽可变，但不常变。这也就是说，自我也具有稳定性，其实也就是自我逐渐发展到成熟，最后形成稳定的人格结构。

（三）自我概念的发展

新生儿是没有"我"的概念的，因此他们不能将自己和周围世界的其他事物区分开来。随着他们的成长，他们首先能够区分自己的身体和身体以外的事物，因为来自身体的触感、痛感以及躯体控制感等能够帮助他们做出这些区分。这一分化过程是在意识层面进行的，且需要符号来将其外化为经验，通常是用语言来表达。"我拿到它了""我觉得不舒服"……这些都是关于个体对自我存在和自我活动的意识。而有些难以用语言表达的经验，则是以感性体验形式存在的。随着分化过程的继续，在儿童与周围环境互动，尤其是与重要他人（一般来说是父母）互动的过程中，已被分化的自我经验变得越来越复杂，越来越有组织。这一逐渐形成的内在结构就是自我概念。

1. 机体评价过程

机体评价过程是罗杰斯人格理论中的一个重要概念。罗杰斯认为，机体自身拥有一种评价经验的能力，这是"机体智慧"的表现形式。这种评价既不依赖于外部标准，也不借助于个体在意识水平上的理性，而是根据机体自身产生的满足感来自动评价，并由此产生对这种经验及相关事件的趋向或回避态度。

个体自身的满足感与自我实现的倾向一致，即机体评价的标准是自我实现的倾向。凡是与自我实现倾向一致的经验，就会被个体接受，成为个体成长的有利因素，否则就会被个体回避和拒绝。比如，因饥饿而哭闹的婴儿一喝到乳汁，便会开心地笑。这一经验使他满足、愉悦，他便会依赖这个经验来维持机体运转并获得发展。

机体评价过程因个体当时的需要状态而不同。比如，个体饥饿的时候，给予个体食物，个体就会感到满足、愉悦，这是积极的经验；当个体已经很饱的时候，再给予食物，个体不仅不会感到愉悦，还会感到恶心并拒绝。在机体评价过程中，经验是开放的、不被歪曲的。愉快就是愉快，难受就是难受，没有隐瞒和掩饰。机体评价过程还强调人的主观能动性，这就是人本主义疗法中只有来访者最了解自己，也只有他自己才能改变自己的前提。

2. 价值条件的形成

随着自我意识的觉醒，儿童在与他人交往的过程中，出现了积极关注的需要。积极关注的需要指个体需要他人特别是重要他人对自己的肯定、认可、喜爱等积极评价。这种需要具有普遍性，且无法自我满足。个体极其渴望积极关注的需要，对这种需要的渴望比机体评价过程要迫切得多。正是这种迫切的需要，导致个体忽视了机体评价过程，从而使自我发展出现了问题。

积极关注的需要是否得到满足取决于他人。儿童在成长的过程中，总是从重要他人那里获得积极关注的满足。而重要他人，一般来说是父母，似乎也懂得自己拥有是否给予儿童积极关注的权利。他们使用这个权利来塑造儿童的行为，从而使儿童的表现符合自己或者社会的标准。什么样的行为应获得奖赏，什么样的行为应获得惩罚，这些都体现着父母和社会的价值观。也就是说，父母给予儿童的积极关注是有条件的。

儿童从这个过程中总结出哪些行为是好的，哪些行为是不好的。他们开始有区别地对待自我的经验，他人肯定的经验值得关注或重复体验，而他人否定的经验则被忽视或回避。这种区别对待是建立在他人评价基础之上的，说明儿童内化了他人的评价，学会了以他人看待自己的方式来看待自己，从而习得了一些有条件的价值感。

3. 自我的异化

罗杰斯认为，有条件的价值感是大多数人的自我结构中必然组成部分，但是价值条件提供了判别经验的标准，这就如同一个筛选系统，个体的自我经验不再能够自由进入意识，只有符合价值标准的经验才能够被个体意识到，不符合价值标准的经验则被歪曲或忽视。也就是说，不符合价值标准的经验要想进入意识，至少要被歪曲成与价值条件不相冲突的样子，否则将不会被个体意识到。比如，在"怨恨父母是不对的"的价值条件下，孩子对父母的怨恨是不符合自我概念的，那么他有可能歪曲这种感受，比如反向形成，用更多的爱去掩饰自己的怨恨，或者将这种感受排除在意识之外。

在价值条件的作用下，有些经验不再被看作个体自己的经验，或者以歪曲了的形式进入自我结构。这时候的个体在某种程度上处于经验与自我不一致的状态，即自我异化的状态。罗杰斯说，这是发生在人身上的一种基本的异化，他不是真实地面对自己，面对自己自然而然产生的对经验的机体评价，而是为了维持他人对自己的积极关注，曲解自己体验到的价值，仅仅依据经验对于他人的意义来知觉自己的经验，当然，这不是他们自觉的选择，而是儿童身上一种自然的发展，然而也是悲剧性的发展。

四、自我概念与心理治疗

人本主义疗法认为，自我概念是影响个体心理健康的关键因素。自我概念与经验的不一致、不协调是导致心理障碍的主要原因。在治疗过程中，治疗师不是寻找来访者怎么变成现在这样的原因，而是要找到使他们保持现在这个样子的原因。发生于机体的经验有三种结果：第一种结果是，符合价值条件的经验会被准确地符号化，并结合到自我概念中；第二种结果是，不符合价值条件的经验被歪曲后进入意识，个体感知的不是真实的经验，这种不真实的经验也会进入自我概念的结构中；第三种结果是，不符合价值条件的经验会被排除在意识之外，不被个体感知到。

（一）心理失调的实质

当自我与经验不一致时，个体通过潜知觉（在意识水平之下接受的信息）感受到这一经验的威胁性。虽然个体自我概念中存在大量受到条件价值作用而形成的成分，但此时的自我结构依然维持着表面的协调一致。然而，当这个与自我不一致的经验被准确符号化，以本来的样子进入意识，它将挑战价值条件和自我结构的真实性和合理性，从而引发自我关注发生动摇。

例如，一个儿童在自我结构中有"我是好孩子"（自我结构）、"好孩子不会有暴力行为"（价值条件）的意识，而现在他似乎感受到（前意识水平）自己有一种破坏的倾向，他不受自我控制地想要破坏周围的东西，甚至想要攻击他人（自我经验）。这种破坏倾向甚至会表现在儿童的行为中，但是是以可以接受的方式出现，比如拆卸玩具等。不管有什么理由，伤害他人都是不可以被接受的，如果这个经验进入了儿童的意识，则会威胁到"我是好孩子"的自我概念。

当自我概念受到威胁时，个体最直接的感受是焦虑。这种焦虑似乎没有原因，如果程度严重，甚至会被诊断为神经症。而其实质是个体潜在知觉到某种经验与自我不一致，而且这种不一致的经验有可能被意识化。类似于个体在心里明明知道它存在，又不敢面对，从而产生了焦虑。个体不会坐以待毙，必然会采取行动来阻止揭露这种不一致，从而维护自我结构的完整。这时，个体的防御机制就会被激活。

个体的防御机制包括选择性知觉、歪曲、否认、合理化等。如果个体能够通过防御机制成功掩盖某个经验与自我的不一致，缓解其对自我结构的威胁，从而使自我的价值条件得到保护，个体的焦虑就会减轻或消除，也不会出现心理困扰。但是，个体的防御机制不是总是有效的。当防御机制不能阻挡且这种不一致进入意识时，个体就会产生心理困扰，甚至神经症。由此可见，自我概念和经验之间的不一致或失调是心理障碍产生的根源。

（二）心理治疗的关键

罗杰斯认为，心理障碍的根源是来访者远离了自己的真实经验，按照内化了的价值标准来"裁剪"经验。自我不能朝着实现趋向的方向来发展，发生了异化，违背了人的本性。也就是说，个体自我发展的方向被歪曲了，不再依照自己的本心而是参照外在标准来发展。所以，心理治疗的核心工作是改造自我，其关键在于自我概念。

自我概念指个体对于自己的生理、心理及社会适应性等方面的特征的自我知觉和自我评价。它能够为个体提供自我认同感和连续感，帮助维持和调节自己的行为，对于个体的存在和发展具有重要意义。而在咨询中，大多数来访者具有较低的自我概念，他们用外部的价值标准评价自己，认为自己在各个方面都很差，不如别人，从而产生了歪曲的自我概念，阻碍了个体的发展。

人本主义心理学家认为，个体有自我实现的潜力，他们相信个体有自我引导、自我决定的能力。个体能够发现自己的问题，引导自己去解决问题，从而使自我概念适应自我经验，使自我朝着实现趋向发展。人本主义心理治疗充分尊重来访者，促进其发挥主导作用，打破了以往治疗中治疗师占主导地位的局面。治疗师的作用在于创造一个平等的、有发展性的环境，使来访者在这种关系中能够减轻他面对自我概念与自我经验矛盾时的焦虑，从而发挥自我潜力，达到治愈的目的。

第三节　人本主义疗法的策略和方法

人本主义疗法以人本主义心理学的人性观为基础，人本主义治疗师确信来访者有自我引导、自我决定的能力。来访者比其他任何人都了解自己，也比其他任何人更清楚自己想要什么。他们是值得信赖的，治疗师应该接受和尊重他们的感受和信念，相信他们有能力对自己负责，并通过自己的力量解决问题。治疗师则如同化学反应中的催化剂，协助来访者了解自己的问题，促进来访者的转变。

与精神分析疗法和行为主义疗法的指导性治疗不同，人本主义治疗是非指导性治疗，认为来访者在治疗过程中拥有主动权，有自我引导和自我决定的能力，重视个体心理上的独立性和保持完整心理状态的权利，更重视问题背后的个人成长与改变。他们的工作目标是帮助个体更清楚地认识自己，更健康地成长，从而变成能够接纳自我的人。人本主义疗法很少使用技术，更多地依赖于治疗过程中营造的安全、包容的氛围和真实、和谐的人际关系。在这种关系中，来访者是作为一个真实的人与治疗师进行互动，这种真实的人际关系也会延伸到来访者的真实生活中。因此，人本主义疗法十分重视治疗关系的建立与保持。

一、治疗的目标

人本主义心理治疗的实质是重建个体自我概念和自我经验之间的和谐，或者说促进个体人格的重建。这个过程正是罗杰斯所说的"变成自己"和"从面具后面走出来"。来访者是实现治疗目标的主导者。他们在深入认识自己后，会慢慢揭开用来应付生活的伪装，从而坦率地承认自我经验和自我概念的不一致，减少价值条件的作用，相信机体评价过程，逐渐达成两者的和谐与一致。治疗师的工作目标主要是营造安全的治疗氛围，与来访者建立适当的关系，以协助来访者成为一个和谐的人。治疗的目的不仅仅是解决当前的心理问题，还要协助来访者的成长。而来访者成长是治疗最重要的目的，这不仅关系到来访者在未来是否能够克服所要面对的问题，还关系到来访者是否能够发挥潜能、实现自我。

在适当的治疗关系中，治疗师给予的包容、尊重、无条件的积极关注，都能促进来访者表达真实的自我。在治疗过程中，来访者表现得更主动、更自信、更积极，能够接纳自己真实的感受，而不是压抑自己的经验；行为上表现得更成熟，更具有适应性，更社会化，能够克服困难和压力；性格上更健康，人格整合和谐，对他人与外界事物有更大的包容性。

罗杰斯曾用 15 条标准来具体描述来访者在治疗过程中的变化，而这个变化的最终结果是来访者成为一个充分发挥机能的人。在此基础上，国内学者江光荣进行归纳总结，认为充分发挥机能的人具有以下四个关键特点。

（一）对经验更加开放

当经验威胁到自我，个体的防御机制会将经验隔绝在意识之外，而个体则生活在与实现趋向不一致的生活中。如果个体对经验保持开放态度，则会真实地、全面地接受任何来自内部的或者外部的经验，更相信机体评价过程，不再按照价值条件对经验进行"裁剪"，也不再随时穿着防御盔甲。罗杰斯曾经描述过这种状态：来访者会变得更加倾听自己的心声，体会他们身体内发生的一切；他们对自己的恐惧、痛苦之类的感觉更加开放，同时他们对自己的勇气、温情之类的感觉更加开放；当有什么感受发生在自己身上时，他们可以自由主观地体验到它们；他们能更充分地活在机体的体验之中，不是将体验排除在意识之外。

（二）更富存在感的生活

人生如流水一样，是一个变化的过程，而个体的存在也是在变动过程之中的。如果个体能够完全开放地对待经验，那么他会体验到此时此刻的正在进行的流动和变化，会每时每刻都产生新鲜感。个体不再追求稳定而刻板的生活，完全把经验放在第一位，不让经验去适合已有的框架，而是信任经验。这就意味着人成为自己体验过程的参与者和观赏者，而不是体验的控制者；生命成为一种充满活力的、充满乐趣的、充实的、流动的发展过程。

（三）越来越信任自己的机体

人在一生中都在不断做选择，大到报考哪所大学，小到晚餐吃什么。很多时候，我们并不是跟随自己的内心做选择，而是受到了社会规范、过去经验、他人期望等的影响。能够充分发挥机能的人会越来越信任机体评价过程。罗杰斯发现，个体越来越能够信赖他们自己的整个机体对自己的经验开放，去做他们自己觉得对的事情，总是能够证明这就是有效又可靠的行动指引，而且也是真正令人满意的行为选择。

（四）更充分地发挥机能

罗杰斯尝试把上述三个方面的特征综合起来，对充分发挥机能的人给出了整体描述。罗杰斯认为：心理上自由的人是处在向机能充分发挥的人转变的过程之中，他能够同他的每个感觉和反应相处，活在它们之中；能更充分地利用自己的全部机体装备，去尽可能准确地感觉其处境的里里外外；更允许他的整个有机体去自由自在地发挥全部复杂的功能，用以在错综复杂的可能性中，选择出当下情况里最令人满意的行为；总之，他在变成一个更充分发挥机能的有机体，并且由于在自由流动的体验中又能意识到自己，他又在变成一个更充分发挥机能的人。

二、治疗的过程

人本主义心理学家认为，心理治疗是一个持续转变的过程，虽然罗杰斯根据来访者在治疗过程中呈现的不同状态，将治疗过程分为 12 个步骤，但是实际上，在治疗过程中，12 个步骤之间没有明显的分界线，它们是一个有机整体。同时，要注意的是，这些步骤并不是一次治疗的步骤，也不是每个个案都会经历所有的步骤。实际上，在操作过程中，成熟的治疗师会灵活地进行治疗，而不是完全按这些步骤进行。下面将结合案例来对这 12 个步骤进行讲解。

（一）来访者的求助意愿是治疗成功的必要条件

大多数来访者都是自愿来治疗的，还有一部分来访者可能是父母或者其他重要他人要求其来治疗的，但这并不代表来访者没有求助意愿。在蒂尔登的个案中，蒂尔登是被母亲竭力劝说才接受心理治疗的。与罗杰斯联系的一直都是蒂尔登的母亲，她希望罗杰斯能够帮帮自己的女儿。在第一次治疗结束时，罗杰斯问："下个星期你还想来吗？"蒂尔登在犹豫了很久之后，小声说："嗯，我会再来的。"这既表明了蒂尔登有求助的意愿，也证明了罗杰斯所相信的"在每个来访者身上都有建设性的力量"。

（二）营造一种温暖、包容、安全的，有助于来访者自我探索的氛围

"今天，你想在这段时间里谈些什么？""我非常想了解你，你想说什么就说什么吧，我洗耳恭听。"罗杰斯常常以这些话作为开场白，这些开场白强调了只要来访者觉得合适，他可以自由支配这段时间，谈话过程不由治疗师控制的思想。而这也体现了治疗师的开放与包容。当然，这种气氛不仅仅存在于建立治疗关系的初期，还会贯穿整个治疗过程。不管是无条件积极关注，还是共情，它们都是为了营造这种氛围，使来访者能够自由地去探索、自由地去表达以及自己做决定，最终自己解决自己的问题。

（三）鼓励来访者真实地自由表达

以真诚、友好的态度接纳对方。蒂尔登说："有时，我想我肯定是疯了，我也会想，自己是否应该待在疗养院之类的地方，在那里我可以得到帮助，而不是像现在这样绕圈子。这是不对的。"罗杰斯没有试图安慰她，也没有纠正她的想法，而是认可了她强烈的情绪："你也觉得似乎自己真的是不正常的。"

（四）对来访者的否定情感和消极看法的处理

在治疗初期，治疗师要能够接受、认可、澄清来访者的否定情感和消极看法。治疗师要能够接受、认识、澄清来访者的否定情感，使来访者对此有更清晰的认识。在最初的治疗中，蒂尔登总是表现出深深的绝望："我找不出任何自己应该活在这个世上的理由。我时常有自杀的念头，因为我无法为自己现在的这种生活方式找到任何正当的借口。别人都有他们的理由，但是我没有……"罗杰斯使用复述的技术对他的否定情感给予了接纳与澄清："你可以理解为什么别人愿意活下去，但说到自己，你几乎找不到理由。"

（五）来访者开始成长

当否定的态度充分得到表达和接纳后，试探性的、肯定的态度将萌生，来访者开始成长。但是此时的态度可能是模糊的，也可能夹杂着否定的态度，充满了矛盾。蒂尔登开始意识到自己内心强烈的矛盾冲突，她既迫切希望改变，又神经质般地试图遏制这种愿望："唯一的问题，就是我必须承认我是在和自己作对。我是说，很显然，我是在和自己过不去。这看起来很愚蠢，这会儿我迫切地希望改变什么，过一会儿我又认定现实中的某些因素使我根本不想改变什么。我就是这样矛盾，这是我全部的问题。"

（六）接受来访者肯定的态度

随着治疗进一步深入，来访者肯定的态度会更清晰、更明确。治疗师对来访者的肯定态度给予无评价的接受，从而促使其加深自我了解和领悟。在第三次治疗临近结束时，蒂尔登出现了一个值得注意的变化，她暴露出了自我形象中的一些"自恋"成分。"我是老师的得意门生……似乎我太出类拔萃了，我无法不这么想，我比别人优秀，用不着主动去对别人好，因为我不需要，因为我比他们更优秀。"罗杰斯的回应肯定了她的话："你觉得通过回顾过去的某些经历，能够找到问题的根源所在。"

（七）来访者开始接受真实的自我

在安全、包容的治疗氛围中，来访者开始调整心境，重新看待自己，开始接受真实的自我。在第九次治疗中，蒂尔登开始正视自己内心的冲突，她说："从前我不敢相信自己的能力，也害怕独立去做很多事情。这是一种习惯，这是我养成的一种习惯，我是指我依赖老师，真的，我会照他们的意思去做。"

（八）协助来访者分析其可能做出的选择

当来访者做出决定或采取行动时，治疗师要协助来访者分析其可能做出的选择。随着治疗的深入，来访者身上自我决定的力量会越来越强，治疗师需要帮助来访者认识到自我的力量。蒂尔登开始增加与他人交往的次数，虽然有效果，但是她觉得效果不大。如，蒂尔登说："我出去的次数比以前多了……和别人交往的次数也多了……确实，出去和别人交往的时候，我觉得自己并没有那种迷失自我的感觉了，但是，这好像对我帮助也不大。"罗杰斯如是回应了她的感受："为了改变自己，你也采取了一些措施……你试着去和更多的人交往，但是没有达到你所期望的效果。"

（九）当来访者出现某种积极尝试性行为，表明疗效产生了

在第十次治疗中，蒂尔登谈到自己新的变化，她开始上女帽设计课了。"这个课程与其说是设计女帽，还不如说是教我们如何做帽子，不过我也很喜欢。你看，这次我能控制自己一些了，我真的开始受益了。过去，我会不顾一切地喜欢上什么事情，随后很快就厌烦了，这次我更冷静了，更自然地去做这件事。我真的开始改变了。"

（十）疗效进一步扩大

在来访者有所领悟并做出积极尝试后，来访者越来越正确、越来越全面地了解自我，并能够勇敢面对自己的经历和体验。蒂尔登开始正视自己的感受，认为自己也有活下去的权利。她说："我开始想，世界上会不会有另一个像我这样的人？如果有的话，我会好过些。很多人没什么能力，但他们也对付过来了。我也有生存的权利。"罗杰斯给予了复述反应："你开始相信自己可以像别人那样生活了。"

（十一）来访者的全面成长

来访者处于整体的积极行为与成长过程中，能够进行自我指导。蒂尔登开始能够按照自己的想法做事了。"和以前相比，我觉得我现在更多的是依赖直觉。你还记得吗，最初我问过你，人们为什么能想怎么着就怎么着，而我总是想我做得对不对。现在我发现，我能够自然地做事了。"

（十二）咨询结束

来访者感觉无须再寻求治疗师的帮助时，其此时达到了接受真实自我的境地。但是这并不是代表来访者完全好了，如果有条件，治疗师可以进行回访。在第 11 次治疗结束时，罗杰斯再次问蒂尔登："你还想来吗?"蒂尔登表示自己的情况不太稳定，在需要帮助的时候，她希望还能够来这里寻求更多的帮助。在一年后的回访中，蒂尔登继续从事自己的工作，在社会活动中也更加活跃了。

三、来访者中心疗法

人本主义疗法强调人性本善，认为人都有自我指导、自我决定的能力，以及自我实现的倾向。在治疗过程中，更强调来访者的自主能力，而治疗师主要是营造一种充满关怀和信任的氛围，来促进来访者自我成长。人本主义疗法是非指导性疗法，强调治疗师与来访者之间的关系，而非技术。罗杰斯认为，若是两个人都能意识到自己和对方有着心理上的接触，则这两人之间存在着关系。在这种关系中，至少有一方有促进另一方发展成长、发挥潜能的意图。正是因为治疗关系具有助人成长的功能，所以它才有治疗的作用。

在来访者中心疗法被提出之前，技术至上的观点在心理治疗领域占统治地位。与精神分析、行为主义疗法不同，来访者中心疗法没有那么多具体的技术或方法。它提倡的是一种关于有利治疗条件的理念，而不是简单的技术。但是，人本主义疗法的效果不可低估。治疗师对来访者的信任、坦诚的态度、及时的反应、准确的表达，都可以使来访者感受到自己能够被理解，自己是有价值的。这种来访者与治疗师的互动关系促使来访者进一步深入地进行自我认识和自我接纳。

罗杰斯总结出各种能够促进来访者在治疗中转变的适宜条件，并向人们传授为来访者提供这些适宜条件的具体方法。他所提出的真诚一致、无条件积极关注、共情等理念对整个心理治疗文化产生了日趋扩大的影响。

（一）真诚一致

真诚是指治疗师要真诚，而来访者恰恰相反，他们正是因为处于非真诚一致的状态才来寻求帮助的。真诚要求治疗师在治疗过程中是一个表里如一的人。在治疗关系中，治疗师可以让自己的任何经验不经改变或歪曲进入自己的意识。也就是说，治疗师是没有戴面具的，是以本来的面目来面对来访者的。罗杰斯曾用"透明"来描述真诚，即治疗师对来访者保持透明，来访者在治疗关系中能体会到治疗师是毫无保留的。

真诚是真正产生信任的可靠条件，来访者对治疗师的信任进一步导致别的改变。只有一个人把自己内心的真实想法暴露给对方，才能获得对方的信任。而自我暴露本身也是一种信任，所以这种信任是相互的。"一致"是指表里如一，即内心所想与行为一致。另外，真诚并不是指时时刻刻要真诚，而是在与来访者相处的治疗过程中，治疗师保持真诚一致。真诚也不是无节制地暴露自己的内心，而是在必要时才这么做。

罗杰斯总是能够坦诚面对自己内心的想法，并在适合的情况下表达出来，从而增强来访者的自信心。他的自我暴露有时候发生在治疗遇到问题的时候，如来访者对治疗有抵触；有时候是他自己的个人问题，如曾经的经历。他在布朗个案中，将自己曾经的体验告诉了来访者："我不知道这么说能不能帮到你，我只想告诉你，我非常理解你的这种感受，就是你觉得自己对于任何人都有什么意义，因为我曾经有这样的感觉，而且知道这种感觉让人非常痛苦。"

（二）无条件积极关注

"积极关注"是指治疗师看重、认可、欣赏来访者的价值。这种关注是无条件的，即这种感受不以来访者的某个特点、品质或者整体价值为依据。也就是说，排除任何评价标准或价值条件，治疗师要接受来访者的一切。比如，治疗师不因来访者漂亮就喜欢她，也不因来访者脾气暴躁而不喜欢他。罗杰斯说："当治疗师发觉自己怀着一股温情，接纳来访者的任何感受，将它视为来访者的一部分，这时他就在对来访者进行无条件积极关注。"

"无条件"也意味着不管来访者的体验是消极的，如痛苦、异常等，还是积极的，如自信、满足等，治疗师都要无差别地接纳。当来访者感受到无条件积极关注时，他们可能会这样形容自己的咨询师："他鼓励我拥抱我自己的感受……感受自己之所感受，欲自己之所欲，怕自己之所怕，没有'要是''但是''其实不'等诸如此类的条件。"

罗杰斯非常关注来访者的语言和非语言行为。在每次治疗中，他都让来访者随时意识到自己的关注，让来访者知道自己正在以一种接受的态度倾听。他会用言语，如"嗯"，来明确表达关注；他也会用非言语来表达关注，如身体总是向来访者倾斜，不时肯定地点头，始终与来访者保持目光接触。

（三）共情

每个人的世界都是个体对经验进行加工并赋予意义的主观世界。就如同每个人都戴着眼镜来看世界，这个"眼镜"就是我们的感知、记忆、信念、偏好等主观的经验。每个人的经验不同，我们如何能够做到共情？如何以来访者的角度，用来访者的眼睛看世界？治疗师要设身处地，把自己的身份、角色、价值观先搁置起来，换成来访者的视角，才能有所体认和了解。共情也就是感同身受，治疗师感受的是来访者的情绪、感性经验，而不是概念性认识。

罗杰斯曾这样描述共情：感受来访者的私人世界，就好像那是治疗师自己的世界一样，但又绝对没有失去"好像"这一品质——这就是共情；它对治疗至关重要；感受来访者的愤怒、害怕，就像那是你的愤怒、害怕一样，然而你自己的愤怒、害怕并没有卷入其中。罗杰斯在这里强调了"好像"，而不是要求治疗师与来访者完全一样，因为治疗师要帮助来访者理清他模糊的思想，说出他没有说出的话，就好像治疗师比来访者还要了解来访者。

好的治疗师能够体会来访者内在的情感，并把对这种情感的共情通过复述表达出来。复述不是简单地复述来访者的话，而是要像镜子一样准确反映出来访者内心的真实想法。并不是所有的来访者都能够清楚地了解自己的想法并表达自己的想法。这时就需要治疗师用复述的方式帮助其去了解和表达自己的想法。

复述有以下四种方式。

（1）重复来访者的话

一般来说，治疗师复述原话是为了表现对来访者所说的某一重要内容的关注。但是，这种方法并不常用，因为过多地复述来访者的原话会导致来访者的反感。来访者可能会觉得治疗师没有理解自己，而是机械地复述自己的话。在吉尔个案中，吉尔说："她想要救我。"罗杰斯复述了吉尔的原话"她想要救你"，表达了对这一内容的关注。

（2）将来访者的话加以整合，通过简洁而清晰的方式复述来访者想要表达却没有说出的意思

在露易丝个案中，露易丝谈到与父亲之间的关系时，说："有时候，我觉得我根本不了解父亲，有时候，我会有一种悲伤的感觉，觉得他……我为他感到

悲伤，因为，不论他想要什么，都以失败告终，我也为自己感到悲伤，因为我想了解他，但却无法做到。"罗杰斯对她的话进行了清晰的复述："你为他感到悲伤，是因为他处境艰难，而你为自己感到悲伤，是因为你不了解他。"

（3）在复述中突出来访者的某种情感

为了对来访者叙述中的意思做进一步澄清，指出其所要表达的情感，治疗师可能会加重或夸大来访者的原话。在马克个案中，马克谈到了自己在人际关系上的困扰，"我一说我为南非政府工作，他们就都走开了"。而罗杰斯用夸张的复述让马克去体验自己真实的感受，"所以，你觉得自己在这种社交场合中就像个别人避之不及的麻风病人"。

（4）用第一人称复述

治疗师用第一人称复述来访者的话，是把自己放在了和来访者同等的位置上，是为了加强共情。在玛丽个案中，玛丽提到了"一种处在生死边缘的体验"。罗杰斯直接回应道："我不想被杀死。"其实也就是直接说出了玛丽心中的想法，让她有一种被理解的感觉。

四、人本主义疗法案例——格洛利亚个案

格洛利亚个案是罗杰斯治疗中最著名的案例之一。当时，格洛利亚刚刚离婚，她十分担心自己的性生活可能会对孩子造成影响。在治疗中，罗杰斯始终使用回应的方式对待格洛利亚，帮助她自己去寻找解决问题的方法。尽管罗杰斯作为医生出现，但他总是坚持着人本主义的思想和人人平等的观念，相信来访者具有自我发现、自我指导的潜能。

在治疗中，罗杰斯态度温和，全身心投入到与格洛利亚的谈话中，通过体态、眼神、声音、微笑或不断地"嗯"等方式来表达自己，使格洛利亚不再感到紧张。罗杰斯通过提问，验证自己是否准确地理解了对方的意思，并接受来访者的更正，促进了来访者对她自己的理解，并使她能够更清晰地把自己的理念表达出来。

罗杰斯给出了一些解释，例如，"你厌恶自己做了那些你认为不对的事，但你更恨自己对孩子撒谎"。再如，他说："我能感觉到，每当你置身于'乌托邦'，你能体会到一个完整的自我，你觉得自己所有的部分都整合在一起了。"罗杰斯的这一解释深深地触动了格洛利亚。

罗杰斯坚定而温和地为来访者可以做什么、不可以做什么设定了界限，为格洛利亚提供了支持，而没有使她感到可以依赖别人去解决自己的问题。当格洛利亚坚持要从罗杰斯那里得到答案时，罗杰斯使用了问话的方式，要她自己

把答案说出来，并通过自我表露，说出自己对格洛利亚担心的事情的一些看法和感受，从而弱化她认为自己不成熟的自责心理。

总的来说，罗杰斯在治疗中运用了一系列方法，既满足了格洛利亚的需要，又让她能够有机会自我成长。这个案例也展示了罗杰斯治疗的核心思想，即相信来访者具有自我发现、自我指导的潜能，治疗师的作用是帮助来访者发掘和发挥这种潜能。

第八章

家庭治疗理论和技术

家庭治疗起源于第二次世界大战之后，是在个体心理治疗的基础上发展起来的。战争导致许多家庭破裂，重组的、残缺的家庭面临着很多困惑，如婚姻冲突、青少年不良行为、家庭关系紧张等，心理治疗受到了广泛的重视与普遍的接受。然而，此时的专家们都只是擅长进行个别心理治疗，习惯于处理个人的问题，对于家庭与婚姻问题而言，当时还没有成熟的理论与方法。同时，专家们对精神疾病患者的治疗也遇到了一些问题，当恢复健康的患者回到家里后，过不久都会旧病复发；当患者好转的时候，家庭中就会有其他的人变得不正常或很糟糕，好像家庭需要一个生病的或有症状的人，这些现象促使心理治疗领域的专家们重新审视家庭对个体的影响。因此，许多专家开始将注意力转向家庭，治疗的对象从个人转向家庭，用系统的观点看待个人的问题，研究家庭在创造和维持家庭成员的心理障碍中所扮演的角色。这是心理治疗的一次革命性的转变。在弗洛伊德之后，阿德勒的人是不可分割的整体论、沙利文强调的人际关系在人格发展上的作用、强调家庭的沟通与互动模式的重要性等思想影响了一批治疗师。阿克曼（Nathan Ackerman）作为家庭治疗的先驱，是动力性家庭治疗的代表。他将家庭视为一个动态的心理社会单位、一个人格之间互动的系统，每一个个体都是家庭重要的次级系统。他认为个体的症状是家庭冲突与焦虑的表现，是家庭不良互动的结果，反过来，个体的症状又会导致家庭状态失去平衡，并反映出整个家庭的情绪失态。受系统论和控制论的影响，自 20 世纪 60 年代开始，家庭治疗进入蓬勃发展阶段，出现了系统式家庭治疗、结构派家庭治疗、沟通与策略派家庭治疗及经验-人本主义家庭治疗等。

第一节　家庭治疗概述

一、什么是家庭治疗

（一）家庭治疗的基本概念

家庭治疗是一种治疗模式，以整个家庭作为治疗单位或对象，治疗师通过与全部或部分家庭成员的治疗性会谈以及其他专业技术来协助家庭成员改善家庭关系，建立良性的家庭互动模式，从而促进家庭的良性运转和家庭成员的身心健康。

家庭治疗的焦点是家庭结构及家庭成员间的互动关系问题，而不是有症状的患者或心理异常的个体。人是环境的产物，人的所有行为都是在特定环境之下发生的。家庭是个体生活和成长的重要平台，家庭的发展有自己的历程，形成了家庭独特的文化传统，并以非常潜在的方式存在于家庭的方方面面，影响着家庭成员的点点滴滴。家庭成员的行为和反应受家庭的影响，与家庭文化传统息息相关。家庭治疗理论认为，"生病"的不是患者个人，而是整个家庭系统，个体异常的、不适应性行为是对紊乱的家庭环境的反应，因而必须对家庭这个系统进行干预。家庭问题的产生和维持是由家庭成员共同完成的，要想改变现状，就需要全体家庭成员共同努力，家庭治疗并不是只改变家庭环境中的某一个人，家庭治疗影响的是整个家庭。治疗的对象涉及几乎全部家庭成员，只要与患者住在一起的人，都应该被邀请参加访谈，这样才能够确保家庭模式得到完整的呈现，明了哪些成员与症状的产生与维持相关。假设得到验证后，治疗方案的制定和实施就会按计划进行，随着治疗的进展，治疗师将会重点邀请那些对家庭模式有重要影响的家庭成员参与治疗，直至治疗目标达成。

家庭治疗重点关注正在发生的相互作用，即处理家庭问题的方法和模式，而不是过去的经验。李维榕博士曾说过，家庭问题的产生不一定与家庭有多大的关系，但是问题维持下来，就一定与家庭有关系。详细收集整个家庭表现出的防御面具、家庭成员的人格特征、坚守秘密的约定以及家庭的情绪状态等资料具有重要意义。治疗师应该分析家庭的结构与功能，探索当下维持家庭问题的动力机制，进行直接干预，促进家庭的改变与发展，建构新的家庭模式。

（二）家庭治疗的原则

1. 聚焦互动而非人格

有机体是一个开放的系统，与外在环境之间不停互动，与周围环境交换资源，以保障个体的生存与发展。许多人格特质在特定环境下外化为相应的行为表现，这种外化的表达是否顺畅并且能否固化下来形成行为模式，受到了关系的条件化影响，人格特质的可塑性也说明了关系带来的效应。也就是说，一个人的行为可能是关系的产物。一个人在某一关系中很顺从，在另一关系中却可能相当强势。当孩子的顺从特质与母亲的支配特质形成"支配-顺从"关系模式后，如果母亲过于强势，孩子就可能被迫反抗而不再顺从；如果母亲对自己的强势有觉察，能适度调整，则孩子可能会持续顺从，配合母亲的支配。因亲子关系的品质不同，人在互动中体验到的感受和认知评价也不尽相同，继而产生不一样的继发性行为。家庭治疗关注的很多现象，如追逐者与疏离者、过于能干与一事无成、控制与反叛循环等，很好地阐明了关系中的双方是如何在关系中互动的，关系中的优势一方主导着关系的模式，并改变着模式中的角色。在更大的时空、更大的团体之间的互动模式受到多重因素的叠加性影响，个体行为表现可能会受制于关系而非人格，如踢猫效应在家庭成员中的传递。因而，家庭治疗理论认为，调整关系模式比改变人格特质、提升人格水平更值得关注。

2. 保持中立

治疗师不对来访家庭及每个家庭成员进行价值评判，不将自己的价值观念凌驾于家庭成员之上，而是对他们的价值观念给予完全的接纳和充分的尊重，设法让存在于家庭内部的各种观点和态度、它们存在的理由及合理性得以充分展现。治疗师在态度上和情感上不偏向任何一个家庭成员，不做某个家庭成员的帮凶或助手。治疗师是以改变家庭结构为目标加入家庭的，协助家庭成员建立新的互动模式，从而促进家庭的良性运转和家庭成员的身心健康。因而，治疗师用一种超然的态度保持不偏不倚，不偏袒任何一方，不评价好坏，不强迫改变，不深挖过去。对各种观点、症状的好坏评价保持不确定性，更多的是澄清与建议，让他们自己去做决定，而不是代替他们做决定。

3. 资源取向

这里说的是治疗师要无视缺点，强调优点。人们习惯追求完美，往往忽略优点和长处，总想提醒对方改变缺点和不足，从而强化对方"不好"，对对方产生否定性评价，使得关系恶化。家庭治疗不强调某个家庭成员"有病"，而是将其放在关系中去考量，将其视为家庭关系模式的产物，一旦启用资源，关系得到改善，问题就会迎刃而解。

4. 此时此地

这里说的是治疗师要忽略过去，重视现在，不过分追问问题是怎么发生的，因为过去只是创造了家庭目前的结构和功能的工具，而当前家庭的模式才是导致问题持续存在的机制。家庭治疗着眼于家庭问题得以维系的机制，注重目前家庭所遇到的困难和问题，以及如何调整、改善和适应现在面对的情况。以简单有效的方式解决当前的问题，对问题产生的历史渊源并不特别关注，不需要让家庭成员理解问题为什么会发生，更不需要花费大量的时间和精力解决家庭成员的人格问题，这与精神分析治疗有所不同。

二、家庭治疗的理念

家庭治疗以系统论、控制论、沟通理论及精神分析理论等为指导，将个人的心理状况放在社会、家庭及所属的子系统中进行分析和应对，是心理治疗的一次革命性的转变。整体性原理是系统论的核心思想，揭示了系统整体与要素之间的关系，是系统最本质的属性。有序性原理揭示了系统结构和功能的关系。动态相关性原理揭示了要素、系统和环境三者之间的关系及其对系统的状态的影响。三大原理是相互制约、相互影响、相互作用的关系，其中动态相关性原理是整体性原理的延续和具体化，整体性原理说明要素和系统是相互关联的，各个要素之间存在必然的联系，不是孤立的存在，这说明了系统的相关性。运动是物质的本质属性，系统是不断变化的，具有动态性。因此，系统的相关性是动态的，系统的动态相关性是整体性的具体体现，系统都有特定的结构，这种结构是各要素相互作用、按一定秩序组合排列的，有序度越高，系统整体功能就越好。系统论认为，很多事物都是一个系统，不是各个部分的机械组合或简单相加，而是有组织的部分形成的一个复杂整体。贝塔朗菲（Ludwig von Bertalanffy）指出，整体总是大于部分的总和，系统的整体功能是各要素在孤立状态下所没有的新特质。系统中各要素不是孤立地存在着，每个要素在系统中都处于一定的位置上，并起着特定的作用，任何要素一旦离开系统整体，就不再具有它在系统中所能发挥的功能。系统与其要素之间、系统内部各要素之间和系统与环境之间是相互作用、相互依存和相互关联的。这种关联性使它们构成了一个不可分割的整体。因此，在处理系统问题时，要研究系统的结构与功能的关系，重视提高系统的整体功能。

控制论是研究各类系统的调节和控制规律的科学。以各类系统所共有的控制方面的特征为研究对象，对不同物质基质的系统所具有的信息交换反馈调节、自组织、自适应等方面的共性进行概括和总结，以形成一整套适用于各门科学的共同语言、概念、模型和方法。控制论是研究动态系统在变化的环境条件下如何保持平衡状态或稳定状态的科学。控制论的三要素是信息、反馈和控制。系统输送出的信息作用于被控制对象后，产生一定的结果和效应，此效应再输送回来，并对信息的再输出发生影响，这个过程就叫反馈。反馈是控制论中广泛应用的一种原理和方法，几乎所有控制都带有反馈。反馈有正反馈与负反馈两种。凡是反馈（回输）信息与原输入信息起相同作用，使总输出增大，这就叫正反馈；凡是反馈（回输）信息与原输入信息起相反作用，使总输出减少，这就叫负反馈。反馈原理就是原因和结果不断地相互作用，以完成一个共同功能。

从系统的角度来看，家庭也是一个组织起来的整体，而不仅仅是个人的集合。家庭是一个相互依存、相互作用、相互关联的关系网络。把家庭看作一个有机的系统，家庭成员通过相互之间的沟通交流信息，在互动中维持家庭结构的稳定与功能状态的平衡。系统论认为，系统运作出现问题，首先不是元素本身出了问题，而是元素之间的关系和互动过程出了问题；家庭某个成员出了问题，就意味着他所在的家庭系统出现了障碍，系统的功能状态表现不良。另外，家庭系统会与这个心理异常的成员彼此相互影响，也可能会与社会这个更大的系统产生相互影响。系统论强调，解决问题的关键不在于调理元素，而在于调理元素之间的关系和互动过程。家庭治疗的关注点由个人转移到家庭成员之间的关系模式上及家庭系统中不同层次的相互关系中，治疗师的重点不再是处理属于个人的心理冲突或问题。

三、家庭治疗和个体治疗的区别

与传统的个体心理疗法比较，家庭治疗具有如下几个较为显著的特点。

从对象来看，家庭治疗以家庭为单位，个体治疗以来访者为对象。家庭治疗以系统论和控制论为指导，强调从整体和系统的视角出发来考察问题，认为家庭才是基本动力学单元，治疗的对象是以家庭为单位而不是个人。患者所存在的问题只不过是症状而已，其家庭本身才是真正的患者。从系统运行的视角分析问题，以"去病化"思维理解患者和症状，认为单个家庭成员的问题是家庭系统运行不当而导致的，治疗应该让每个家庭成员了解家庭病态情感结构，改善和整合家庭功能。

从治疗内容来看，家庭治疗聚焦于关系，个体治疗立足于人格。家庭治疗把着眼点放在此时此地，不纠缠于过去曾经发生过的历史事件，侧重于横向的考察，将治疗的重心置于家庭结构和关系的调整上，关注交流、互动模式和系统组织的紊乱，让家庭成员一起来面对问题。个体治疗则从人格成长的角度理解症状，认为治疗应该直接指向个体和他们个性的主要成分，帮助他们学习如何更全面地成为自己，促进个体人格成长，最终解决问题。家庭治疗不强调家庭成员对问题的理解，可以直接指导家庭调整互动模式去解决面临的问题。而个体治疗不主张建议和指导，往往借助澄清、抱持、陪伴等促进患者领悟，正如森田正马教授所说的，知道了问题所在并不代表问题的解决，也就是说，个体知道应该怎样并不代表个体就能获得适应性行为，个体只有真正领悟了问题，才能有力地面对问题。

从设置来看，家庭治疗认为长时间的治疗并不能提高疗效，因此主张对治疗的时限加以控制，通常整个治疗的疗程在半年以内，属于短期治疗。家庭治疗注重当前问题的解决，而不去深究问题形成的过程，更不去解决个体的人格问题，家庭治疗的目标决定了疗程不需要太长。而个体治疗的疗程因人而异，疗程因治疗流派不同而不同，可长可短，差异很大。精神分析长程治疗的疗程最长，有的可达 10 年以上。家庭治疗单次治疗时间可以是一个半小时或者两个小时，不同于个体治疗的一个小时。

从发病机制来看，家庭治疗强调循环因果，认为问题的发生是双向互动的结果，个体治疗一般以线性逻辑进行因果推断，强调单向的因果联系。控制论认为，一个系统要维持自己的稳定，就需要有信息的交流，借此对各子系统进行控制与调节。这种信息反馈机制是控制论的核心。反馈回路有正向的，也有负向的。正反馈向系统提供需要改变的信息，如果不改变，系统就会出毛病。负反馈向系统提供的则是警告信息，即系统面临崩溃的危险，要求系统恢复原始状态。这两种反馈都有积极和消极的作用。在家庭系统中，负反馈抵制改变，是保持家庭稳定的重要机制，但也可能成为家庭冲突的原因。正反馈提供的信息是系统需要改变的信息，对系统具有挑战性或破坏性。如果系统做出了相应的反应，系统可能会在新的水平保持稳定。如果系统不对正反馈信息做出反应，系统可能会产生冲突。由于人的行为是在与他人的互动中表现出来的，家庭成员之间的影响是相互的，循环因果关系认为，问题或症状存在于一系列的行为与互动之中。家庭治疗注重在新互动中发生改变，而不是单纯地追寻最初的原因，或去追究某个家庭成员的责任，如果还是用线性思维方式去分析问题，我们就很难帮助家庭改变。

需要强调的是，个体治疗与家庭治疗并不是两种相互对立的、非此即彼的治疗方法，它们只是在理论上、在理解人类行为的方式上存在差异，以及在治疗手段上采取不同的方式。几乎任何一种人类的困难都可以用个体治疗或家庭治疗来解决，只是不同的问题适合用不同的方法，例如亲子关系、婚姻关系、家庭不和等问题，更适合用家庭治疗来解决。

第二节　家庭治疗的重要概念和理论

一、家庭治疗的重要概念

（一）症状的功能

家庭成员出现的症状是维持家庭平衡的稳定器，对家庭的完整性与稳定性具有保护作用。这就是症状的功能或意义。症状有时候可以被理解为家庭运行不良的表现，也可以理解为家庭运行的一部分。出现症状的家庭成员就成了家庭冲突的"替罪羊"。

（二）人际情境

用系统的眼光来看，人就是其所处情境的产物。个体的症状或者问题行为都发生在某种特定的背景或情境之中。如果一个人游离于现实人际关系之外，不能与他人建立联结，则治疗师很难激发其真实的行为反应。因此，要寻找问题发生的根源，就必须将个体置身于社会关系之中，深入了解当事人所在的社会环境和家庭环境，了解家庭成员之间的相互关系和交往方式。只有弄清楚了这些背景，才能理解问题或症状赖以生存和发展的基础。

情景是指事件发生的环境及其相互之间错综复杂的联系，强调系统内在联系的规律与其循环因果关系。结构派家庭治疗往往以情景为焦点，强调个人与环境的互动和相互影响，尤其是次系统与次系统、次系统与更大系统之间的运作方式、运作规则，而非个人的内在动力。

（三）循环因果

循环因果关系将个体的行为放到一个反馈环路里面，问题是一系列正在进行的行动与反馈共同维系的，家庭成员之间的影响是相互的、循环的，每个人的行为都会对其他家庭成员的行为造成影响，一个成员的变化会影响其他成员及整个家庭的变化，而这种变化反过来又会影响这个成员。如此循环往复，问题愈加复杂，很难分清什么是起因，什么是结果，即为循环因果关系。循环因果模式主张家庭中没有坏孩子或患者，并且认为是每个家庭成员之间彼此互相塑造了其他家庭成员的行为，是整个家庭系统内各子系统及各成员之间的彼此作用使问题持续保持下来。

（四）自我分化

自我分化是指自我从其情感（情绪）所依附和寄托的原生家庭系统中分化出来的过程。自我分化对个体成熟和心理健康而言是最为关键的个性变量。自我分化涉及内在关系与外在人际接触两个方面。从内在关系角度看，分化是指个体智力（理性意识）对情感（情绪）的识别能力。从外在人际角度看，分化是指个体在与他人的关系中同时体验到亲密和独立的能力。

自我分化水平高的个体能在家庭中维持独立自主和情感连接联结的平衡，面临人际压力时能够保持清晰的自我感，能够基于理性去坚守自己的信念。因此，在与他人相处时，个体能保持自主的、弹性的界限。自我分化水平低的个体，自我边界模糊不清，容易受外界及他人的影响，在关系中出现融合、粘连的状态。其行为更多的基于自动化的情绪反应，而缺乏理智的判断。自我分化水平高的人可以很好地识别自身情绪（冲动）并平衡理性与情绪的关系，他们能够感受到自己的情感，同时做出理性的判断，不被情感冲动所左右。而自我分化水平低的个体几乎不能很好地识别情绪并将理智从情感中分离出来，不能进行理性的思考。

分化程度由孩子和母亲之间的共生与分离程度决定，往往与父母和孩子之间的未解决的情绪依恋直接相关，这种情绪依恋开始于生命早期，是儿童与父母关系的产物。一般来说，一个人的自我分化水平在进入青春期后就已经很确定了，并且可能持续一生。

（五）三角关系

在家庭系统中，如果夫妻在互动过程中发生冲突，就可能会导致双方或其中一方产生明显的焦虑。为了减轻焦虑、化解张力，另一个家庭成员就会卷入夫妻互动关系中，构成一个人际互动的三角，有助于夫妻亲密关系调整到合适的距离。虽然第三方（主要是孩子）的加入让他们形成一个稳定的三角，但夫妻之间的问题或冲突并没有得到根本性的解决。这是在家庭中很常见的现象，背后是父亲或母亲与这个孩子结盟，也反映了父母之间的意见不合或存在矛盾冲突。如果第三方只是暂时卷入，或很快迫使双方解决了问题，那么三角关系就只是暂时的、不长久的。如果第三方长期卷入，三角关系就会固定化，成为稳定的、难以改变的关系，导致直线关系变成三角关系。有时，三角关系会将家庭以外的人拉进来，形成更复杂的关系网。

莫瑞·鲍恩（Murray Bowen）认为，两人关系是不稳定的，而三角关系是稳定的关系系统。当亲密关系遭遇冲突时，每对夫妻都希望借助稳定的三人关系减轻在亲密关系中逐渐增强的压力与紧张。如果焦虑强度持续升高，三角关系无法包容时，就会扩散给其他人，导致更多的人卷入，就会形成连锁三角关系。

（六）情感隔离

情感隔离是人们尤其是孩子处理代与代之间自我分化不良的一种方式，在家庭系统中，分化程度较低的成员与家庭融合度高，自己的情绪和行为被原生家庭束缚而痛苦不堪，他们会尝试通过各种策略来抗拒融合，将自己从未解决的情感束缚中释放出来，鲍恩将这种想象中的自由称为情感隔离。为了寻求独立，那些情感卷入程度较深的孩子会尝试很多方法摆脱家庭的影响，离开家庭所在地到另一个城市读书、工作和生活，与家庭保持较远的空间距离；或者不与父母交流，从家庭搬出去独居，在心灵上建起篱笆；或者用自我欺骗的方法切断与家庭的实际接触，告诉自己已经脱离家庭的束缚。情感隔离并非真正意义上的解脱，他们分化不好，情感上、经济上均无法独立，稍有风吹草动又会情不自禁地产生连接。如此分分合合，周而复始，就像放飞的风筝，看似距离遥远，实则联系紧密。父母与孩子之间的情感融合程度越高，发生情感截断隔离的可能性就越大。

（七）家庭结构

家庭结构就是指家庭的构成状况，是指在家庭具体的人员构成基础上形成的一套无形的或隐蔽的功能性需求或代码，是以整合和组织家庭成员彼此互动的方式，是家庭为实现它的重要功能而构建的操作规则的总和。家庭结构包括系统之间的界限是否清楚、权力如何分配和行使、系统面临改变的弹性以及规则之后的规则等核心内容。家庭问题深植于强有力的内在家庭结构，家庭在结构上和组织功能上存在缺陷，或者家庭结构过于僵化，不适应正在改变的环境，或者家庭规则弹性不够，不能满足家庭发展的要求，就可能导致家庭问题。如家庭成员在权力分配上未达成一致、责任分工不明确、家庭成员之间的界限不清等。界限保护着个体和子系统的独立性，界限不清会导致缠结的关系，树立僵界又会造成子系统之间的联系减少或中断而并引起脱离，只有边界清晰而又有弹性，才有利于建立融洽的家庭关系。

（八）资源取向

缺陷取向将某些有人际意义的行为视为纯粹的障碍、病态，或是直线因果链上最后的个人性结局，这种模式较少考虑行为与内心过程及家庭背景的关系，可能不利于问题的解决。资源取向是针对我们习以为常的缺陷取向（或病理取向）而提出来的，从关注家庭缺陷转到关注家庭优势和资源，将评估和干预的重心由问题如何产生拓展到问题如何解决，以崭新的视角认识症状的功能意义，认为患者呈现的"问题"并不是问题，家庭本身才是"患者"，家庭成员的症状是家庭系统运行不当的结果。因此，解决问题不能单从治疗个别成员着手，而应以整个家庭系统为对象。在进行治疗时，坚持资源取向、未来取向，成功的干预取决于家庭资源的启用，而不是权威的治疗师的技术，应采取积极的方式着力寻找和使用那些被忽略或未被发现的资源。每个家庭都储备着许多有用的资源，包括经济资源、情感资源、社会资源，尤其是爱的资源。

（九）家庭生命周期

家庭是指两个或两个以上的人，由于婚姻、血缘或收养关系所组成的、常年居住一起的一个团体。在这个团体里，个体与其他成员被强有力的、持久而互惠的情感依恋和忠诚联结在一起。家庭如同有生命的机体，随着家庭成员年龄的变化而呈现出不同的阶段性特点，有自己的诞生与终结发展过程，这种发展过程就是家庭的生命周期。一个家庭的生命周期大致会经历新婚、孩子出生和养育、孩子逐渐独立、新成员加入家庭、出现第三代人以及配偶和自己的老去等几个阶段。每个阶段都有其各自的特点和需要改变的任务。家庭成员表现出来的所谓心理问题或症状，往往会出现在家庭生活周期发生变化的时期，当家庭结构僵化、弹性不足时，家庭适应周期变化的能力减弱，家庭惯用的解决问题的旧模式已经无法适应新的格局，这时就可能出现问题。

二、家庭治疗的理论和流派

（一）系统式家庭治疗

家庭系统是具有自我组织调控、力求平衡内稳的系统，能根据环境变化而调节自身，并努力使自己在变化中保持自身不受影响的系统。家庭系统内个体的变化会引起整个家庭系统的不稳定，家庭系统自然会采取相应措施来维护自身的稳定；同样，家庭系统内部的变化也会引发家庭成员采取相应措施来减少或消除这种变化对系统稳定性的影响。如果家庭系统受到影响，出现功能障碍的不单单是个体，同时还包括家庭成员之间的各种关系。

系统式家庭治疗采用循环因果论，认为现象之间是相互影响、互为因果的，个体症状与系统故障之间的关系并非单向的、直线的因果关系，而是相生相伴、互为因果的关系。某个家庭成员的生理和心理疾病不只是一种需要寻找"病因"的结果，同时也是当事人所在家庭系统出现问题或故障的表现、后果和原因。某个家庭成员的行为同时既是其他成员行为的原因，也是其后果。

用系统的眼光来看，个体的行为，包括问题行为在内，从来都不会是游离在人际交往范围之外的，许多问题或症状，恰恰发生在特定的背景或情境之中。个体心理和行为与其所处的社会环境密切相关，个体在心理和行为上出现问题，自然也与家庭背景和社会背景密不可分。系统式家庭治疗的基本思路就是在家庭系统和社会关系这样一种框架和背景下来观察、理解和处理个体的心理症状或问题，个体出现问题是系统或其游戏规则有问题的表现、结果和原因，个体的许多症状常常只出现在特定的家庭环境中。既然它们来源于社会关系，就必须在社会关系中寻找改进之法。关系改变了，症状或问题存在的基础和前提也就发生了变化，家庭关系的改变，也必然会引发患者症状的变化。

鲍恩（见图 8-1）提出了家庭系统理论及八个连锁理论概念：自我分化、三角关系、核心家庭情绪系统、家庭投射历程、情绪截断、多世代的传递过程、手足位置和社会退化。鲍恩认为，情感困扰的产生与维持源于个体与他人的关系联结。家庭的主要问题是情感融合，主要任务是自我分化。情感融合表现为家庭成员间情感的过度联系，它和家庭功能失调有着直接的关系。自我分化则是家庭成员健康成长的目标。个体的分化表现

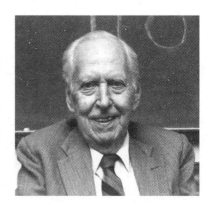

图 8-1　莫瑞·鲍恩

为行为不受情感影响的程度。分化程度有高低之分，如果分化程度低，个体在情感与认知上达到了最大的融合，那么他的功能就是最差的，很容易被家中最具支配力量的情绪所影响。另外，他非常重视家庭成员代际间的影响，认为家庭不良的情绪系统是多世代传承的结果，上一代没有解决的问题会传给下一代。没有人能够与原生家庭在情感上完全分离，每一代都会有一个与家庭融合程度最高的孩子，他的自我分化程度最低，容易造成长期的焦虑。其实，这些焦虑来源于父母，不是源于自己的思考与体验。他们一直努力想挣脱父母的束缚，发誓要与父母划清界限，希望成为自己的主人，掌握自己的命运，不让自己成为父母那样的人。但是，他们越想回避过去，过去就越是纠缠着他们，让他们成为俘虏并重复过去。在治疗时，治疗师要了解三代人之间的关系，绘制家谱图进行分析。区隔化是一种能维持自身独立完整同时隶属于家庭的两种驱力间的平衡。区隔化水平低的人情绪融合度高，容易受别人情绪的影响。区隔化水平低的夫妻经常将第三者（如孩子）牵扯进来，形成三角关系，三角关系是家庭情感冲突必然的反应。

莫瑞·鲍恩是美国精神科医生，是系统家庭理论的奠基人，也是国际知名的家庭治疗运动领袖。鲍恩认为，系统式家庭治疗注重个体与环境之间的关系和彼此之间的互动，要寻找问题发生的根源，就必须深入当事人所在的社会环境和家庭环境，理解家庭成员之间的相互关系和交往方式，治疗的焦点在于观察、理解和扰动个体在家庭背景下的关系模式，推断问题或者症状赖以生存和发展的基础，试图从个体的问题或症状出发，顺藤摸瓜，找到系统或交流过程中的问题，尽可能使家庭成员理解日常交往方式和问题/症状之间的关联，理解

患者的问题/症状的意义和功能，尤其是问题/症状对于家庭成员人际关系和相互之间的交往所具有的作用。治疗师还应该设法使家庭成员确信，交往模式的改变会带来问题/症状的改变，努力帮助家庭扩大思维时空，促成家庭内出现可见行为的变化以及彼此间关系模式的变化，使得家庭能够向着自己期望的方向协调发展。治疗的关键在于鼓励选择有益于家庭成长和发展的行动，改善心理感受，使家庭对解决问题过程中所产生的压力具有更好的承受能力。

（二）结构派家庭治疗

萨尔瓦多·米纽庆（Salvador Minuchin）（见图8-2）是结构派家庭治疗理论的创始人，致力于使失去功能的家庭达到结构性改变，通过改变家庭的动力和组织去改变个人及家庭。结构派家庭治疗往往以情景为焦点，强调个人与环境的互动和相互影响，尤其是次系统与次系统、次系统与更大系统之间的运作方式、运作规则，而非个人的内在动力。情景是指事件发生的环境及其相互之间错综复杂的联系，强调系统内在联系的规律与其循环因果关系。米纽庆认为，家庭结构是一

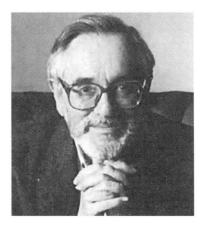

图8-2　萨尔瓦多·米纽庆

套无形的或隐蔽的功能性需求或代码，是以整合和组织家庭成员彼此互动的方式，是家庭为实现它的重要功能而构建的操作规则的总和。虽然家庭的这些规则在通常情况下不会被明确地陈述或说明，甚至不被发现，但它们却决定着家庭成员之间的互动关系，影响着个体的心理状况。

每个家庭都处于不断改变的情景中，家庭的发展要经历由扩大到衰亡、由向心到离心的过程。每个家庭的发展包括由彼此承诺到建立家庭、生育子女、养育教育子女、子女独立并离开家庭、家庭衰亡等不同的发展阶段。在每一个时期，家庭都有相应的发展议题，家庭成员都要去面对和适应，运作良好的家庭，结构具有弹性，会很好地适应各个发展时期的改变。家庭问题深植于强有力的内在家庭结构，如果家庭结构不适应正在改变的环境或者发展要求，就可能出现问题，个人的症状或问题只是家庭失能的表征，只有在家庭的互动模式中，症状或问题才能被充分理解。问题不是问题，而他们解决问题的方式可能才是真正的问题。

结构派家庭治疗非常关注家庭的结构、组织、角色与关系，还有这些规则背后的规则，治疗的目标就是重建家庭结构，增强这些内在结构的弹性，让其

成员能自由地、以非病理的模式彼此联系。结构派家庭治疗理论认为，单个家庭成员的问题其实是整个家庭结构问题的反映，是家庭结构与功能不良造成的。在治疗时，治疗师首要的任务就是加入家庭，紧紧抓住家庭阶层、权力分配、界限的渗透性以及潜在的规则等结构性元素，通过分析系统之间的界限是否清楚、权力如何分配和行使、谁和谁联盟以及系统面临改变的弹性等，来评估家庭运行的合理性，才能真正找到合适的改变家庭结构的对策。治疗师将治疗的重点放在行动上，以打破平衡，改变僵化的或失效的结构，重新构建家庭的结构。重建家庭结构就需要改变相应的规则，并将家庭系统僵化的、模糊的界限变得清晰并具渗透性，设法改变维持家庭问题或症状的家庭互动模式。

（三）策略派家庭治疗

策略派家庭治疗的主要理论包括控制论、系统论、沟通理论，并借鉴了家庭结构治疗理论等。沟通理论认为，人们总在进行沟通和交流。一个人的所有行为都是沟通性的，只要有行为就会有沟通，人的每种行为都在向他人传达一定的信息，承载着通知、命令或请求的功能。家庭常常做一些常识性的、误导性的尝试来解决他们的困难。当问题没法解决而持续存在时，他们又会继续采用更多类似的方法。这种做法激活正反馈机制，使问题更严重，引发更多类似的问题，形成恶性循环，导致问题持续存在。

策略派家庭治疗以问题为中心，聚焦于改变行为序列。治疗师是专家，为家庭量身制定具体方案。策略派家庭治疗强调治疗师的指导，认为内省不是最重要的，重视问题产生和维持的行为模式与结构，不关注问题为什么产生。策略派家庭治疗不仅重视行为改变，而且重视结构改变。策略派家庭治疗包括短期治疗模式、策略治疗模式和米兰系统模式三种治疗模式。

1. 短期治疗模式

代表人物是丹·杰克逊（Don Jackson），他早期也是精神分析师，后在沙利文的影响下研究人类交互行为以及人际关系的形成、发展与维持。他发现家庭的交互作用遵循着一定的规则，这些规则决定着家庭成员的行为，并形成一种持续性的行为模式。在正常家庭中，家庭规则帮助维持家庭秩序与安定，并随着家庭环境的转变而改变。杰克逊认为，控制家庭生活的是重复原则，家庭以反复的行为过程互相影响，僵化的家庭可能是规则太多，混乱的家庭可能是规则过少。短期治疗以控制论为基础，以策略为焦点，可以运用多种治疗技术对家庭进行治疗。短期治疗模式认为，人类的问题在大多数情况下是由于处置日常生活困难不当所致。对日常生活的难题处理不当，因此引发持续的抱怨。当家庭持续地使用令人不满意的解决方法处理问题时，这些方法只会制造更多的新问题，使问题更加严重，变得比原来的问题更加棘手。而且，由于人们习惯于沿用一成不变的方法解决问题，解决不了的问题就会持续地保持下去。因此，家庭解决问题的方法反而可能会成为问题的所在，使问题持续存在。

治疗的重点是患者的问题究竟如何影响每个家庭成员的生活的。短期治疗模式认为，患者的抱怨为问题的所在，所有的问题行为都是在与重要他人的互动关系中表现出来的。所以，问题不是个人的，而是互动模式的问题，个人的行为及与其他家庭成员的互动共同维持着问题，使之持续地存在。如果改变当前的互动系统，不论问题发生的历史如何，这些问题也都会迎刃而解。因此，治疗就应该掌握问题的全貌及维持问题的互动行为，遏止家庭不断地重复使用无效的解决方式，促进家庭系统的改变，帮助他们打破原有的具有破坏性的、功能不良的行为循环。

短期治疗模式强调个人的改变，由家庭成员的将变化诱发带入到家庭整体的变化中去，所以治疗师聚焦于家庭成员开展工作，变化会进入家庭。治疗师保持中立，治疗目标只注重个体外在行为的改变，不关心长期改变、内省、症状的功能（意义）。短期治疗最适合应用于个人或家庭在生命周期发展阶段的关键时期或临界点出现危机或症状的时候。适应症包括焦虑症、抑郁症、婚姻不和、性功能障碍、家庭冲突、心身障碍等。

2. 策略治疗模式

代表人物是海利（Jay Haley）和曼登尼斯（Cloé Madanes）。策略治疗依据沟通理论，针对家庭问题设计出一套有效的策略来引导家庭改变。策略家庭治疗不认为问题是家庭系统功能不良所导致的症状，而将症状看作是真实的、必须加以解决的问题。海利认为，在任何一种人际交流中，都潜藏着权力的争夺，即争夺人际关系界定的控制权，当其他策略都失败时，相关家庭成员就可能采取病态的控制策略（症状）来控制关系。问题都源于人际互动关系，治疗时必须全面了解家庭的结构与层次、联盟关系和其他复杂的互动行为。改变家庭系统的结构，将家庭组织改换位置，使呈现的问题不再具有原来的功能是这种治疗模式最有效的方法。

治疗师在治疗关系中必须取得掌控权，不要被当事人控制，以免当事人继续加重自身的困难，继续用症状来实现他的控制。治疗师是权威、专家，负责设计出一套针对来访家庭当前问题的治疗方案，主动对治疗全过程进行指导。家庭不需要通过内省来理解问题，只需要严格执行治疗师的指导方案，改变自己的行为。症状是患者的自愿选择，患者利用症状会在关系中得到许多控制权。

一般情况下，有症状的人都会否认他们有意用症状来控制他人，只会说那是不自觉的表现。治疗师会绕开家庭成员的防御，不会花太多时间帮助家庭领悟或洞察，而是直接改变情境，比如帮助家庭重新分配权利与责任，使之不再需要用症状来达到控制的目的。实施治疗时，治疗师首先建立与家庭的信任关系，营造一种放松、合作的氛围，会谈时，治疗师要观察家庭系统的沟通模式、权力等级、联盟等核心信息，明确问题产生和维持的机制，与家庭一起决定想解决的问题，确定目标行为和阶段性目标，设计治疗方案。策略治疗模式既关心问题行为的改变，又关心家庭结构的重组。

3. 米兰系统模式

代表人物为塞文尼·帕拉佐莉（Selvini Palazzolio）。米兰系统模式关注家庭中的权力游戏和对一个家庭起保护作用的症状。米兰系统模式认为，患者出现症状是为了保护一个或多个家庭成员以维持大家庭脆弱的联盟网络，也就是说，症状是为了维持家庭的整体和谐。治疗师应该保持中立，而不是去输出自己的判断和价值，不使用预设观点和标准模型，相信家庭能自己进行重新组织，通过简单地审视家庭并提出问题来帮助家庭成员核查他们自己的家庭结构，从而暴露出隐藏的权力竞争。与策略治疗模式相比，米兰系统模式较少关注问题，而是改变家庭成员暗中存在联系的想法并改变他们怪异行为的动机，让他们能够重新设计他们的家庭，使家庭结构更好。帕拉佐莉的重点是探索家庭"肮脏的游戏"和家庭中的权力斗争，目的是分离家庭成员，恢复他们相互之间的界限。

（四）萨提亚模式家庭治疗

维吉尼亚·萨提亚（Virginia Stair）（见图 8-3）是举世闻名的心理治疗师和家庭治疗师，是世界公认的家庭治疗的先驱，被誉为"家庭治疗的哥伦布"，其专著《联合家庭治疗》被誉为家庭治疗的"圣经"。

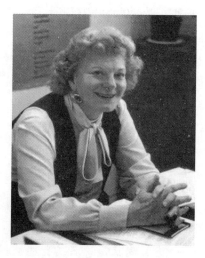

萨提亚模式属于经验-人本主义范畴，注重个体内在现象世界，认为人的行为不仅受外在现实世界的影响，而且是由个人的内在现象世界所决定的，即人都生活在自己认定的客观世界之中。人本主义取向的治疗师都遵守人本主义的哲学基础，尊重人们的选择权

图 8-3　维吉尼亚·萨提亚

利与自由意志，强调每个人都有自我决定与自我实现的潜能，这种潜能被称为生命力量，使自己变得更加完善。自我发展的停滞或自我实现潜能的丧失是导致心理障碍的原因。萨提亚将沟通理论与人本主义观点有机地结合在一起，努力促进所有家庭成员建立自尊和自我价值，关注家庭成员的成长，而成长所带来的自然结果才是行为的改变和问题的解决。如果经过治疗家庭的问题暂时解决了，但家庭成员没有真正成长起来，新的家庭问题还是会不断产生。因此治疗的重点不是外在行为的改变和问题是否在表面得到解决，而是让家庭成员通过体验性的过程获得内在的经验，增强解决问题的能力。

萨提亚模式家庭治疗的关键是治疗师的个人素质和自我运用，而不强调机械化、系统化的技巧。萨提亚模式家庭治疗注重过程而非内容，帮助家庭打破循环，让问题不再周而复始地呈现。常用的技术有沟通游戏、模拟家庭会谈、家庭雕塑、家庭压力芭蕾舞、自我环、个性部分舞会、互动要素等。这些技术本身是多种技巧的整合。治疗师需要根据治疗目标和实际需要来灵活使用这些技术，才能取得较好的效果。

第三节 家庭治疗的常用技术

一、参与

参与又叫加入，指的是治疗师与来访的家庭联结起来，主动加入家庭并成为家庭系统的一部分的过程。治疗师要很快地适应家庭互动模式，并用家庭成员的语言和他们的行动方式与他们建立联结，最终使家庭成员能够接受治疗师。加入是一种联结的艺术，治疗师的态度比技巧更重要。这里说的联结，一方面是治疗师与家庭系统成员的联结，另一方面是治疗师探讨家庭关系与症状发生与维持之间的联系。

二、提问

在探索家庭的过程中，治疗师对家庭的假设需要在治疗访谈中得到证实，也会因获得家庭的新信息而发生改变。在这个探索假设的过程中，治疗师可以结合家庭的实际情况而采取以下不同形式的提问方式。

循环提问技术是系统治疗师最重要的工具之一，这种提问方式可以减少会谈的阻力，又可以在家庭中引起各种不同寻常的反应。循环提问就是轮流、反复地请家庭成员表达他对另外一个成员行为的观察结果，说出对另外两个家庭成员之间关系的看法，或者是探问一个人的行为与另外一个人的行为之间的关系。循环提问具有启发性、暗示性，给了治疗师站在家庭范围之外来审视家庭的机会，去探索破局和重塑之道。通过循环提问，治疗师能够从中了解家庭的互动关系，传达一些信息，并利用得到的反馈信息来引导自己做下一步的探讨。差异性提问涉及压缩症状，扩展无症状的时间、场合或人事的情境性问题。这种提问可以使当事人受到启示，意识到症状的出现是有条件的。在提问时，治疗师要特别注意提出一些涉及"例外情况"的问题。前馈提问是一种面向未来的提问方式，可以激发家庭成员对未来的行为和关系等诸多内容进行设想。程序提问通过提出一些程序性的问题，使家庭成员思考自己与其他家庭成员之间的关系和及相应的角色，可以调和情感关系并培育客观反应，解决情感融合问题，提高自我分化的程度。假设性提问是治疗师对家庭的疑惑、描述或解释提出自己的假想，在治疗会谈中不断验证和修订，并逐步接近现实。假设性提问促进家庭成员审视、领悟、调整和改变。

三、积极赋义

积极赋义是家庭治疗的重要技术，积极赋义是指治疗师从积极的方面，以不同的视角对家庭成员当前的症状和家庭系统重新进行描述，并用新的观点取而代之。积极赋义旨在为个人行为、特定关系的性质和整个家庭系统的互动模式提出新的意义，帮助家庭成员放下防御和包袱，为家庭成员的改变推波助澜，促进家庭成员改变当前受限的思维方式，去自发地探索问题的解决方案。现象的意义是相对的，是主观赋予的，当人看待问题的角度发生改变时，所得到的结论或意义也就会有所不同。对于心理行为问题而言，人们可以有多种视角，治疗师的赋义引导家庭成员放弃挑剔和指责，激发建设性行为。

四、绘制家谱图

家谱图是家庭关系的一种图示，类似于以宗族血源为线索的家谱，是由一系列文字和符号组成的能直观反映家庭结构、展示家庭关系和呈现家庭内部生理、心理和社会多层面信息的图解，家谱图能记录至少三代家庭成员的信息和他们之间的关系。

家谱图可以用来了解家庭成员之间的复杂关系以及他们是否存在重复的行

为模式，治疗师可以用家谱图重新定义和改变家庭中的某些观念，也可以将其作为研究家庭治疗过程和结果的一种工具。在绘制家谱图时，我们可以用特定的线条和图案来表示家庭中的各种情况，例如用正方形代表男性，用圆形代表女性等。在家谱图中，除了常见的如年龄、性别等最基本的信息以外，家庭的组成形式、家庭成员的相互关系和沟通模式，家庭的历史（社会、经济、政治和婚丧史），家庭的重要生活事件及其意义，以及重要家庭成员的主要人格特征等，也都可以在家谱图上标示出来。

五、悖论处方

悖论处方也称症状处方，是一种矛盾技术，治疗师要求家庭成员持续地保持他们的症状行为。通过这种技术，当事人能体验到自身和家庭系统对病态体验的过分关注，他们自己都觉得非常荒谬，从而产生领悟，并起到治疗的作用。当人的症状自然发生时，其本身的意义（如获取关注、支配他人）会激发行为的动力，如果强调让其努力坚持甚至还设法使症状更严重时，则个体的症状行为就成为负担，就会削弱行为的动力。如果当事人顺从，接受治疗师的指令并努力维持症状，他往往就会找出控制症状的方法，对改变症状不再感到无助，他们就有能力去改善。如果当事人抗拒治疗师的指令，对症状置之不理，他们就会放弃症状，则问题不仅受到控制，而且已经消除。

海利认为，寻求帮助的家庭通常都会抗拒治疗师的协助，因此，家庭成员彼此之间会玩一种权力的游戏。对于有些患者来说，如果某种行为的指令来自治疗师，他们原有行为的意义就会发生改变，并会激起患者的抵制、反感。实际上，治疗师的指令被违抗，正好有利于终止症状。借助悖论处方这种迂回的技术，治疗师就能化解当事人的抗拒，迫使家庭改变。与此相反，有些行为属于合适的行为，治疗师故意不让患者做，反而会促使患者或其家属设法去做。例如，治疗师可以要求患者在睡不着觉的时候，睁大眼睛盯着天花板的一处，舌头顶住硬腭，命令自己不睡觉；或对患者说："你那个毛病目前还有些用处，不要好得太快，1个月以内最好继续保持。"

六、家庭雕塑

家庭雕塑是萨提亚模式常用的一种重要的家庭治疗技术，类似于雕塑艺术。家庭雕塑是在治疗师的引导下，利用空间、姿态、距离、造型等非言语的方式，生动形象地重新再现家庭成员之间的互动关系和权力斗争的情况。这时家庭成员通过不同的外在动作和表情呈现自己所体验到的观点和感受，借助这种形象的演示，有时还会加上关键的言语，呈现出家庭动力。治疗师事先可以不做计划，仅用自己的创造性和自发性来激发家庭成员的情感，促进成员之间相互作用，促进家庭成长。

由于每个人的观点不同，所以每个家庭成员雕塑出来的家庭图像会有很大差别。家庭雕塑可以让每个成员看到别人是如何看待这个家庭的。治疗师可以根据需要，依次安排家庭成员轮流进行家庭雕塑，让他们呈现出自己对家庭相互作用的看法，从而让自己和其他家庭成员有所反思和领悟。在实施时，治疗师可以请家庭中的某个成员当"雕塑家"，由他决定每个家庭成员的位置。在这个过程中，家庭成员不要交谈，每个人就像一尊不会言语的雕像，任由"雕塑家"安排位置。最后"雕塑"出来的场景就代表着这个成员对家庭关系的认识。这种视觉上的冲击，带给家庭成员的体验是非常深刻的。

七、家庭作业

家庭作业是治疗师为将治疗性干预效应延续至访谈后，留给家庭在治疗室之外，特别是在家庭情景中完成的具有治疗干预性的任务。症状的消长及家庭的变化往往是在两次治疗之间发生的，由此可见治疗性家庭作业的重要性。家庭作业主要是为了巩固会谈时干预措施的效果，促进家庭内关系的改变。家庭作业总的原则应该是帮助家庭改变原有的行为模式，尝试新的、灵活的应对问题的方略，以适应不断变化和发展着的家庭生活旋律，改变僵化的应对模式。

家庭作业既可以巩固治疗效果，也可以进一步促进家庭在两次治疗之间继续发生变化。治疗师在结束访谈时，可以与家庭成员一起协商，共同制订成员在下次来治疗之前需要完成的一些任务。由于症状的消长及家庭的变化往往是在两次治疗之间发生的，所以，在治疗间歇期给家庭布置治疗性家庭作业就显得非常重要。家庭作业的内容要根据家庭的具体情况予以安排，有的家庭作业可以出其不意，有悖常理，但愉快幽默，意味深长，旨在冲击功能不良的家庭动力学模式；有的家庭作业可以直接指向靶症状；有的家庭作业则似乎与当前问题没有直接关系，通过影响家庭的认知、互动行为而间接起作用。要注意的是，在布置这些扰动作用强大的家庭作业时，需要有良好的治疗关系作为基础，否则很容易引起家庭成员阻抗，并中断治疗关系。在治疗过程中，治疗师可以根据家庭的实际情况为家庭安排相应的家庭作业。

常用的家庭作业有单双日作业、记秘密红账、角色互换家庭游戏等。

在单双日作业中，治疗师要求患者在星期一、三、五（单日）和星期二、

四、六（双日）做出截然相反的行为，家庭其他成员予以配合。此类作业的主要目的是向患者和家庭传达一种信息、一种言外之意，引起患者对原有的退化、不合适行为产生领悟，并促进他们选择改变与进步的方向。与此同时，治疗师也要求其他家庭成员观察患者在两种日子里的行为各有什么好处。

在生活中，家庭成员往往对患者的病态行为和不好的做法过分地关注，以至于他们看不到患者功能良好的方面，这种惯常的做法可被称为"记黑账"。记秘密红账的方法就是针对记黑账而设计的。治疗师要求家庭成员对患者的进步和良好表现进行秘密记录，不准记不好的表现和症状，在下一次治疗会谈时，将记录结果交给治疗师，然后由治疗师选择适当的机会当着家庭成员的面分开宣读。这样的作业一方面可以促进其他成员关注患者表现好的方面，另一方面也可以引导患者做出合适的行为。

在角色互换家庭游戏中，治疗师可以要求家庭成员交换他们在家庭中所承担的角色，并扮演好互换的角色，增进体验和理解。在家庭游戏中，治疗师可以以善意、游戏的方式直接对不合适的行为或关系进行干预。治疗师可以要求家庭成员准备玩具水枪或橡皮筋，当出现不合适的行为时，成员便对其行为者射击或弹击，即使对象是严厉的、有权威的父亲或母亲也要执行，这类似厌恶疗法，但更重要的不是惩罚而是提醒，从观念层面上对他们给予冲击。通常情况下，大多数家庭成员在接受任务时已经发出会心的笑声；少数家庭认真地尝试过，对于终止某些行为有比较好的效果。

八、家庭治疗案例——情绪经常崩溃的女生

1. 案例介绍

19 岁的艳艳是一位刚入校的大一新生。正值军训，她看起来显得有些焦虑、悲伤，缺少力量，她要求由军训教官陪着她进行心理咨询。她诉说自己最近几天心情很不好，控制不住地想去砸东西或者划伤自己，前天早晨她看了一个抖音视频，情绪极端糟糕，当时她在阳台，心里甚至还有跳楼的冲动。

艳艳的家庭共有四个人，除了爸爸、妈妈，还有一个小自己 6 岁的妹妹。受打工潮的影响，在她仅几个月大的时候，她的爸爸和妈妈就外出到广东东莞务工，留下自己和外公、外婆一起生活。爸爸和妈妈春节也不回家，直到艳艳长到 7 岁，她才又见了妈妈一次。尽管如此，她的童年还是过得很快乐，外公对自己很好，很疼爱自己，艳艳还有一个比自己大两三岁的表姐和外公外婆同住，表姐就承担了一部分照看艳艳的责任。表姐性格外向一些，年龄又比艳艳大，

每次两姐妹贪玩，或者闯了祸，被责罚的都是表姐。这一切都在妈妈回家之后发生了改变，艳艳上三年级的时候，妈妈带着妹妹回了老家，一起生活在外公外婆家，妈妈总爱责怪艳艳，对妹妹却百般温柔，耐心十足。艳艳考试第三名，妈妈就会轻描淡写地说怎么没考第一名；艳艳考了第一名，妈妈就不说话。妹妹成绩不好，有一次妹妹考了第三名，妈妈就夸个不停。有一次，三个人一起出门，妈妈说要照看妹妹，就让艳艳拎很重的包，她们两个在前面有说有笑，而艳艳却在后面吃力地拎着包前行。艳艳经常和妈妈吵架，吵架的时候会不管不顾做些出格的事，妈妈就会马上挑一些告诉外公、外婆、小姨等，让他们都来责怪艳艳，她的这些做法让艳艳非常难受。有次吵架后，艳艳就在村子里东躲西藏，到了晚上也不想回家，她就往县城的方向走，也不知走了多久，她累了，就找了个没人的地方休息，后来她被一个好心的阿姨收留了一晚，这是她第一次离家出走。后来，艳艳离家出走的次数越来越多。

艳艳上初中之后，妈妈就带着姐妹俩住到了县城。艳艳和妹妹相处得还算融洽，但只要艳艳和妈妈吵架，妹妹和妈妈就会团结一致，艳艳显得很孤独。妈妈在爸爸面前抱怨管不住艳艳，把爸爸叫回来住了一段时间。有一次，爸爸喝酒后教训艳艳，说艳艳不懂事，还随手就打了艳艳一耳光，艳艳气愤地赶爸爸走，爸爸就又回到东莞去了。高中一年级时，艳艳因为学习的事情跟妈妈吵架，她特别愤怒，爬上窗台企图跳楼。后来，艳艳被送到了省城的精神病医院，住院治疗了一段时间。艳艳回家后，家里还是争吵不断，她又被家人送到精神病医院住院治疗，还做了一段时间的心理治疗。最近三年，艳艳一直这样度过，导致她整个高中阶段都很少去学校。

2. 案例分析

根据以上信息，治疗师对艳艳的家庭做如下假设分析。在艳艳小的时候，爸爸和妈妈丢下她外出务工且多年不回家，没有给她依赖的满足，导致她没有与父母建立安全依恋关系，也许这种忽视导致她出现一些问题。她小学阶段与外公、外婆及表姐住在一起时，爸爸和妈妈的缺位被外公、外婆及表姐补偿，艳艳自觉幸福，学校发展也较为顺利。随着妹妹的出生，妈妈回家了，家庭互动模式发生了变化。艳艳成长过程中面对诸如学习的压力、人际的压力等一些成长中的烦恼，得不到妈妈的支持，也得不到爸爸的支持。她的这种失望和失落表达出来后，又反过来影响爸爸和妈妈，爸爸和妈妈在互动中又进一步责怪、攻击、忽略艳艳，艳艳的不适应情绪和行为进一步加重，如此形成循环因果。艳艳进入高中以后，面对学习压力和人际关系压力，艳艳的家庭又发生了怎样的变化？米纽庆的结构派家庭治疗理论认为，功能不良的家庭互动可使得家庭成员产生并维持不适应行为。艳艳自伤、逃避等不适应行为背后有着怎样的家庭互动呢？妈妈是冷漠的、苛刻的，而爸爸是疏离家庭的，他整日在外忙碌着。当艳艳无法适应学校学习压力，在家庭生活中承受压力并在压力之下产生焦虑时，妈妈生气了，爸爸逃避了，她不仅不能从家庭获得理解和情感的支持，反而受到指责、批评，这也许是艳艳的不适应行为产生并得以维持的原因之一。如果一个家庭不能随家庭生命周期的改变而及时做出改变，那么这就是一个丧失功能的家庭。

3. 治疗设想

家庭的发展任务是成功地满足家庭成员成长的需要，否则将导致家庭生活中的不愉快，并给家庭自身发展带来困难。治疗可以着眼于增强家庭的弹性，来促进成员的发展。

（1）治疗师加入家庭，建立信任关系

治疗师需要加入家庭，建立信任关系，尤其要设法同家庭中较重要的人物如父母建立好联系，以便深入到家庭深处。

（2）进行家庭评估

治疗师要与家庭成员一起面对家庭危机，帮助他们理解目前的状况，分析家庭系统在不同转折期的特征，分析此刻家庭面对的横向与纵向的巨大压力。治疗师要重点了解目前家庭中的等级结构，艳艳与妈妈之间的纠葛，家庭内部存在的爸爸与妈妈、妈妈与妹妹等亚系统的结盟关系，探索艳艳的情绪和行为和家庭模式之间的关联。治疗师需要与家庭成员一起探讨家庭目前处在家庭周期中的位置以及面临的主要问题与困难。

（3）寻找资源，调整关系，促进家庭的改变

治疗师需要引导家庭成员全面认识家庭存在的问题，带着家庭找到维持家庭问题的因素，合理应用家庭治疗的技术，促进艳艳的自我分化，调整家庭沟通模式，最终帮助家庭发生改变。

第九章

格式塔治疗理论和技术

德文"格式塔"（gestalt）这个词的意思为整体或者完整的形状、形式或轮廓。在英语、法语、俄语、中文或者日语中，我们都直接使用原德语单词。一个格式塔包含了整体的人或事、其环境，以及人或事与其环境之间的关系。

世界卫生组织对"健康"的定义为：健康不是指没有疾病，而是一种身心完整、社会适应良好的状态。格式塔疗法高度重视每个人的独特性，并尊重个体保持独特性的权利。这种疗法的观念倾向于个人发展，重视个人的潜能。最初，希腊语中的"治疗师"是指上帝的奴隶，指看守神像的守护人；后来，犹太教中解释圣典的修道士也被称为"治疗师"。这两种角色都使神与人、天与地、灵与肉、意识与物质之间的联结更加紧密。我们因此可以认为，从一开始，治疗就在于寻求心身和谐而非仅仅医治伤病，"治疗"这个词本身就是对包括格式塔在内的新人道主义治疗的最好诠释。

第一节　格式塔治疗概述

一、什么是格式塔治疗

"格式塔"这个术语起始于视觉领域的研究，但它又不限于视觉领域，甚至不限于感觉领域，其应用范围远远超过了感觉经验的限度。格式塔心理学家们早期关注形状意义上的格式塔，它包括学习、回忆、志向、情绪、思维和运动等过程。现在，格式塔心理学家们用格式塔这个术语研究心理学的整个领域。

（一）格式塔心理学原理

1. 似动研究

马克斯·韦特海默通过对似动现象的知觉研究，提出了完形主义的观点，创立了格式塔心理学。似动现象，是指先后出现的两个静止刺激，被个体知觉为刺激从前一个刺激的位置向后一个刺激的位置运动的现象。韦特海默用速式器通过两条细长的裂缝先后在幕布上投射两条光线，一条是垂直线，另一条则与这条垂直线成20°或30°角。如果先后投射的这两条线时间间隔很长（如超过200毫秒），则被试看到的是两条先后出现的光线。如果两条线出现的时间间隔很短

（如 30 毫秒），则被试看到的是两条同时出现的光线。可如果这两条线出现的时间间隔在某一范围时（如 60 毫秒），则被试看到的是光线从一处向另一处移动。

韦特海默认为，似动自身是一种现象，是一个整体或完形，而不是若干不动的感觉元素的集合。他推论，心理现象的整体是不能被分析为元素的，因为整体并不等于部分之和，整体是先于部分又决定各个部分的。这是韦特海默根据似动现象实验研究首次提出的完形主义观点，并将题为"似动现象的实验研究"的论文于 1912 年发表在《心理学期刊》上。后来，这被认为是格式塔心理学创立的开端。

2. 心物场和同型论

库尔特·考夫卡（Kurt Koffka）认为，世界是心物的，经验世界与物理世界不一样。观察者知觉的现实被称作心理场，被知觉的现实被称作物理场。心物场含有自我和环境的两极化，环境又可以分为地理环境和行为环境两个方面。地理环境就是现实的环境，行为环境是意识中的环境。在考夫卡看来，行为产生于行为的环境，受行为环境的调节。有机体的心理活动是一个由自我、行为环境、地理环境等进行动力交互作用的场。

同型论这个概念意指环境中的组织关系在体验这些关系的个体中产生了与之同型的脑场模型。考夫卡认为，大脑并非像许多人所认为的那样是一个感觉运动的连接器；相反，大脑是一个复杂的电场。例如，似动实验被试在事实上无运动的情境里觉察到明显的运动，说明光线引起了相互交迭的两个脑场，使之产生运动感觉。在一个问题情境中，心物场的张力在脑中表现为电场张力；顿悟解除脑场张力，导向现实问题的解决。同型论是为了说明心和物都具有同样格式塔的性质，都是一个通过相关的有组织的整体，它不是部分之和，而部分也不含有整体的特征。

3. 学习理论

知觉经验有一种在任何部分中都找不到的整体性。学习即知觉重组，因此，知觉与学习几乎是同义词。格式塔心理学派提出的一条最基本的知觉律是蕴涵律。这就是说，人们有一种倾向，尽可能把被知觉到的东西用一种最好的形式——完形——呈现出来。如果一个人的知觉场被打乱了，他马上会重新形成一个知觉场，以便使被知觉的东西仍然有一种完好的形式。需要注意的是，这种"完好的形式"并不是指"最佳的形式"，而是指具有一种完整性。这个过程就是我们在前面所说的知觉重组的过程。在这个过程中，伴随着若干知觉原则，被称为组织律。

格式塔心理学家认为，知觉场分为图形与背景两部分。图形是指首先引起知觉注意的部分，背景是隐藏的部分。丹麦心理学家鲁宾（Edgar John Rubin）绘制了一个图形为杯子、背景为人的侧脸的"鲁宾杯"（见图9-1）。

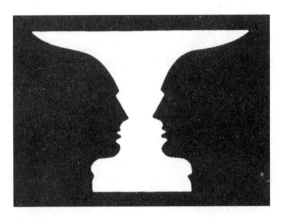

图9-1 鲁宾杯

学习理论中有如下几个重要的概念。

（1）图形和背景

在具有一定配置的场内，有些对象突显出来形成图形，有些对象退居到衬托地位而成为背景。一个整体中的个别部分并不具有固定的特性，个别部分的特性是从它与其他部分的关系中显现出来的。这些特征不是物理刺激物的特性，而是心理场的特性。如果一个物体没有成为注意的中心，就只能成为背景，在观察者心理场内缺乏轮廓、硬度和高度等。一旦它成为观察者的注意中心，便又成为图形，呈现轮廓、硬度和高度等。

（2）接近性和连续性

某些距离较短或互相接近的部分，容易组成整体。

（3）完整和闭合倾向

知觉印象随环境而呈现最为完善的形式。彼此相属的部分，容易组合成整体，反之，彼此不相属的部分容易被隔离开来。知觉印象为知觉图形提供完善的界定、对称和形式。

（4）相似性

如果各部分的距离相等，但它们的颜色有差异，那么颜色相同的部分就自然组成整体。颜色相似的部分容易组成整体。

（5）转换律

按照同型论，格式塔与刺激型式是同型的，格式塔可以经历广泛的改变而不失去其本身的特性。

（6）共同方向运动

一个整体中的部分，如果做共同方向的移动，则这些做共同方向移动的部分容易组成新的整体。

4. 顿悟学习：箱子实验

萨尔顿是一只雄性黑猩猩，它整个上午什么都没吃。饲养员带着它来到一个房间，天花板上吊着一串香蕉，但是它够不到。萨尔顿对着香蕉又蹿又跳，一直发出不满的吼声。在离香蕉不远的地上，它发现一根较短的棍子和一个很大的箱子，它拿起棍子试图把香蕉打下来，可是还是够不到。萨尔顿变得越来越愤怒，突然，它直奔箱子，把它放在香蕉的下面，爬上去，轻轻一跃就够到了香蕉。几天之后，实验人员进行了第二次实验，这次香蕉被挂得更高，而且不再有棍子，但是这次房间内放着两个箱子，一个比另一个稍大一点。萨尔顿自以为知道该怎么做，它把大箱子搬到香蕉下面，爬上去，准备跳起来，但是香蕉挂得太高了，根本够不到。接下来，萨尔顿急得抱着小箱子满屋子乱转，愤怒地吼叫着，还踢打墙壁。显然，它并没有想到把两个箱子叠起来，只是拿着箱子出气。后来，它突然停止吼叫，将稍小的箱子放在大箱子上面，然后爬上去，成功地够到了香蕉。

在后来的很多年里，沃尔夫冈·苛勒（Wolfgang Kohler）做了一系列实验，对黑猩猩的智力进行研究，在这期间，他设立了许多不同的难题让黑猩猩解决，黑猩猩似乎总能时不时地突然在节骨眼儿上想出解决问题的方法。苛勒解释说，这是黑猩猩在脑海中对形势的重塑，他将这种突然的发现叫作"顿悟"。

苛勒最终得出的结论是，学习是通过顿悟过程实现的，即学习是个体利用自身的智慧与理解对情境及情境与自身关系的顿悟，并不是动作的积累或者盲目的尝试。顿悟虽然会出现若干错误，但就是在不断的尝试中，个体发现错误，提出假设，验证假设，最终直达问题的解决。顿悟学习需要一定的知识经验，我们发现，对于熟悉的事物，我们往往反应很快，但是对于不熟悉的事物，我们往往需要更多的时间，所以我们要努力形成自己的知识组块。思维的活跃性有助于顿悟的形成：我们知道顿悟是一瞬间的事情，似乎总是突然闪现，它并不依赖于我们的苦思冥想。

5. 学习迁移和创造性思维

格式塔心理学家通过大量研究发现，创造性思维就是打破旧的完形而发现新的完形。在他们看来，对情境、目的和解决问题的途径等各方面相互关系的新的理解是创造性地解决问题的根本要素，而过去的经验也只有在一个有组织的知识整体中才能获得意义并得到有效的使用。

格式塔心理学家强调了培养学生创造性思维的重要性。他们不仅探索了创造性思维的本质、原则和途径，还指出了教师要教育学生打破框架、勇于创新、培养创造性思维能力的现实意义。他们认为，要把问题的细节层面和整体情境的结构联系起来进行考虑，解决问题也应该从整个问题向各个部分的方向进行。

6. 记忆理论

格式塔心理学家对遗忘问题所做的经典性研究，是关于视觉图形——简单线条画——的遗忘。他们在实验时，要求被试观看样本图画，并试图记住它们，然后在不同的时间里要求被试根据记忆把它们画出来。在有些情况下，再现的图画比原来的图画更简单、更有规则；在有些情况下，原来图画中的某些显著的细节在再现时被更加突出了；而在另一些情况下，再现的图画比最初的样本图画更像某些熟悉的物体了。他们把这三种记忆组织倾向称为"水平化""尖锐化"和"常态化"。

尽管这些样本图画并不清楚地表示某一物体，但被试都看出了它们与自己所熟悉的物体的相似之处。在所有这类实验中，我们都可以看到被试趋向于画出一幅更清楚、更一致的图画。因此，被记住的东西并不始终是学习知觉到的东西，而常常是比原来图画更好的完形。同样，遗忘不仅仅是失去某些细节，而是把原来的刺激连续不断地变为具有更好完形的其他某件东西。

7. 人格理论

格式塔心理学派把人格看作一个动态的整体，认为人格是一种格式塔。行为场有两极，即自我和环境，两者各有自己的结构。自我包括需要、准需要、意向、意志决心和态度等，场不断在自我的影响下转变，对记忆等也有着很大的影响。自我和环境之间的动力交流在很大程度上依赖于自我本身的性质。

当一个人的目标一经达成，紧张就会消失。场内的力处于不平衡状态时，人就会产生紧张，破坏两极的平衡，造成个人自我与环境之间的差异，使自我处于更加清醒的知觉状态；场也可以在自我内部或在环境中形成，然后再导致不平衡。

（二）格式塔疗法

韦特海默、苛勒和考夫卡等人提出格式塔心理学的基本理论以后，在社会上产生了一定的影响。皮尔斯（Fritz Perls）受到他们的格式塔思想的影响，提出格式塔疗法（Gestalt therapy），它是自己对自己疾病的觉察、体会和醒悟，是一种修身养性的自我治疗方法。

格式塔疗法不仅能用于那些遭受精神、心理、身心疾病折磨的人，而且能帮助人们面对那些有关存在的问题——这些问题是非常普遍的，如冲突、分离、孤独、丧失、绝望和失业等。实际上，皮尔斯认为，他的方法太好了，以至于不应仅仅留给有心理疾病和心理异常的人群使用，他声称格式塔是一种可用于正常人的疗法，只要他们想要探索自己的潜能，不满足于现状，想要追求更有意义、更高质量的生活。

二、格式塔心理学家及格式塔心理治疗在中国的发展

（一）马克斯·韦特海默

马克斯·韦特海默（见图 9-2）是德国心理学家，是格式塔心理学创始人之一。1880年4月15日，韦特海默出生于奥匈帝国时的布拉格。1904年，他转学到符兹堡大学，并获得哲学博士学位，毕业论文是关于用词汇联想进行犯罪测定。1910年夏天，韦特海默在去度假的列车上突然对似动现象的知觉问题产生了一些顿悟，于是他在中途下车，买了一个玩具动景器，在旅馆房间里开始做知觉实验。同年秋天，他到法兰克福学院（后来的法兰克福大学）舒曼的心理研究所工作。在这里，他和苛勒、考夫卡一起讨论，制定

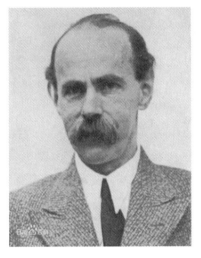

图 9-2　马克斯·韦特海默

了后来的格式塔心理学的主要纲领。第一次世界大战期间，他在军队从事设计和研究工作，1922年进入柏林大学。1929年，韦特海默担任法兰克福大学心理学系主任。

1933年初，由于德国国内政治局势变化，他和家人离开德国，在9月13日来到美国。1943年9月底，他完成了他唯一的专著《创造性思维》。10月12日，韦特海默因突发心脏病在纽约新罗谢尔的家中去世。他的著作《创造性思维》在1945年出版。1988年10月，德国心理学会追赠韦特海默一枚冯特胸章，这是该学会的最高荣誉，证明他在实验研究、理论创建、对人性问题的关注等方面的贡献已得到了确认。

（二）库尔特·考夫卡

库尔特·考夫卡（见图 9-3）是美籍德裔心理学家，是格式塔心理学的主要创始人之一。考夫卡 1886 年 3 月 18 日出生于柏林的一个律师家庭。他的父亲是一位著名的律师；母亲是犹太人，信仰新教；弟弟是一位法官。1905 年，考夫卡进入柏林大学，他的导师是德国心理学家斯顿夫（Carl Stumpf），斯顿夫还是韦特海默、苛勒的老师。1908 年，考夫卡获得柏林大学哲学博士学位。1910 年，他与韦特海默和柯勒在法兰克福进行了长期的、创造性的合作。1911 年，考夫卡受聘于吉森大学担任教师。1911 年至 1924 年，考夫卡曾在德国基赞大学工作。第一次世界大战期间，考夫卡应征入伍，他在军中精神病医院从事大脑损伤和失语症患者的研究工作。1921 年，他出版了一本有关儿童心理学的书《心灵的

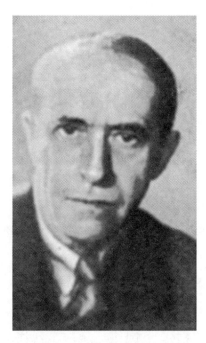

图 9-3　库尔特·考夫卡

成长：儿童心理学引论》。战后的美国心理学界慢慢开始关注正在德国兴起的格式塔学派，邀请考夫卡为美国《心理学公报》写一篇关于格式塔的论文。论文《知觉：格式塔理论导言》于 1922 年发表。

1924 年，考夫卡为逃避德国纳粹来到美国，先后在康奈尔大学、芝加哥大学和威斯康星大学任教。1927 年，考夫卡被任命为美国斯密斯学院心理学研究教授，主要从事知觉的实验研究。1935 年，考夫卡出版了《格式塔心理学原理》一书。1941 年 11 月 22 日，考夫卡因心脏病卒于美国马萨诸塞州北安普顿。

（三）沃尔夫冈·苛勒

沃尔夫冈·苛勒（见图 9-4）是德裔美国心理学家，是格式塔心理学的主要创始人之一。他生于 1887 年 1 月 21 日，1967 年 6 月 11 日病逝于美国新罕布什尔州恩菲尔德。苛勒也是认知心理学、实验心理学、灵长类行为研究的先驱。他出生于爱沙尼亚雷弗尔，第二次世界大战爆发前，他移居美国，在斯瓦太摩学院一直工作到退休。柯勒曾任美国国家科学院院士和美国心理学会主席，获得美国心理学会杰出科学贡献奖。

苛勒做了许多工作，把"顿悟学习"这个概念向前推进了一步。1925年，苛勒的《猿猴的智力》一书出版，书中详细记述了第一次世界大战期间他在特纳利夫岛上利用黑猩猩做的种种实验。他证实，黑猩猩的学习是由整体到部分，它们的动作能出现突然性的飞跃，并且总地来说，它们还表现出我们大多数人往往乐于称作"推理能力"的那种东西。苛勒论证说，对黑猩猩来说尚且正确的东西，毫无疑问对人类而言就更不会错了。他指责行为主义者在怎样看待人类学习的问题上过于机械了。

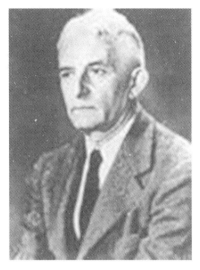

图 9-4　沃尔夫冈·苛勒

（四）弗里茨·皮尔斯

弗里茨·皮尔斯（见图 9-5）作为格式塔治疗的创立者或格式塔的共同创造者而广为人知。他原名弗里德里希·萨洛曼·皮尔斯，于1893年7月8日出生于柏林郊区一个犹太人聚居区。他的父亲是一个酒商，经常出门在外，皮尔斯经常搬家，皮尔斯和母亲的关系比较好，母亲对戏剧感兴趣。中学时期的皮尔斯很叛逆，和父亲关系疏远，但是也受到父亲的深刻影响，皮尔斯在自己成为父亲之后也经常离家，不太关心孩子们。

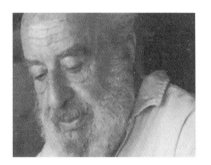

图 9-5　弗里茨·皮尔斯

皮尔斯在第一次世界大战时成为一名医疗官，战争结束后，他回到柏林继续医学学习，1920年获得医学博士学位之后，皮尔斯开始在柏林作为神经精神科医生执业。1924年，他开始寻求卡伦·霍妮的帮助，1926年，他搬到法兰克福参加了格式塔心理学的学习，和格式塔心理学毕业生罗拉。皮尔斯结婚，在脑损伤士兵诊疗所工作，当库尔特·戈尔德施泰因（Eugen Goldstein）的助手，这对皮尔斯后来提出人是一个整体的系统，不同部分相互连接与联系以及自我实现的观点产生了很大的影响。罗拉曾经跟随存在主义学者蒂利希（Paul Johannes Tillich）一起工作过一些年，存在主义的一些概念后来被整合到格式塔治疗之中。

1927 年，皮尔斯搬到了维也纳，开始精神分析的学习。在纳粹党反犹太运动时期，皮尔斯和罗拉到达南非，创立了南非精神分析学院。皮尔斯在捷克见到了弗洛伊德，希望自己的论文能受到弗洛伊德的肯定，然而他受到了冷落，这导致皮尔斯在南非的培训师身份被取消了，也使他之后对精神分析充满敌意。

1946 年，皮尔斯到达美国，受到弗洛姆的欣赏，他在很多方面受到了霍妮和沙利文的影响，沙利文强调心理疾病是对个体和环境之间发生的事件的反应，同时沙利文相信，病人和治疗师之间的关系是治疗效果最重要的决定性因素。在这一时期，皮尔斯开始接触东方宗教，特别是禅宗正念的态度和悖论的说法。之后皮尔斯开始熟悉心理剧，心理剧注重我们每个人在生命历程中扮演的角色——父母、孩子、朋友、老师等。个体在与生活中其他人的关系中，可能扮演固化的角色，或者发现他所扮演的不同角色之间有冲突，心理剧允许个体在此时此地、有控制的环境下，重现这些角色之间的冲突。来访者扮演故事中的一个角色，而团体其他成员承担、扮演其他角色。主角通过和其他成员调换角色来探索问题情境。

皮尔斯邀请拉尔夫·赫弗莱恩（Ralph Hefferline）和保罗·古德曼（Paul Goodman）一起合作出版《格式塔治疗：人格中的兴奋与成长》，这是格式塔治疗的基础教材，标志着格式塔治疗的成立。

1962 年，皮尔斯开始世界旅行，拜访了亚洲和欧洲，学习了禅宗和绘画。1964 年夏天，皮尔斯在伊萨兰学院开设了第一个使用格式塔治疗的驻地训练课程。20 世纪 60 年代中期，伊萨兰学院变得非常成功，课程种类繁多，包括新成长和人类潜能运动的所有方面。通过一部电影、一本畅销书和皮尔斯在那里工作的视频、影像和书籍，它也对从未到过伊萨兰的人产生了巨大的影响。在这期间，皮尔斯影响了很多日后的治疗师和培训师的风格，比如爱德华·罗森菲尔德（Edward Rosenfeld）、威廉·舒茨（William Schutz）、弗吉尼亚·萨提亚和罗洛·梅（Rollo May）等。他在数百人面前演示格式塔治疗，发展出了现在著名的"空椅子技术"，留下了"焦虑是现在和未来之间的空隙""逐渐抛开你的头脑，回到你的感觉"这样流传广泛的句子，但是这样的口号式教学的方法也给了一些人误解格式塔治疗的机会。1969 年，皮尔斯在加拿大温哥华的考伊琴湖边创立了一个格式塔社区，并且继续举办培训工作坊，出版书籍等作品。1970 年 3 月 14 日，皮尔斯死于心脏病发作。

（五）格式塔心理治疗在中国的发展

格式塔心理学在 20 世纪 20 年代末 30 年代初传入中国。高觉敷、萧孝嵘等系统地介绍了格式塔心理学的理论观点和研究方法，翻译了格式塔学派的著作。

高觉敷曾说，教育心理学者确实有参照格式塔心理学来修改其观点的必要。在1945年之前，有23篇有关格式塔心理学的学术论文在我国发表。

近年来，中国格式塔心理治疗经过超过十年的中德合作项目，以南京、福州作为基地，培养出了总人数近200人的队伍，同时，有些学员还在继续接受督导培训。2012年，中国首届国际完形心理治疗学术研讨会在南京举行；2018年，中国第二届国际完形心理治疗大会在福州举行。格式塔咨询在中国得到了中国心理治疗师的喜爱，格式塔的哲学思想也影响着中国的心理学界。

第二节　格式塔治疗的基本概念

一、格式塔治疗的人性观与基本假设

在所有格式塔理论中，最重要的概念是整体。整体的基本原则是：自然是由小整体组成的一体、连贯的整体。宇宙的所有因素——事物、植物、动物、人类，都共存于一个持续变动、协调的过程中。从存在层面来讲，人类不是宇宙的中心，而是宇宙复杂生态系统中一个活跃的成分。

身体、情绪和心理体验具有不可分割的一体性，语言、思想和行为有整体性。身体、心理、灵魂天然地作为一个整体在运作。个体的格式塔包括整个人，连同他的环境以及两者之间的关系。我们是关系，因为我们在与周围环境，与其他人、生物和思想的联结中存在和定义自己。格式塔疗法认为，脱离环境思考人是没有意义的。人一直都是整体宇宙的一部分，参与形成他们与其他人、植物、物体和事件的关系。人通过与环境创造性交换的方式生存，这种交换叫作接触和同化。这种交换可能是躯体的或者情绪的，实际的或者比喻的，但是是必要的。

格式塔认为，所有的生物都有趋向成长和自我实现的内在驱力。我们早期的教育和社会化总是导致我们否认、压抑我们真实本质的很多方面，或者因其而感到羞耻。我们学会了成为人们认为我们应该是的样子。结果人们经常因为以他们"想要"而非他们"应该"的方式行事而感到内疚。只有人类想要成为他们不是的样子。"人只有通过真实的本质才能超越自己，而不是通过雄心和人为目标。"按照"应该主义"的方式行事，这是试图实现自我意象，而不是自我，意图是创造不真实的自我意象，引导人们扮演角色，导致了各种虚假的行为和心理折磨。人类不需要强迫自己这样做。接受自己才能带来改变，这是贝瑟（Arnold Beisser）提出的"改变的悖论"。接纳真实的原有自己，不去受到自己或他人的合理化、期待、判断、曲解操纵，而以自己所想的、所要的、所感觉的为基础表现自我。

格式塔的要点是觉察到此时此地发生的事。皮尔斯认为，现代人已经学会了将身体和心理人为地分开，而格式塔治疗的目的就是重建个体固有的整体性和谐。我们正如碎片化的人——被分裂成碎片的人。分析这些碎片没有用处，把它们切碎还有更多。在格式塔治疗中，我们要做的是，整合自我所有分离和放弃的部分，让这个人重新变得完整。

在格式塔中，个人的症状被认为是个体"选择的语言"。症状受到重视，甚至可能用放大技术暂时地进行鼓励和加剧。加剧症状可以帮助来访者"听见"症状所隐含的信息，生理的症状能够成为探知大脑皮层下信息活动的直接通道。在这样的思想指导下，格式塔治疗师可以通过间接影响症状积极干预大脑思维。他可以通过建议或者鼓励与来访者形成互动，但他不会给来访者强加目标或者方向。而是根据来访者的需求，应用自己的专业知识，像一个向导那样，让来访者选择路线，治疗师指导、帮助来访者到达目的地。格式塔治疗师与来访者的关系是平等的，这种真诚的双向关系正是格式塔治疗的特征。

总之，格式塔并不注重对事件、行为或情绪的理解、分析或解释，而是强调要提高整体觉察力，觉察我们如何工作、如何生活；如何整合当前经验，对环境进行创造性调整；如何逃避和防御等。

二、格式塔治疗的主要概念

在社会的飞速发展下，当年皮尔斯提出的格式塔疗法原理哪些仍在使用？在此，我们尝试总结一些基本的概念，以及这些概念在当今的发展情况。

（一）此刻，如何

胡塞尔曾说，人们应该从评论事情回到叙述事情本身；对事情进行任何失真的评述，不如回归事情的真实情境。现象学强调主观和非理性观点的重要性，强调个体当前所持有的对现实生活的体验和躯体的感受。重点在于对现象的描述，而非解释，通过无意识的姿态、手势、随意动作、呼吸频率、语调语气等，能够很好地揭示"如何"。

（二）过程

过程仍然是最重要的，治疗师和来访者首先要对治疗关系中此时此地的波动情况保持警觉和关注。要关注当前状况，特别是可感知的即时表象。我们总是通过现在回到过去或者经由表面进入深层，因此，格式塔治疗师和来访者不断地谈论未来与过去，穿梭于现在与过去之间，个体内心幻想、外部行为与人际心理关系之间，非语言和语言表达之间，情感与现实之间……这个过程以流畅的意识流为背景，持续不断地建立一个格式塔，随后消亡，继而出现第二个格式塔。

（三）觉察力

觉察力指个体将各方面的注意力，即有意的和自发的警觉性集中在个人的内部体验和外部环境上，即刻觉察当下情境的所有纬度。皮尔斯喜欢用"觉察力"来概括格式塔，而如今很多格式塔治疗师更喜欢"相处"这个概念。

（四）相处界限

研究个体在环境中的生活方式，无非就是研究个体和环境的相处界限上发生了什么。心理事件正发生在相处界限上。古德曼认为，体验产生的相处界限并没有把个体和环境分开；相反，相处界限限定、控制并保护着个体，同时界限使得个体与环境相联系；这就像人体敏感的皮肤，与其说皮肤是属于人体的，不如说它是人体和环境发生特定联系所必不可少的部分。因此，界限同时属于体验的内外部领域，两个截然不同又相互关联的世界。当个体与环境过分融合时，意味着清晰的界限消失；当个体全盘接受外部世界时，发生了内射；当个体几乎沉浸在内部幻想中时，运用了投射；这些都属于界限问题。

（五）创造性调整

心理健康和社会功能完整指个体和环境在相处界限上持续不断地进行创造性调整。在治疗中，这指在来访者、治疗师和治疗情境之间的创造性调整。使每个人在当地当时的行为准则下以适合自己的方式生存，在整体背景下找到自己的生存方式。格式塔疗法鼓励个体灵活穿梭于内在精神和外部世界，使得个体的创造性与社会相适应。

（六）场和系统

在治疗过程中，来访者和治疗师共处一个体验场中，相互影响着。这是一个始终对外部环境开放，保持交流的系统。格式塔疗法对环境下所有独特的个体都感兴趣，它既不人为地将个体从环境中孤立出来，也不使个体融合消失在全局场域中。格式塔场理论密切关注每一个独特的"主题"，它们持续不断地出现，促成前景、背景的不断转换。

（七）体验循环

个体的行为或者在关系中与他人的互动都可以细分为几个阶段，构成体验循环。体验循环包含知觉、识别、动员、行动、接触、满足、消退、休息。循环过程不是总能良好运作，格式塔疗法认为，异常心理学就是关于个体在创造性调整的过程中出现的中断、抑制及其他阻碍的研究。在病理性人际相处的方式中，自我功能可能紊乱或者缺失。

（八）阻抗

循环的过程受到中断或阻碍，将扰乱人际相处的功能。阻抗包括融合、内射、投射、内转、偏转、外转、自我中心和无效行为等。行为的抑制并非必然导致功能障碍，只有那些不合时宜、刻板重复的防御机制才具有病理性功能。在心理治疗中，治疗师需要识别来访者病理性的防御机制，然后将其转化为更灵活的机制。

（九）未完成事件

正常情况下，我们完成一个活动之后，就进入了下一个活动的准备，这是个体健康的意识连续谱。当体验循环没有得以充分完成，该情境保持着未完成状态，成为前意识中的内部压力因素，这种心理压力可能会长期挥之不去，使人筋疲力尽，可能成为个体生活的动力或者导致神经症。格式塔疗法通过心理剧中的演示，处理残留在现在的过去痕迹，把它整合进来访者有意义的整体生活。

（十）自我平衡

人本主义心理学认为，每个人都拥有自身所需的一切潜能。大多数医学认可人体的自愈能力。一些格式塔治疗师认为：自我平衡不仅仅指个体内在的平衡，也不是某个小组中组员间的人际平衡，而是一种超越个人、人类的社会意识的整体和谐状态。

（十一）激发责任感

皮尔斯非常重视个人的责任感，他的治疗目标就在于培养来访者的自我支持和自我决断。格式塔疗法强调每个人都应为自己的选择和逃避负责。如在治疗过程中，治疗师对来访者"我不能"的表述进行矫正，建议用来访者用"我不想"表达，从而强调个体为自己的行为承担责任。如今这种做法使用得少一些，我们确实承认并非所有人都能承担责任。个体需根据访谈当时出现的情况，选择适合他的程度和强度承担责任。他可以看、听或者感受某事，他可能沉浸于现实问题或者过去的未完成事件；他可能为将来烦恼。所以在治疗期间，治疗师尽量平衡来访者挫败和满足的交替感受，直到来访者可以承担责任。

（十二）实验

来访者不去了解为什么，而是通过象征性的演示去体验"如何"，通过具体的行为再现和"各极体验"的演示，促成顿悟，提高觉察力。事实上，每个人都会根据自身的成长背景、教育水平、社会环境和思想观念等在实践中获得属于自己的体验。格式塔的培训鼓励每一位未来的治疗师探索自己的治疗风格：通过对各种风格的体验，最后找到与自身相符的方式。这个过程不是用现成的技术，而是通过一系列的试错，最终在格式塔的基本原则下创造自己的方式。

（十三）保持个性的权力，维护个体的独创性

格式塔疗法坚持存在主义和反遵从的立场，重视个体保持个性的权力，并强调每个个体都拥有自身特有的价值。治疗师维护个体自由表达的权力，理智地尊重来访者治疗的节奏和个性化的需求，尊重每个人独特的成长轨迹。治疗师不能将普遍的心理发展阶段或者存在意识危机理论刻板地套用在每个来访者身上，虽然人类具有一些共性。个体是唯一能为他生活中的每个行动赋予意义的人，尊重个体独特的心理功能是格式塔疗法的重点，关于梦的处理也是这样，格式塔在处理梦的过程中避免提及原型象征。

（十四）融入的态度

格式塔治疗师全身心地与来访者相伴，共同探索人性中未被触及的特殊领域，并与他分享在探索过程中不断发现的疑惑和喜悦。治疗师是一位经验丰富的旅途同伴，积极地参与来访者的心理发展过程，如果有必要，他会和来访者分享自己的感觉和感情。治疗师在来访者的面前或者身边，受到来访者的情绪、自身的情绪以及治疗关系的影响。治疗师不断地分析在来访者和治疗师的相处界限上发生的喜怒哀乐，这是治疗的核心。治疗师不是说出或表现出自己所有的感受，而是最大限度地剖析反移情，然后与来访者分享可能有助于治疗的部分。

（十五）用整体观点看待个体

来访者和治疗师的对话可以使用一切可能的表达形式：不仅是话语，还包括姿势、手势，甚至是部分无意识的小动作，表达外显或潜在的感情。人是一个整体，包括相互影响的五个主要维度：躯体、情感、理性、社会性和灵性，人类就是在这样的系统背景下寻求生命的终极意义。

（十六）极性互补

从"场"出发的整体主义意味着要从多方位的视角看待个体——内在的和表面的，沿着每条轴线，直至无穷。只有视生活是一种生存机制持续变化的排列组合，才能维持生命的整体平衡，但要确保变化的连续性。格式塔治疗师鼓励来访者去体验相反又互补的两端：内射/投射，适应/创造，喜爱/憎恨，等等，来访者在治疗的过程中体验到的这种两极互补的态度和感受是有益的。治疗的目标是让来访者看到无穷的可能性。

（十七）情感和躯体的含义

或许大脑的两个半球是相辅相成的，理智和情感可以并行，思维与心灵、身体可以和谐一致。劳拉·皮尔斯始终强调，躯体是格式塔疗法中的一个重要部分。她总是欣然地接触来访者，也让他们通过接触提高觉察力。现在，有的格式塔治疗师仅限于口头交流，仅使用语言唤起来访者的躯体反应；另外一些格式塔治疗师有时会运用自己的身体与来访者互动，鼓励来访者表达情感，甚至进行各种实验性的疗法来激活来访者的大脑深层，帮助来访者唤醒不良的联结记忆，重组心理意象和认知情感表征。显然，治疗师只有在严格遵守专业伦理操守的基础上，治疗工作中的躯体介入才是可以接受的，治疗师要能够掌控自己的参与度，将躯体介入严格限制在有益于来访者的程度上。

（十八）攻击力

皮尔斯和克莱因一致认为，攻击力和性驱力十分原始，在口欲期就已经出现了。婴儿长牙、撕咬，他们通过这种攻击的方式与周围环境同化：呼吸空气，咀嚼、咬碎、吞咽并消化食物。格式塔治疗师现在依然十分重视攻击力，并且不惜使用挑衅和面质来调动来访者的能量。因此，他们认为不能对来访者过度溺爱或保护，也不应使之遭受严重或持久的受挫，这些都可能使来访者失去勇气，感到被抛弃，或者变得被动和顺从。

（十九）创造力和想象力

格式塔疗法的基本要义就是个体自我意识的觉醒，并且主动、创造、自由地表达自身，充分发挥右脑的象征性、隐喻性。治疗师是这些象征性语言的解读者，用艺术和创作的语言去治疗。格式塔疗法强调个体的创造性，创造性也一直被视为一种艺术。

（二十）团体中的个体

个体的创造力在面对环境的时候才能发挥最佳作用，尤其是当个体不得不对抗环境的时候。每个访谈应具体问题具体对待，来访者应努力着眼于自己的问题，格式塔团体治疗不是为了将个人整合到小组中去，而是为了使个体能够更好地界定自身的独特性。因此，格式塔团体疗法不会成为一种小组疗法，而是团体背景中的个体治疗。某个成员在进行个体治疗时，其他成员就成为背景，只有在治疗师或来访者要求的时候，他们才介入治疗，其他成员会在最后的反馈时间里进行相互交流。成员们更多的是讨论自己，当每位成员提出自身问题的时候，团体更倾向于成为一个引起共鸣的地方，团体帮助成员更加清晰地界定问题。团体中其他成员的作用是见证、支持、放大和提供反馈。

现在，大多数格式塔治疗师将一对一的个体治疗（每周一次，持续数年）和团体中的个体治疗（每周或者每月一次，持续一两年）结合使用，相互加强，尤其是在同一治疗师的带领下，从而击溃来访者可能的逃避行为。一些格式塔治疗师也服务于机构，举办个人潜能开发小组（一次三至五天，或一年举办数次）等，另外，在心理、教育或社会服务（例如少管所、精神病院、企业等）的实践应用中，格式塔也成了辅助方法。

第三节　格式塔治疗的常用技术和应用

一、格式塔治疗的常用技术

格式塔创造性地整合了多种技术：语言的和非语言的方法，比如提高感知觉察力，运行能量，观察呼吸，表达情绪，分析梦境和想象，心理剧，以及发挥创造力（绘画、雕塑、音乐和舞蹈等）。现在，我们简要地讲解格式塔中常用技术的几个例子，来帮助读者熟悉这些技术。

（一）觉察工作

格式塔治疗的目的不是改变本身。治疗师的工作是帮助来访者发展他自己的觉察，充分地与他现在的样子接触。如果来访者深入自己的状态，接受那里存在的东西，那么改变会自动地发生。这就是改变的悖论。就像皮尔斯在与埃莉的治疗工作中呈现的这样。以下是皮尔斯与埃莉的对话。

埃莉：我的名字是埃莉……呃，我现在感到胸部很紧张，我想要放松。

皮尔斯：这是个规划。

埃莉：什么？

皮尔斯：这是个规划，当你说"我想要放松"的时候。

埃莉：我现在在尝试。

皮尔斯："我在尝试。"这也是一个规划。你混淆了你想要成为的和你是什么。

埃莉：现在我正在……正在移动我的胳膊，感到很放松。我想要谈论关于我的……

皮尔斯：让我告诉你，埃莉。这个工作的基础是现在，你一直在未来。"我想要对这个工作"，"我想要尝试这个"，等等。如果你可以做到的话，用"现在"这个词开始每一句话。

埃莉：现在我对你说，皮尔斯博士，我不舒服。现在，我感到我的胸部起起落落。我感觉到深呼吸。我现在感觉好一点了。

皮尔斯：你看，和尝试逃到未来不同，你和现在的自己接触。所以，你当然感觉好一点……

皮尔斯提出，当下是唯一的心理现实。我们在当下活出我们的存在，就在此时此地这一刻。他为人们提供了一种研究当代行为的实验方法，设计出一套个体可用于探索当下人类主观行为的数据，并由此而发展出对埃莉的全面觉察的练习。"基本的努力是帮助你觉察到你作为一个有机体、一个人是如何运作的。因为你是唯一一个可以进行必要观察的人，我们当然会处理我们之前讨论的'私人事件'。"皮尔斯建议道，类似的调查取向是心理治疗的核心。一切东西都是觉察过程，觉察技术本身就可以产生有价值的治疗结果。治疗师鼓励来访者和当下的觉察待在一起，有时候使来访者想要逃离当下的意图受挫。需要注意的是，人类的处境往往错综复杂，如何在治疗中既能遵循改变的悖论，又能尊重来访者的自主选择，是治疗师需要思考和深入学习的内容。

（二）现象学调查方法

格式塔的主要任务之一就是把内隐的东西外显化，将隐藏着的东西公开化。如果来访者能够准确表达内心体验，他就能看清自己此时此地处于何种"境地"，以及在他和周围环境之间的相处界限发生了什么。格式塔从根本上关注真实过程。

格式塔觉察技术的本质可以由三个关键的问题囊括："你正在做什么""你现在有什么感觉""你想要什么"。比如，在下面的例子中，皮尔斯和梦见蜘蛛的来访者莉兹就梦工作。他持续地问涉及"什么"和"怎么"的问题，鼓励她现象学地调查、描述她对蜘蛛的反应。

> 莉兹：感觉像是只蜘蛛。
>
> 皮尔斯：你感觉到什么？你自己感觉到什么？
>
> 莉兹：你是说身体上吗？
>
> 皮尔斯：身体上和情绪上。到目前为止，我们大部分时间都是思考、谈论这类东西……
>
> 莉兹：我感觉到我……有只蜘蛛坐在我身上，我想要做点什么。
>
> 皮尔斯：当蜘蛛坐在你身上的时候，你体验到了什么？
>
> 莉兹：感觉那里变黑了。
>
> 皮尔斯：对蜘蛛没有反应吗？如果有一只蜘蛛现在真的在你身上爬，你会有什么体验？
>
> 莉兹：肾上腺素飙升……跳起来，大叫。
>
> 皮尔斯：怎么样地？蜘蛛还在那儿呢……
>
> 莉兹：我会大叫和……
>
> 皮尔斯：怎么样？……你会怎么大叫？
>
> 莉兹：我，我不知道我是否能够做到。当我那样做的时候，我可以听到。它就那么出现。
>
> 皮尔斯：怎么样？

他鼓励来访者将注意力集中于促使她来咨询的症状，以及她维持这些症状的过程。在这样做的时候，来访者有机会完成来自她的过去的未完成情境，发现并更新自己，转化她早期的决定和她自己的意象。

（三）双椅子技术

皮尔斯请来访者首先想象另外一个人坐在空椅子上，对她/他讲话，然后再调换角色，来访者成为另外一个人并回应。由此，皮尔斯可以让来访者表演一个对话，探索解决未完成事件的所有方面。与仅仅谈论未完成情境相比，这种主动的取向经常使来访者更充分、直接地表达自己。

下面是接受皮尔斯治疗的琼尝试与她已经去世的妈妈的对话。

皮尔斯：你能对你妈妈说"妈妈再见，请安息"吗？

琼：我认为我告诉过她了……再见，妈妈。（像哭一样）再见！……

皮尔斯：（温柔地）你对她讲。到她的墓地告诉她。

琼：（哭着）再见，妈妈。你那样做也是无能为力。那不是你的错，你之前已经有了三个男孩了，然后你以为又是一个男孩呢，你不想要我，在你发现我是个女孩之后你感到很难过。（仍然在哭）你只是想要补偿我，仅此而已。你不需要让我窒息……我原谅你，妈妈……你真是工作得太辛苦了。我现在可以自己走了……当然，我可以自己走。

皮尔斯：你仍然在抑制呼吸，琼……

琼：（对着自己）琼，你真的确定吗？……（轻柔地）妈妈，让我走。

皮尔斯：她会说什么？

琼：我不能让你走。

皮尔斯：现在，你对妈妈这么说。

琼：我不能让你走？

皮尔斯：是啊。你拉着她。你紧紧抓住她。

琼：妈妈，我不能让你走。我需要你。妈妈，我不需要你。

皮尔斯：但是你仍然想念她……是吗？

琼：（非常轻柔地）有点儿。要有个人在那儿……万一没有人在那儿怎么办？……如果都是空的、黑暗的，怎么办？不是完全空的和黑暗的——是美丽的……我会让你走……（叹气，几乎听不见）我会让你走，妈妈……

双椅子技术背后的原则是：治疗师使用双椅子工作区分个人内部分裂的两部分，然后建立二者之间的接触。尽管格式塔取向很大程度上依赖于治疗师的创造性直觉，但是双椅子技术也存在一些基本原则，这些原则可被抽取作为指导，获得来访者分裂的相反部分的解决方案或整合。双椅子技术的五个基本原则是：① 分离和创造接触；② 关注来访者的责任；③ 关注功能；④ 增强功能；⑤ 表达功能。在格式塔中，双椅子技术解决冲突的可能方式有：① 通过某种形式的整合获得解决方案；② 通过释放之前未表达的感受获得解决方案，用格式塔的术语来说，就是爆炸；③ 通过视角的变化，使得冲突显得不再相关。

（四）上位狗与下位狗

皮尔斯讨论的最著名的极性是上位狗与下位狗这一对。皮尔斯称个体主导的部分为他的"上位狗"，把较少觉察或背景的部分命名为他的"下位狗"。上位狗发号施令或不断挑剔。下位狗相比之下显得无助而被压制。他通过被动和无助破坏上位狗的决议。皮尔斯指出，尽管个体看起来如此谦让，但是下位狗实际上非常强大，经常在与上位狗的交战中，通过阻止上位狗采取有效行动的方式而获胜。

皮尔斯相信核心动力被束缚在对任何的人类特质的否认中，束缚在人格的主导部分（或图形）和被否认（或背景）的部分之间的争斗中。他认为两极工作的目的是把两种特质带到觉察中，凸显两极共存，让它们之间任何隐藏的冲突外显，探索其对那个特定来访者的意义。他经常邀请他的来访者成为其中一极（比如上位狗），然后再成为另外一极（比如下位狗），在想象的对话中对彼此讲话。

下面这个例子展示了皮尔斯和莉兹的上位狗和下位狗的工作。

> 皮尔斯：你有没有碰巧受到完美主义的诅咒？
>
> 莉兹：噢！是的。（咯咯地笑）
>
> 皮尔斯：所以你无论做什么永远不够好。
>
> 莉兹：对的。
>
> 皮尔斯：对她说这句话。
>
> 莉兹：你做事情很充分，但是永远都不对，永远不完美。
>
> 皮尔斯：告诉她她应该做什么，她要什么样子。
>
> 莉兹：她应该……
>
> 皮尔斯：说"你应该"，不要说在场的人的闲话，尤其是关于你自己的。（笑声）总是把它变成相遇。对她讲。
>
> 莉兹：你应该能够做任何事情、所有的事情，并且完美地完成。你是一个很能干的人，你有天赋去做，你太懒了。

皮尔斯：啊！你获得了第一个欣赏——你是能干的。至少她承认这些。

莉兹：嗯，她天生具有。（大笑）

……

皮尔斯：好吧。现在我们在这里遇到了典型的上位狗、下位狗的情况。上位狗总是正义的——有时候是对的，但不总是正义的。下位狗愿意相信上位狗。现在上位狗是一个法官，恃强凌弱。下位狗十分精明，总是通过其他手段控制上位狗，如"明天吧"，或"你是对的""我尽了最大努力""我忘了"，如此等等。

尽管皮尔斯让上位狗和下位狗这对极性广为人知，但是个体内的极性是无限多的。每个个体都是一个永不终结的极性序列：暴君/受害者、圣人/罪人、女巫/被施魔法的人、"女校长"/"受伤的婴儿"、"顽劣的孩子"/"伤心的孩子"……每个人都有他自己的独特极性，经常有自己的称呼。因此，格式塔疗法是协助当事人认识这两个不协调部分的存在，寻求解决方法，将内在分裂情况改善，以求达到身心统一。

二、格式塔治疗的应用

近年来，越来越多的人被诊断为焦虑症或者抑郁症。焦虑和抑郁是一种人们面对巨大的生活压力时的无力感，患者往往会感觉无望，并逐渐丧失社会功能和生活幸福感。很多研究表明，格式塔治疗是对焦虑和抑郁有效的方法之一，和认知疗法等相比，格式塔疗法更能有效地提升来访者的生活满意度。格式塔治疗师认为，心理困境、社会隔离、人际疏远和未被识别的创伤才是症状背后的真正根源。在对创伤症状的治疗之中，比较常见的是将格式塔原理与其他治疗模式（如脱敏和再加工治疗、认知行为疗法、躯体创伤治疗等）相结合。还有些来访者会带着模糊的目标前来，比如"希望更好"或者是"和伴侣的关系变得更好"的具体目标前来，格式塔治疗师尽可能清晰地将这些作为治疗的焦点，并支持来访者按自己的意愿做出行为上的改变。每个生命历程都是不同的，识别各自的独特性才是帮助人们处理和面对痛苦的良药。在此，我们以焦虑的治疗为例，帮助读者理解格式塔治疗在临床中的应用。

焦虑的来访者常常感到身体紧张、心悸、腹胀、恶心、心跳加速、呼吸急促，在没有任何现实威胁的情况下，来访者依然感觉到难以名状的害怕和不安。这种焦虑常常缺乏现实基础，而是源于恐惧的想法或信念。

焦虑情绪本身是个人遇到威胁的正常反应，即身心积聚能量应对威胁。但在威胁解除之后，身心能量没有消退，因此造成了一系列的焦虑症状，这是焦虑形成的基本原理。

对大部分焦虑的来访者来说，当他们处于惊恐发作或高度焦虑状态时，很难采取有效的行为进行自我支持。来访者常常对自身的焦虑感到无能为力，所以这时治疗的首要任务是帮助来访者缓解焦虑，提升控制感，加强自我支持，增强有效解决问题的能力和信心。这样做的目的不是消除症状，而是促进扩展情感的忍受阈值，让来访者能够和问题保持连接，做出反应，而不是逃离症状。

需要注意的是，在治疗开始前，治疗师需要排除来访者的器质性疾病，有些焦虑的发作和器质性疾病或者药物的使用有关，或者是药物滥用导致的。

下面介绍具体的治疗过程。

（一）调整呼吸

调整呼吸对处理焦虑和惊恐特别有效，人感到恐惧或者受到惊吓时，呼吸会变得急促而短浅，这会导致过度换气和大脑缺氧，来访者可能感到头晕目眩，把这种反应误解为真实的威胁。治疗师需要先做出解释，消除来访者对此的担忧，然后带领来访者练习呼吸调整，让来访者感受不同的呼吸方式的不同效果。治疗师还要鼓励来访者在治疗以外的时间进行练习，然后运用在日常生活中。

（二）应对回避

来访者常常回避未完成事件，因而也失去了成长的机会。有时，治疗师干预来访者的回避行为可能会加重来访者的痛苦。来访者可以选择回避，治疗的首要任务是让来访者更好地觉察回避行为和回避的原因。

当来访者意识到某种情境和事件可能引发焦虑时，通常第一反应是回避。回避可以减轻不适感，如果一直不去面对害怕的事物，最终会导致更严重的功能失调。来访者的焦虑并非来自真实存在的威胁，而是孤独感、公开演讲、公共场所、开始一段亲密关系等促发因素激起了来访者过去经历中有关的体验。对于患有恐惧症的来访者，治疗师需要重新诠释他所害怕的事物，将恐惧对象与来访者的投射分离开来，因为在潜意识层面，恐惧对象承载了来访者被否认的那部分自我。具体的做法是，治疗师鼓励来访者"成为"自己所恐惧的对象，与之对话。治疗师需要成为安全的"容器"，容纳并促进来访者逐步识别、拥有、表达自己的情感，包括愤怒等负面情绪。

（三）识别焦虑信念

来访者在焦虑的状态下，通常会产生大量的负面信念，特别是过度概括、夸大和灾难化，比如"我要失控了""我做不到""我不行了，我要死了"，来访者的焦虑内容通常指向未来。焦虑信念的形成是一个自我验证的过程，对未来的焦虑预期导致了症状表现，而症状又反过来验证了预期。

在治疗中，来访者会提到引起焦虑的事情、问题和情境，治疗师会和来访者共同挖掘这些事件背后的信念，询问来访者如何获得并开始坚信这样的信念，并对相关的经历和事情的结果保持好奇。如果来访者能够逐渐识别这些信念的由来，那么治疗师就可以把它们带到意识层面，加以识别，使来访者的体验发生显著的改变。治疗师需要识别来访者焦虑所蕴含的信息，有时候，焦虑的背后是对父母的内射，如"要好好学习""要瘦一点"，也可能是来访者自己的非理性追求，比如"必须做到完美""不能失败"，是这样的信念带来了挫败感和焦虑。

（四）关注躯体的变化过程

格式塔治疗师一直非常关注提升来访者的觉察力，包括对思维、情感、想象、感觉、身体姿势等体验的觉察。焦虑的来访者常常容易迷失在自己的情绪里，担忧可能会发生的事情。因此，如果来访者能够把注意力集中在身体、动作、感知觉上，就能够有效缓解焦虑情绪。治疗师可以鼓励来访者做呼吸练习，通过身体表达（手势、身体姿势等）来延续被阻断的思维过程，增强并发展对躯体动作的体验。治疗师可以引导来访者感受自己思维的变化，留意自己焦虑时身体的相应改变（来访者注意观察在焦虑状态下自己的身体反应、呼吸、想法，以及自己的内部对话），并关注随后出现的内心体验。

（五）觉察治疗关系的动态发展

需要注意的是，任何技术的使用都要以具体的现实情境为依据。治疗师需要在共同创建的治疗关系中提升来访者的觉察力。同时，焦虑情绪也一定程度上存在于治疗关系中，治疗师或者治疗情境有时是令人紧张的。尽管从现象来看，治疗关系是现实的此时此刻，但它又同时是历史的重演。治疗师通常可以追溯到来访者童年的经历，比如焦虑的父母营造了一种让孩子感到焦虑的家庭氛围。所以，治疗师在治疗中需要为来访者重塑稳定的自我，治疗师也需要在治疗中呈现出容纳和承受焦虑以及紧张的能力。来访者觉察此时此刻的焦虑，觉察自己和治疗师共同创建的焦虑关系，通过治疗关系修复焦虑体验。

焦虑的来访者通常会回避愤怒冲动或者回避与人接触。有时，焦虑产生于治疗师对焦虑的解释，导致来访者将治疗师视为回避的对象。治疗师需要注意观察来访者的身体信号，同时觉察自己的疏离反应，或者是想要控制焦虑的冲动。来访者也是这样与他人建立关系的，如果来访者自我隔离的习惯难以改变，导致他们无法通过人际关系获得需求的满足，来访者常常会出现惊恐发作。对于这类来访者，安全、可依附和有归属感的治疗关系就更为重要。治疗师鼓励来访者去更加真切地感受现实，弄清楚哪些原始的冲动被压抑，以及它们在治疗关系里是如何体现和发展的。有时，治疗关系可能发展成融入状态。如果融入也是过去关系模式的重现，那么融入本身就会引发焦虑：有的来访者害怕被另一个人吞没的焦虑，有的来访者害怕分离的焦虑。此时，治疗任务是扭转过度的融入，进而发掘、容纳和探索那些被压制的情感。格式塔治疗师对融入的两个阶段都加以关注：一个是对接触的放弃阶段，另一个是当初始接触时的兴奋转向焦虑时。

（六）直面存在意识和生活事件

格式塔治疗认为，人类体验的根本问题是人类的存在境遇。焦虑情绪是来访者对这一人类的共同议题的反应，比如，每个人都必须面对生死、生命的不确定性，渴望与人接触但却不得不承受孤独，或者我们不断面临来自生命的挑战，如亲人去世、失业或者遭遇严重事故等。

治疗师可以让来访者从最近的焦虑事件开始，绘制一条近期的生命线，在上面标注生命中的重要改变、变故、丧失、打击等，引导来访者讨论这些重要事件和影响。

治疗师可以支持来访者尝试"停留"在困境或危机中。治疗可以是寻找方式去接纳焦虑或绝望感，我们不需要逃避痛苦，痛苦是可以忍受的。痛苦可以帮助我们继续探索，尝试进入广阔、真实的世界。

治疗师要帮助来访者认识人类存在的议题的普遍性。每个人都面临存在的挑战——生命是有限的，死亡随时降临；个人的存在是如此渺小；我们都会经历分离和丧失。同时，我们能够意识到人的局限性，我们要确保面对局限时，我们能获得足够的自我支持。生活是什么，只有你自己本身才能给出答案。

三、格式塔治疗案例

来访者德林是一个机构的管理者，最近她的焦虑越来越严重，医生将她转介给心理治疗师。德林目前过度工作，睡眠严重不足，总是担忧自己做得不够完美。在第一次咨询中，德林感激大家的关心，但是她现在有太多事情要完成，并没有时间接受咨询。她说，很多人都非常需要她，如果她不在，工作就会一团糟。

治疗师讲了焦虑的起因和影响，并希望她能够意识到如果继续这样，她可能会耗竭。尽管不情愿，但德林不得不同意治疗师的意见，她感受到了治疗师的真诚。她逐渐承认自己不够完美，也意识到自己孤立无援。她同意继续治疗。治疗师倡导一些放松技巧，缓解了她的焦虑情绪。治疗师也鼓励她重拾从前的兴趣爱好（例如摄影），鼓励她参加社交活动。德林开始重新规划她的日常工作，减轻一些工作负担，规律饮食。治疗取得了进展，治疗师和德林开始探讨焦虑本身，了解德林是如何习得"我必须为每个人负责"的信念的。她将现在的焦虑与过去的经历联结：她是家中的长女，需要照顾4个弟弟妹妹。9岁的时候，她的妈妈开始出现老年痴呆症的症状，她从9岁开始就需要料理家中的大小事务。①

治疗师帮助来访者澄清回避行为，使来访者意识到回避行为强化了困难，来访者和治疗师需要共同寻找方法来面对所回避的事物。然后，他们进入治疗阶段。当来访者开始想象或者回忆痛苦情境时，治疗师引导她寻找降低焦虑程度的方法（如放松练习），鼓励来访者熟悉自己的感受，帮助来访者用不同的方式处理这种感受。这可以帮助来访者与她所逃避的情境建立全新的联系。

---

① 案例来源于乔伊斯等著、叶红萍等译的《格式塔咨询与治疗技术》（第三版），中国轻工业出版社2016年版。

第十章

森田疗法理论和技术

森田疗法是 20 世纪 20 年代初由森田正马在日本创立的，与许多在西方创立的心理治疗方法不同，森田疗法带有浓厚的东方色彩。在专门从事精神科工作的过程中，森田正马致力于寻找治疗神经质症的有效方法，经过 20 多年的努力，他废弃了药物治疗、催眠治疗等方法，取说理、作业、生活疗法等精华，提出了自己独特的心理治疗方法，这一方法后来被他的学生们称为森田疗法（也叫森田治疗）。本章将结合案例具体介绍森田疗法的理论和方法。

第一节　森田疗法概论

森田治疗也被称为"禅疗法""根本的自然疗法"等，是由森田正马于 1921 年左右创立的一种心理治疗方法，而森田正马也是日本一位著名的精神医学专家。

一、森田正马介绍

森田疗法的产生和森田正马（见图 10-1）个人的生活经历密切相关，所以说起森田疗法，首先就需要了解森田正马的生活经历。森田正马 1874 年 1 月 18 日出生于日本的高知县香美郡富家镇，他自小聪明，在当地被称为神童。其父亲对待子女较为严厉，加之其年轻时曾做过小学教师，在当地略有名望，所以对森田正马的期望较高，教育方式尤为严苛。父亲不当的教育方式一度使森田正马厌恶上学；而且他的性格特别敏感，在他 10 岁时，他曾因为看了寺庙里描绘的色彩斑斓的地狱绘图，而经常产生死亡的恐惧感，并且经常夜间失眠，或者做噩梦。童年期不良的生活经历导致森田正马早早地就患

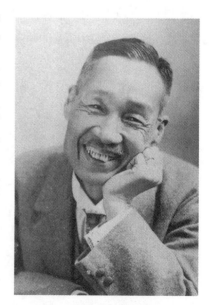

图 10-1　森田正马

上了神经质症，因为身体和心理方面的问题，他的学习生活不能持续，本来 5 年的中学他读了整整 8 年。由于长期受到病痛的折磨，森田正马萌生了学医的念头，他在 25 岁的时候才考上东京大学医学院。但他的神经衰弱症状却依

然困扰他，他尝试了当时几乎所有的治疗方法，都没有取得明显的效果。所以他经常因为病痛而不得不在家休息，到期末考试的时候，其他的学生都能专心学习，但他却无法专注于学习，父亲在这个时候还断了他的生活费。森田正马绝望了，他放弃了所有的治疗方法。他认为即使难受也要参加考试。他放弃了所有的努力，以顽强的精神不顾一切埋头苦读，结果是，所有不适的症状居然出乎意料地消失了，他的考试成绩也非常优秀，平均成绩达到了 78.3 分，在所有考生中排名第 25 位。从这次生活经历中，他认识到，神经衰弱的症状是由于精神过度透支、疲劳所致的观点是错误的，用多休息的方法来治疗神经衰弱也不会有多大的效果。

正是这个时候，"顺其自然"的治疗理念开始在其心中出现。后来，他在工作中不断学习总结，吸收了佛学的思想，又结合精神分析和其他治疗流派的思想理念，才逐步形成了森田疗法的治疗思想。森田正马在医学院上学期间，曾用催眠术去治疗一名神经质症患者，但患者一直无法治愈，最终患者症状消失却是因为没有治疗，只让患者每日从事打扫工作等一般日常的事务。这就让森田正马认识到"为所当为"的重要性，后来他又结合了安静疗法、作业疗法、生活疗法等治疗方法，形成了独具个人特色的精神治疗方法，也就是森田疗法。森田疗法出现以后，被广泛应用，在精神学界占据了与精神分析疗法、行为疗法等传统治疗方法相提并论的地位。这种基于东方文化背景的、独特的、自成体系的心理治疗的理论与方法，尤其适用于亚洲人群。

1912—1928 年是森田正马一生中成果最多的时期。他撰写了许多论文，代表作有《神经衰弱以及强迫观念的根治法》《神经质的实质与治疗》等。1930年，他创办了《神经质》杂志，并建立了森田疗法研究会，继续致力于神经质症患者的治疗和研究，直至生命的终结。

森田正马在其生前并没有把他独创的心理疗法称为"森田疗法"，而将其称为"神经质症的特殊疗法"。1938 年，森田正马病逝后，他的弟子们才将这种疗法命名为"森田疗法"。此后，他的弟子们对森田正马提出的许多概念进行了归纳和整理，并用简明易懂的语言做了解释，同时他们又结合自身的学术思想提出了一些新的概念，如其弟子高良武久觉得用"适应焦虑"代替"疑病性素质"更为妥当，把森田疗法概念从生物学引申到了心理学中来理解。其次，高良武久还提出了"主观虚构""表面的防御单纯化"等新概念，发展了森田疗法的理论。森田正马的另一位弟子大原健士郎则把森田正马的"神经质"和高良的"神经质症"合并，统称为"森田神经质"。同时，大原健士郎还建议把"森田疗法"的名称改为"创造性体验疗法"，以免使人感到深奥陈旧，避免阻碍这一疗法的发展。弟子田代信维则从心理生理学的角度，将森田疗法的各个治疗阶段与人类的自我成长过程相对应进行了研究，并引用马斯洛的需要层次理论，对各种治疗机制进行了研究。

森田疗法自创立以来，历时已近百年，经过森田正马的弟子们的努力，森田疗法在理论上更加系统和完善，在方法上也得到了不少改进。他的一些基本理念，特别是顺其自然的治疗原则，表现出浓厚的东方文化色彩。这源于东方文化，所以比较适合东方人。早在 1957 年 10 月，森田学派学者、森田正马的弟子高良武久教授就曾访问过中国，第一次向中国介绍了森田疗法。在 20 世纪 60 年代至 70 年代，森田疗法在我国一直处于默默无闻的状态。直至 1981 年，钟友彬教授写了中国第一篇有关森田疗法的综述性文章，并将其发表在《国外医学·精神病学分册》上，此后有关森田疗法的文章才陆续发表。

1990 年，多位日本森田疗法的继承者，如冈本常男、生活发现会会长长谷川洋三及浜松医科大学精神科教授大原健士郎先生等多位学者组成的代表团访问了中国，并在北京举办了记者招待会，开办了森田疗法学习班授课，还举办了演讲等各种形式的活动。由于森田疗法特别契合中国传统文化，更容易被人们接受和理解，也容易产生思想共鸣，自此，人们开始对与东方文化和中国文化有很深渊源的森田疗法产生了浓厚的兴趣，森田疗法在中国得以迅速发展，其治疗机构遍布全国各个区域。森田疗法出现在 20 世纪早期，它不仅在日本医学界、心理学界独树一帜，且影响远播，成为有世界影响力的一个治疗体系。雷诺氏（David Reynolds）将森田疗法介绍到美国，并将其应用于神经症的治疗中，西方人称森田正马为"日本的弗洛伊德"。

二、什么是森田疗法

森田疗法是适用于神经症的特殊疗法。在治疗中采用"现实原则"，不去追究患者过去的生活经历，而是引导患者把注意力集中在当前，注重现在，使他们能回到现实生活中；不去探究患者的症状，而是重视引导患者积极地去行动，倡导"照健康人那样行动，就能成为健康人"；不主张使用器具和设施，而是用生活行动来改变患者，让患者在现实的生活中接受治疗，在生活中改变不良的认知模式和行为模式，通过积极的社会生活磨炼，发挥性格中的优点，抑制性格中的缺点，扬长避短。

第二节　森田疗法的基本理论

一、神经质症

森田正马的神经质症理论简单地说，就是一种素质论，森田正马用神经质（后改为森田神经质）的概念取代神经症的概念。他认为，神经质的症状纯属主观问题，在一定条件下，任何人都有可能出现神经质的症状，他把这种倾向表现强烈的人称为神经质。根据神经质的症状不同，我们可以把它们分为普通神经质症（神经衰弱）、强迫神经质症（恐惧症）、发作性神经质症（焦虑神经质症）三种类型。

普通神经质症相当于神经衰弱，这一类患者一般对自己身体的变化特别敏感，常常会出现失眠、头痛、头脑模糊不清、感觉异常、极易疲劳、效率降低、无力感、胃肠神经症、性功能障碍、头晕、书写痉挛、耳鸣、震颤、记忆不良、注意力不集中等症状。

强迫神经质症，相当于恐惧症或强迫神经症，主要表现为对人恐惧、不洁恐惧、疾病恐惧、不安全恐惧、外出恐惧、口吃恐惧、罪恶恐惧、高处恐惧、杂念恐惧等。

发作性神经质症，相当于焦虑神经质症，它是伴随身体症状而发作的不安和恐慌状态，会产生焦虑发作、发作性心悸亢进、发作性呼吸困难等。在初次发作之后，患者会担心日后再次发作，于是陷入不安的状态而焦虑。

这三类病症都有共同的发病机理，森田正马在《神经质的实质与治疗》一书中，提出了神经质的病理，用公式表达就是：起病＝素质×机遇×病因。

素质指疑病性素质，是神经症的根源；机遇指某种状况下使人产生病态体验的事情，也称诱因；病因指精神交互作用。有疑病素质的人，在某种偶然事件的诱因之下，注意力开始集中于自己的身体或精神变化，注意力越集中，感觉就越敏感，在精神的交互作用下形成神经质症状。因此，神经质形成的原因是疑病素质和由它所引发的精神活动过程中的精神交互作用的结果。

森田正马将森田神经质症的性格特征归纳为以下几种：① 内向、内省、理智，追求完美；② 感情抑制性强，很少感情用事；③ 比一般人敏感，爱担心；④ 好强、上进、不安于现状，容易产生内心冲突；⑤ 执着，固执，具有坚持性；⑥ 具有一定程度的智力水平。

二、疑病素质与神经质症

森田正马把神经质发生的基础称为疑病素质。所谓疑病素质，是指一种精神上的倾向性。具有这种素质的人具有两方面的特点：一是精神内向，这种类型的人往往把自己的活动目标限制在自己身上，有严重的以自我为中心的倾向，常常关注自己躯体和精神方面的异常感觉并感到忧虑和担心；二是对疾病的恐惧，有担心自己会患病的精神倾向。森田正马指出，疑病素质与患者对死亡的恐惧直接相关，神经质的人对生的欲望和对死的恐惧都表现得非常强烈，在死的恐惧中，包含了对生的欲望追求，以及怕失败、怕疾病、怕死亡等。当这种恐惧强度过大时，人就会形成一种异常的精神倾向，并渐渐呈现出复杂的、顽固的神经质症状。

森田正马认为，疑病素质直接与死亡恐怖有关，而死亡恐怖与生的欲望是一个事物的两个方面。生的欲望表现在：不想生病，不想死，想长寿；想更好地活下去，不想被人轻视，想被人承认；想有知识，想学习，想成为伟人，想幸福；想向上发展。

神经质患者生的欲望过强，想达到完美的状态，反而容易陷入死的恐惧之中。此外，神经质患者具有一种内向型气质。内向型的人偏重于自我内省。因此，他们对自己躯体方面或精神方面的不快、异常或疾病等特别注意、关心，由于忧虑和担心而形成疑病，认为自己虚弱、异常、有病，并为此发愁。这种倾向有的是受幼儿期的教养条件或生活环境的影响，有的则是机遇性因素，即由精神创伤导致。总之，疑病素质是神经质发生的根源。

三、精神交互作用和精神拮抗作用

所谓精神交互作用，是指因某种感觉而引起的注意力集中，这种感觉就会变得敏感，感觉的敏感会使注意力进一步固定于这种感觉上，感觉与注意交互作用、彼此促进，在恶性循环的过程中，产生精神和身体症状（见图10-2）。

森田正马认为，人的精神活动也存在一种对应和调节的现象。精神的抗拒作用表现为当一种心理出现时，常常有另外一种与之相反的心理出现。例如，当人们恐惧时，会出现不要怕的相反心理，这就是所谓的相对观念。精神拮抗作用过强或过弱都会使人出现问题。神经症患者的各种苦恼就是由于抗拒作用过强引起的。

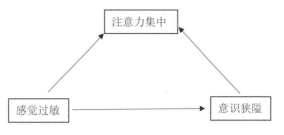

图 10-2　精神交互作用

当症状发生后，患者常被封闭在主观世界中，并为之苦恼。在这种状态下，患者容易产生预期焦虑或恐惧，由于自我暗示，患者的注意力越来越集中。森田正马认为，不阻断精神交互作用，症状就会固着。治疗的原则是对症状采取顺其自然的态度，以事物为准则，以目的为准则，以行动为准则。

四、"顺其自然，为所当为"的治疗原则

治疗师采用森田疗法治疗神经症患者时，一方面要帮助患者认清神经质症到底是一种什么样的疾病，是怎样发生的，另一方面要了解神经质患者的性格特征，以便有针对性地治疗。因此，理解神经质症的本质对治疗有重要的作用。有些患者理解了症状的本质，然后就很快痊愈了。在治疗过程中，一般遵循以下几条基本原则。

（一）顺应自然

森田疗法治疗师认为，要达到治疗目的，说理是徒劳的。正如一个人能从道理上认识到没有鬼，但夜间走过坟地时照样感到恐惧一样，单靠理智上的理解是不行的，只有在感情上实际体验，人才能有所改变。人的感情变化有它的规律，注意力越集中，情绪就越强烈；顺其自然，不予理睬，反而情绪逐渐消退；患者习惯了同一感觉，情感就会变得迟钝；治疗师对患者的苦闷、烦恼情绪不加劝慰，任其发展到顶点，患者也就不再感到苦闷烦恼了。因此，森田疗法治疗师要求患者面对症状时，首先要承认现实，不必强求改变，要顺其自然。

什么叫顺其自然呢？森田正马把它看作相当于佛教的"顿悟"状态。所谓"顿悟"，就是让患者认识并体验到自己在自然界的位置，体验那些超越自己控制能力的平常的事。当一个人把它看得很严重而产生抗拒之心时，就会使自己陷入神经质的旋涡，即人集中注意力于令其感到厌恶的某种情感，并不断压抑这种情感而使之受到强化，这样，经多次反复，就会形成他对这种情感极度恐惧的体验。因此，要改变这种状况，就需要使患者认识情感活动的规律，接受

自己的情感，不去压抑和排斥它，让其自生自灭，并通过自己的不断努力，培养积极健康的情感体验；患者要认清精神活动的规律，接受自身可能出现的各种想法和观念。

神经质患者常常主观地认为，自己对某件事物只能有某种想法而不能有另一种想法，有了就是不正常或者不道德的，即极端的完善欲造成了强烈的劣等感。要改变这一点，患者就得接受"人非圣贤，孰能无过"这一观念，接受我们每个人都有可能存在邪念、嫉妒、狭隘之心的事实，认识到这是人的精神活动中必然会出现的，人并不能靠理智和意志改变和决定这个事实；但是否去做不理智的事情，却是一个人完全可以决定的。

因此，人不必去对抗自己的想法，而需要注意自己所采取的行动。同时，人还要认清精神拮抗作用，从心理上放弃对对立观念的抗拒，认识到人有对生的欲望和对死的恐惧两种相互对立的心理现象，并接受这种心理现象，而不必为自己内心出现对死亡的恐惧而不安，也不必摒除这些令人恐惧的念头，从而避免使自己陷入激烈的精神冲突之中。人要认清症状形成和发展的规律，接受症状。

神经质症患者原本无任何身心异常，只是因为他存在疑病素质，将某种原本正常的感觉看成异常的，想排斥和控制这种感觉，使注意力固着在这种感觉上，造成注意力和感觉相互加强，即形成精神交互作用。这是一种恶性循环，也是形成症状并使之持续的主要原因。患者要认清这一点，对自己的症状采取接受态度，一方面不强化对症状的主观感觉；另一方面，因为不再排斥这种感觉，而逐渐使自己的注意不再固着在症状之上，以这样的方式打破精神交互作用，使症状得以减轻直至消除。比如，对人恐惧的患者见人脸红，越怕脸红，就越注意自己的表情，越注意，就越紧张，反而使自己脸红的感觉持续下去了；相反，接受脸红的症状，带着"脸红就脸红吧"的态度去与人交往，反而会使自己不再注意这种感觉，从而使脸红的反应慢慢消退。

人要认清主客观之间的关系，接受事物的客观规律。人之所以患神经质症，疑病素质是症状形成的基础，精神交互作用是症状形成的原因，而其根源在于人的思想矛盾。这一思想矛盾的特征就是以主观想象代替客观事实，以"理应如此"限定自身的思想、情感和行为。森田疗法指出，人要想破除思想矛盾，就应该放弃徒劳的努力，服从自然；人想依靠人为的办法，任意支配自己的情感，就如同要使鸡毛上天、河水断流一样，不仅不能如愿，反而徒增烦恼。这就是力所不能及之事而强为之，人当然痛苦难忍。

然而，何谓自然？夏热冬寒乃自然规律，要想使夏不热、冬不寒，悖其道而行之，则是人为的拙策；按照自然规律，服从、忍受，就是顺应自然。针对思想矛盾，森田疗法提出了"事实唯真"的观点，意为"事实即是真理"，并以此作为座右铭。森田正马曾说，人不要把情绪或想象误认为事实来欺骗自己；因为不论你是否同意，事实是不可动摇的；事实就是事实，所以人必须承认事实；认清自己的精神实质，就是自觉；如实地确认外界，就是真理。因此，人只有使自己的主观思想符合客观事物的规律，才能跳出思想矛盾的怪圈。

（二）为所当为

"为所当为"是指在顺应自然的态度指导下做出行动，是对顺应自然治疗原则的充实。森田疗法把与人相关的事物划分为两大类：可控制的事物和不可控制的事物。所谓可控制的事物，是指个人通过自己的主观意志可以调控、改变的事物；而不可控制的事物是指个人主观意志不能决定的事物。

森田疗法要求神经质症患者用顺应自然的态度，不去控制不可控制之事，如人的情感；但还要注意为所当为，即控制那些可以控制之事，如人的行动。

忍受痛苦，为所当为。森田疗法认为，改变患者的症状，一方面要对症状采取顺应自然的态度，另一方面还要随着生的欲望，在症状仍然存在的情况下，去做应该做的事情，尽管痛苦也要接受，把注意力及能量投向自己生活中有确定意义且能见成效的事情上。把注意力集中在行动上，任凭症状起伏，都有助于打破精神交互作用，逐步建立起从症状中解脱出来的信心。例如，对人恐惧的人，不敢见人，见人就感到极度恐惧。森田疗法要求其带着症状生活，害怕见人没关系，但该见的人还是要见；带着恐惧与人交往，注意自己要做什么。而这样做的结果是，患者自己就会发现，原来想方设法要消除症状，想等症状不存在了再与人接触，其实是不必要的；过去患者为此苦恼，认为自己不能做，是因为总在心里想而不去做。而"为所当为"要求患者在该做什么的时候马上就去做，尽管痛苦也要坚持，这就打破了过去那种精神束缚行动的模式。

面对现实，陶冶性格。森田疗法的专家高武良久指出，人的行动一般会影响其性格。不可否认，一定的性格又会指导其做出一定的事情，但仅仅看到这一方面，则会形成片面性的认识。我们不能忘记"我们的行动会造就我们的性格"这一客观事实。正是这一点，才是神经质性格能得以陶冶的根本理由。

神经质患者的精神冲突，往往停留在患者的主观世界之中。他们对引起自己恐惧不安的事物想了又想，斗了又斗，但在实际生活中，对引起其痛苦的事物却采取一种逃避和敷衍的态度。事实上，单凭个人主观意志和努力，是无法逃脱神经质症状的苦恼的，只有通过实际行动，才会使思维变得更加实际和深刻。实际行动才是提高对现实生活的适应能力的最直接的催化剂。对此，高武良久举例说，一个人要学会游泳，不跳入水中就永远也学不会游泳，即使完全不会游泳，跳入水中也是可以做到的，然后再逐步学习必要的技巧。

与此道理相同，神经质症患者无论怎么痛苦，也会在别人的指导下，不知不觉中得到自信的体验。患者要想见人时不再感到恐惧，只有坚持与人接触，在实际接触中采用顺其自然的态度，使恐惧感下降，才能逐步获得自信。我们在前文已经谈到，"为所当为"有助于使症状得到改善，其中很重要的一点，就是在实际生活中将精神能量引向外部，把注意力引向所做的事情，这就减少了指向自己心身内部的精神能量。而与外部世界的实际接触，又有助于患者认识自身症状的主观虚构性。这一过程实际上就是使内向型性格产生某种改变的过程。

在顺应自然的态度指导下的"为所当为"，有助于陶冶神经质患者的性格。这种陶冶并非彻底改变，而是对其性格的优劣部分进行扬弃，即发扬神经质性格中的长处，如认真、勤奋、富有责任感等；摒弃神经质性格中的致病之处，如神经质的极端的内省及完善欲。

由此可见，顺应自然既不是对症状的消极忍受，无所作为，也不是对症状放任自流、听之任之，而是按事物本来的规律行事，任凭症状存在，不抗拒，也不排斥，带着症状积极生活。顺应自然、为所当为这一治疗原则的着眼点是，打破精神交互作用，消除思想矛盾，陶冶性情。这种治疗原则还反映了森田疗法对意志、情感、行动和性格之间的关系的看法，即意志不能改变人的情感，但意志可以改变人的行为；可以通过改变人的行为来改变一个人的情感，陶冶一个人的性情。

（三）目的本位，行动本位

森田疗法主张患者抛弃以情绪为准则的生活态度，而应该以行动为准则。神经质患者共有的生活态度是看重情绪，常常感情用事，情绪不好时什么都不想做，把一些平常的生理现象也看成自己得了病。森田疗法要求患者对于不受意志支配的情绪不必予以理睬，让人们重视符合自己心愿的行动，唯有行动和行动的成果才能体现一个人的价值。"与其空想，不如实际去做"。对情绪要采取既来之则安之的态度，不受其控制，要为实现既定的目标去行动。

（四）克服自卑，保持自信

神经质患者有极强的追求完美的欲望，做事力求尽善尽美，对自己苛刻。事实上人无完人，我们每天都可能出现各种意想不到的失误。苛求理想的结果只能使自己感到失望、失败，从而失去信心。当事实与主观愿望背道而驰时，神经质患者就不可避免地产生不完善恐惧，常常夸大自己的不足与弱点，并为此苦恼不堪，自卑自责，觉得自己低人一等，结果一事无成。人常说，自信产生于努力。许多陷入完善欲泥潭之中不能自拔的人，总是思前想后，强调自己没有信心，要等到有了信心才能去行动。其实，这种认识是错误的。对一个人来说，当徘徊在做与不做之间时，就应该大胆去做，即使失败，也要去行动。因为失败是成功之母，只要付出努力，才有可能成功。

第三节　森田治疗的治疗方法

森田疗法治疗的对象主要是神经质症患者，即神经症中的神经衰弱、强迫症、恐怖症、焦虑症患者。日本的一项研究表明，采用森田疗法的痊愈率（无论主观上还是客观上症状消失）达 60％左右，好转率（主观上还残留症状，客观上对社会的不适应多少还存在）达 30％左右。[①] 治疗效果显而易见。近年来，森田疗法的适应症正在增加，除神经质症患者以外，药物依赖、酒精依赖、抑郁症、人格障碍、精神分裂症等患者通过治疗，亦能取得很好的效果。

森田疗法主要有三种实施形式，即住院式森田疗法、门诊式森田疗法、生活发现会。治疗师要根据患者的症状轻重程度，以及症状对社会功能影响的大小，选择适当的方法。无论是哪种治疗形式，指导思想都是一致的，都是通过森田理论学习及治疗师的指导和帮助，陶冶患者的性格，阻断精神交互作用，把患者生的欲望引导到建设性生活的行动中去，以达到使患者获得对生活的体验和自信。

一、住院式森田疗法

住院式森田疗法是森田疗法的主要形式，一般适用于症状较重，症状明显影响正常生活、工作的神经质症患者，主要是强迫症患者。住院式森田疗法大致需要 40 天，可分为以下五个阶段。

---

① 日本森田疗法访华团，徐义鸣. 日本森田疗法介绍［J］. 中国心理卫生杂志，1990（3）.

（一）治疗准备期

治疗师要向患者说明其病是心理疾病，可以用森田疗法治疗，并讲清治疗的原理及过程。这其实要求患者对森田疗法有一些了解，同时也要有一定的治疗动机，治疗师可以向患者介绍该治疗已取得的效果。在征得患者同意后，治疗师需要要求患者绝对配合。对于一些犹豫不决的患者，治疗师可以暂时不强迫其加入治疗，可以给予其考虑的时间，患者的治疗动机也决定了治疗的效果。

（二）绝对卧床期

绝对卧床期需要 4～7 天。绝对卧床的目的是消除心身疲劳，养成对焦虑、烦恼等症状的容忍和接受态度，激发生的欲望。当一个人的焦虑达到顶点的时候，焦虑就会回落，痛苦的感受也会逐渐减轻，人会改变其对于自身的认识，学会包容和接纳。首先，治疗师让患者进入一个封闭的单人病室，除进食、洗漱、排便之外，其他时间都要安静地躺着，禁止会客、读书、谈话、抽烟等活动，并由陪护监护。一方面，这能防止部分患者因不能适应而出现过激甚至自伤的行为，如果在治疗中出现此类情况，应终止治疗；另一方面，这也是监督患者按照要求配合治疗。其次，治疗师仅每天巡视病房 1～2 次，一般不回应患者有关病痛的倾诉和疑问。原则上不给予药物治疗，即使患者有睡眠障碍，也尽量不用药。大多数患者在卧床的第 4～5 天以后，会逐渐产生一种无聊的感觉，会产生想起床做点什么的愿望。绝对卧床期就是让患者经历从安静到无聊、烦躁不安，再到解脱，强烈地想起床做事的心理过程。

强迫症患者孙某（男性，26 岁）采用了森田疗法。治疗师的记录结果报告如下。患者卧床从周二上午 9 时开始，至下周二上午 9 时结束，环境为医学心理科森田治疗室。治疗期间，禁止探视、会客及交谈，没有设置陪护人员，有护士录像监督。除进食、洗漱及排便外，禁止起床活动。三餐由护士送达。进食时间：早饭 7：00；午饭 11：00；晚饭 17：00，每餐半小时。每天三餐前自测体温、脉搏、呼吸与血压，总结时求三次的平均值作为每天的指标。每天晚饭后进行焦虑自评量表、抑郁自评量表的评定，并记日记。卧床第一天，患者工作及生活上的压力与外界的各种刺激顿时消除，感到全身放松，心身安静，联想自由，体验到了从未有过的清闲。睡眠较平时增加，达 10.5 小时。体温、脉搏、呼吸和血压均较卧床前有所下降。第二天，全天时睡时醒，总睡眠时间达 13 个小时，同时腰腹部肌肉出现轻度酸痛。晚上偶感心烦，但情绪平稳。除脉搏轻度加快外，呼吸、体温和血压较前一天稍降低。第三天到第四天中午，睡眠明显减少，想事多，脑子乱，头昏头痛，浑身肌肉酸软，感觉过敏，情绪不稳，烦闷难耐，食欲下降，入睡困难，呼吸、体温和脉搏均不同程度地上升，但血压变化不明显。对于出现的各种不适及痛苦，患者不是设法摆脱、消除，也不是将注意力固着在不适及痛苦上，而是接受忍耐，顺应其发展。第四天午后，患者情绪明显好转，头痛、烦闷感及感觉过敏消失，虽然仍感肌肉酸痛，但心情平静，呼吸、脉搏稍降，而体温和舒张压稍有上升。最后三天，患者情绪平稳，渴望活动或工作的愿望越来越强烈。患者静静地躺在床上，自由联想，只是两手空空，感到无聊，希望能干点儿什么的想法代替了前几日的烦闷。睡眠时间每天 8～9 个小时。除呼吸外，体温与脉搏在第五天稍升高、加快，而舒张压稍有下降。两个量表一周的评分结果为：一周中抑郁自评量表分值变化不明显；而焦虑自评量表分值于第二天至第五天明显增高，最高值出现在第四天，第五天后分值逐渐回到卧床前的水平。

（三）轻作业期

轻作业期为 3～7 天。患者在此阶段仍禁止交际、谈话、外出，卧床时间限制在 7～8 小时。白天到户外接触新鲜空气和阳光，晚上写日记。晨起及入睡前朗读神话传说类的读物。患者从无聊发展到自发地想活动、作业。治疗师逐渐减少对患者的限制，允许患者劳作。此时，患者从无聊中解放出来，症状消失，体验到劳作的愉快，并越来越渴望参加程度较重的劳动。与此同时，治疗师指导并批改患者的日记。一般在 4～5 天以后，患者的信心得到了培养，也逐渐增强了做更多事的愿望，此时即可转入下一期。

（四）重作业期

重作业期为 3～7 天。治疗师要根据患者的体力安排较重的室外活动作业，如挖地、割草、锯木头、大扫除。患者大都会有新鲜、喜悦、愉快、舒畅的心情。也有人因为劳动量大而产生极为疲劳、累垮了的感觉。治疗师不再给予患者过多的限制，如可以允许患者适当地与人谈话、读书等，但不是毫无限制，更不赞成患者随意游玩、谈笑，或者长时间的聊天、打电话、睡觉等。此外，还可采用另外一种形式，即普通作业的方法，让患者参加森田小组活动，每天参加劳动，如打扫卫生、浇花、做手工，或参与文体活动。患者每天晚上记日记并交治疗师批阅。治疗师不过问患者的症状和情绪，只让患者努力工作、读书，自己去感受内省。在此阶段，患者通过行动，体验带着症状参与现实生活的可能性和成功感，学会接受症状，并逐渐养成按目的去行动的习惯。

（五）生活准备期

生活准备期为 3～7 天。在此阶段，患者进行适应外界变化的训练，为适应复杂的社会生活做准备。在此期间，治疗师基本上解除了对患者的各种限制，患者日常以参与集体性的活动为主。活动的内容也更加丰富、复杂。治疗师每天与患者谈话 1～2 次，并继续批阅患者的日记，给予评语。治疗师可以允许患者离开医院进行复杂的实际生活练习，为出院做好准备。患者出院后，为巩固疗效，应定期回医院参加集体心理治疗，继续康复。这段时间，患者仍要每天坚持记日记。日记以每天的活动为基本内容，大原健士郎将其称为"以行动为准则的日记"。

二、门诊式森田疗法

门诊式森田疗法的原理和住院式森田疗法相同，其指导思想都是顺其自然，但在操作方式上不太相同。如果说住院式森田疗法采用的是不询问、不表态的方式，重视来访者的自发行为，是体验性疗法的话，那么门诊式森田疗法则重视语言的作用，主要是针对部分没有条件接受住院治疗但又能较好接受指导的患者。所以门诊式森田疗法重在患者的选择。这也是门诊式森田疗法能否取得效果的关键。一般要首先选择那些对自身痛苦的承受力比较强的患者；其次要评估治疗关系，治疗关系一定要牢固，门诊式森田治疗的时间要远远长于住院式森田治疗，往往需要数个月，只有患者具有良好的依从性，患者和治疗师才能形成有力的治疗同盟，才能确保疗效，这一点不仅对森田疗法，对其他心理治疗方法同样重要；同时，患者对森田疗法原理要比较了解，并对该疗法有一定的信任，患者需要具有治疗积极性和觉悟力，有较强的治疗动机，愿意配合使用森田疗法。

门诊式森田疗法的适应症主要有焦虑症、疑病症、强迫症、恐怖症、自主神经功能紊乱、胃肠神经症及其他类型的神经症（癔症除外）。本疗法适合迫切求医、有治疗愿望的患者。

门诊式森田疗法有以下几个治疗原则。

首先，患者要了解症状的本质，明确自己的感受属于功能性障碍。对于出现的症状，主观上不予排除，不管多么痛苦，都要接受，带着症状去生活、工作、学习，即"保持原状"。只有这样，患者才会自然地把痛苦的注意力转向无意识注意的状态，于是痛苦便在意识中消失或减弱。森田正马指出，凡是自然的，都是真实的；提倡治疗师指导患者不理会自己出现什么思想、情感，也不要在乎正在考虑的问题，优劣、丑美都是没有价值的；只有这样，才能保持人类自然的心态，才能把人的"纯洁的心"导入自觉状态。

其次，治疗师要指导患者面对现实，面对生活。确立以现实为本位的人生观，立足于以现实为主的生活。为了做到这一点，门诊式森田疗法要取得家属的配合。家属不要对患者谈病问病，不要把他们当患者对待，这对于患者早日领悟很有好处。对于患者来说，要从处理身边的事情着手，凡是自己能做的事情，力求自己去完成。这是促使自己行为转向外向的最佳途径。正如森田正马所说的"欲要整心，应先整形"，重要的是行动，一旦进入行动，其心也必然趋向于形，即"外相完整，内相自熟"，这就是以态度影响认识的自我心理调整的道理。

再次，要引导患者不把症状挂在口头上。如果患者经常叙说症状，自然会把注意力固着于症状而出现痛苦。但当他人误解或不太理解时，可允许患者对实际情况加以说明。

在治疗过程中，要让患者读有关森田疗法的书。现已翻译为中文的书有《神经质的实质与治疗》（森田正马著）、《森田心理疗法实践》（高良武久著）、《森田疗法与新森田疗法》（大原浩一、大原健士郎著）、《顺应自然的生存哲学》（冈本常男著）、《克制自我的生活态度》（冈本常男著）等。

在这一疗法的实施中，患者应记日记，定期将日记交给治疗师阅读。治疗师通过点评日记，对患者进行全面分析、指导、帮助。这有益于提高治疗效果。门诊式森田疗法的方法是，治疗师与患者一对一地交谈，疗程的长短因人而异。治疗的关键是帮助患者理解顺应自然的原理，在患者理解治疗要点的条件下，治疗师通过日记指导患者，着重要求患者在生活实践中自觉地去体验。

治疗师与患者一对一地交谈，一般在治疗的初期阶段，每周交谈1～2次，1个月后每两周交谈1次，每次交谈的时间控制在半个小时到1个小时之间。治疗师要引导患者领悟其症状与人格特征的关系，告之症状形成的有关机制，要求患者每天将自己的理解和体验写在日记上。在门诊式森田疗法中，治疗师不能亲自观察患者的日常生活和行为，因此让患者写日记，治疗师可以通过日记对患者进行指导。这是整个治疗的中心环节。治疗师要引导患者领悟其症状与人格特征的关系，告诉患者形成症状的有关机制，然后要求患者将自己的理解和体验写到每天的日记上。治疗师要求患者使用两个日记本，每次复诊时同治疗师交换日记本。治疗师在复诊时，针对患者上次日记中暴露的问题进行批注，在此基础上，对患者进行语言指导，然后提出下一次记日记的要求。与此同时，治疗师让患者阅读有关森田学说的辅导材料。

三、生活发现会

在日本，学习森田理论的生活发现会于 1970 年创办，发起时只有 800 人，现已有会员 8000 多人，集体学习点 150 处。生活发现会的森田理论学习所表现出来的，不是治疗者与被治疗者的关系，而是以神经质患者之间的相互帮助、相互启发为基本特征，并在此基础上开展活动。会员大都有不同程度的神经质症，但能维持正常生活。生活发现会采用集体学习的方法，大致分为地区性集体座谈会和学习会两种方式。

（一）地区性集体座谈会

地区性集体座谈会是以区域为中心学习森田疗法理论的一种学习方式，会员每月出席一次。与会者都有同样的烦恼，大家在此相聚，交流学习森田疗法的心得。在学习的过程中，前辈会员的支持和鼓励能使后辈的烦恼不断地得到克服。之后，恢复健康的会员又把经验传授给新会员，就这样循环往复。

（二）学习会

学习会以系统学习森田疗法理论为目的，每周一次，每次约两小时，三个月为一个阶段。有时也采取集中方式，如四天三夜集中进行。学习内容主要由森田正马和高良武久的森田疗法理论基础的七个单元组成，辅以神经质症概论的讲解。七个学习单元的具体内容为：① 神经质症的本质（为什么会出现神经质症）；② 欲望和焦虑；③ 感情与行动的法则；④ 神经质的性格特征；⑤ 关于"顺应自然"；⑥ 所谓神经质症治愈的实质；⑦ 行动的原则（积极生活态度的要点）。

七个学习单元结束后，为了使学习者将自我观察能力与日常生活的实践活动结合起来，最后需要讲解"神经质症概论"。学习会多在平日夜间、星期日、节假日等时间开展学习。学习会所有的组织活动都是围绕着保障、维持集体学习的正常运行而开展的。经费来自会员的会费。会员们不仅学习理论，而且作为实践活动的重要一环，也参加生活发现会的各种组织工作，这对神经质患者的成长是非常有用的。

第四节　森田疗法的案例

一、强迫症患者的森田治疗案例

（一）病情简介

患者邓某，男性，35 岁，已婚，目前的职业是牙医。患者自诉自己主要担心被狗碰到，每次散步的时候都会不停地左顾右盼，看周围有没有狗出现。一旦发现，患者就会离得远远的，且让自己的家人也要离得远远的，即使这样，每次散步回家后，患者也要不停地检查自己的衣物有没有沾染狗毛，自己腿上是否有被狗咬或者抓过的痕迹，还会让妻子反复地为自己查看。如果发现自己的衣服上有不明原因的污点，患者就会把衣服扔掉。患者开车的时候，要反复观察周边的情况，停车后也要反复看自己的车有没有碰到人，或者车身是否有其他痕迹。自己明知没有发生任何事情，但还是不放心，有时走了一段路后还要返回检查。这对患者的生活、家庭以及工作都造成了明显的影响，患者自己也感觉很痛苦。患者曾在门诊就诊，医生诊断其患有强迫性神经症，并给予抗强迫药物氟伏沙明治疗两个月，但效果不佳。患者本人的治疗动机较为强烈，治疗师和其沟通后，患者住院，进行住院式森田治疗。

（二）个人情况

患者病前个性内向、敏感，好担心，有疑病倾向，缺乏主动，追求完美。患者自小被寄养在别人家中，初中时才知晓自己的身世，常感觉自卑。成年后，患者也和原生家庭有来往，但每次均来去匆匆，不愿和原生家庭的人过多接触，谈话时也总是回避这些内容。

（三）治疗过程

1. 绝对卧床期

治疗师首先向患者说明绝对卧床期的要求，预先告诉患者在卧床时思考什么、感受到什么都没有关系，即使出现令自己不安的思想或症状，也都要顺其自然。治疗师会每日进行短时的查房，了解患者的心身状况。患者在周二下午四时进入治疗室，第一天患者感觉无聊、烦躁，不想看书，也不能静卧，时常在房间走来走去，会反复地检查自己的衣物等。卧床第二天，患者的烦躁消失，也不再为此症状担心，觉得待在这样的环境下很安全，便自然出现一些联想，如病的问题、个人问题、家庭问题等，由于在治疗之前治疗师已经告知患者如果出现联想或烦闷，不要企图去消除或忘掉它，要任其发展，必须静静地卧床忍受。这些联想或烦闷，有时可使患者烦躁不安，但当苦恼达到极点时，其又可在短暂的时间内迅速消失，这是情感自然变化的结果。此阶段，患者的苦恼时有时无，但基本能够保持平静，患者一直持续治疗至第五天。此时，患者回忆感觉自己好像突然摆脱了苦恼，脑子没有以前那么乱了，精神上也受到鼓舞，这时治疗师需要向患者说明所提供的环境及条件的重要性，否则患者想摆脱苦恼是不可能的。第六天，患者因摆脱了痛苦，开始感到无聊，出现想参加积极性活动的愿想，从而形成期望的痛苦。在患者深刻体会没有活动的苦恼之后的第二天起，治疗师让他起床活动，进入第二个治疗期——轻作业期。

2. 轻作业期

此时期，治疗师主要让患者每日整理个人室内卫生，在住院所在地小范围地散步；且督促他开始写日记，治疗师进行日记指导。在日记中，患者谈到在散步的时候还是会关注有没有狗，但自己感觉不像以前那样担心，且回到病房后，检查自己衣物时也没有以前那种强烈的不安。此时，治疗师叮嘱其不要急于求成，只管带着症状顺其自然地进行活动和交流。这样又过了五天，患者感觉自己在医院可以自由地活动，担心、害怕的感觉基本不再出现。故治疗进入下一阶段——重作业期。

3. 重作业期

治疗师安排患者每天上午在病房打扫卫生，下午到田地里干农活，晚上吃完饭还要求患者慢跑 20～30 分钟。此外，治疗师还要求患者看关于森田治疗的书籍并进行日记记录。患者在日记中记录自己每天干活很累，特别是打扫卫生时担心自己被"传染"，干农活时担心自己的皮肤被划伤等。每天回到病房后，由于疲劳，患者常常在阅读的时候感觉困倦，有一次没有洗澡就睡了。次日患者感觉自己并没有经历什么危险，因此感觉心里很踏实，觉得自己的担心减少了很多，对生活也充满了信心。重作业期持续 10 天后，患者进入回归社会生活的准备期。

4. 生活准备期

治疗师允许患者离开医院，回家从事自己的工作，和家人一起生活，但每天晚上患者要回病房，并写日记记录自己的生活和感受，治疗师和其一起探讨交流。患者谈了自己的治疗感受，说自己一开始的时候总是会被症状折磨，无法摆脱，将所有的注意力全部集中在担心出现各种状况上，感觉生活时时处处都有危险，脑子绷得很紧。后来，在极度疲劳的情况下，自己的思维好像瞬间停顿了，注意力也不再固着于以前的问题，逐渐能感受其他生活中的美好，心情也越来越放松。现在，患者感觉自己又恢复了精力，重拾了信心。生活准备期持续一周后，患者出院，此后每周前来复诊，和治疗师一起交流日记的内容，治疗师进行评价指导。患者两个月后结束治疗，重新回归社会，能正常生活和工作。

（四）治疗体会

强迫症患者症状的产生原因很复杂，有神经易感性以及神经递质紊乱等方面的原因；也与其童年的生活经历、触发性的生活事件以及个性特征等相关。患者邓某的症状可能与其童年被原生家庭遗弃导致其内心一直自卑有关。过度的自卑以及特殊的生活经历导致他逐渐形成谨小慎微的性格，由于内心缺乏安全感，他在行为上就表现得过度补偿，最终导致强迫症状的产生。在森田治疗过程中，治疗师并没有给患者过多的分析，但他经过这一系列的体验，自己就认识到自己内心深处最害怕的就是发生危险，而这一切的根源就在于自己安全感的缺乏；自己对于原生家庭的拒绝也只是自己的伪装和自我保护，他在内心深处其实非常渴望获得亲生父母的关爱。

强迫症患者是自己在和自己较劲，不放过他人，也不能放过自己。强迫症患者因为受到强迫症状的困扰，注意力、思维出现固着，往往会跟着感觉走，结果却是越陷越深。森田治疗恰恰能为患者提供一个中断思考的机会。破而后立，让患者能够摆脱症状的束缚，破茧重生，同时能让患者有机会去面对自己内心压抑和回避的问题，感受到最糟糕也不过如此，从而帮助患者打破思维模式的牢笼。

二、运用森田疗法克服疾病恐怖的案例

以下内容为患者的自述。

　　"幼儿时期，我在过于溺爱的环境中长大，九岁时，我患了胸膜炎，加上这时候父亲去世，面对环境的突然变化，我在惶恐不安中成长起来。

"结婚之后，我生了两个小孩，那时候我考虑的是，在孩子没有成人时，我绝对不能死。可是，当次子的养育不再需要我过多费心的时候，我却开始陷入了疾病恐怖。接着，为了逃避它，我尽量把时间花在与疾病无关的事情上，由于精神交互作用的关系，我越这样做，疾病恐怖就越严重。对于这一点，我自己也很清楚。于是我在与疾病无关的事情上下工夫，在改变自己的操心、焦虑的性格方面也做了不少努力。

"1972年，我在《朝日新闻》上了解到森田疗法与生活发现会，于是在1976年1月加入了该会。在入会前四年的徘徊中，我自己一个人不管怎么样努力都解决不了问题。入会以来，我首先感觉到的是，与能理解我的好朋友在一起时我能安心，然后我和朋友们一起发起了地区性集体座谈会，使大家产生朋友意识、集体意识，亲身体验其好处。幸运的是，我遇到了河野基树先生，他给了我不少帮助。集体座谈会是每月一次，我反复学习森田理论，将其理论应用到自己的实际生活中。例如，我在实际生活中，加深了对森田理论中感情和行动机制、情绪本位和目的本位、精神交互作用和拮抗作用等的认识和理解，从而认识到在疾病恐怖的背后，有一种欲望，即想走一条既能顺应社会，又能被承认的生活道路，于是我参照着自己本来的愿望，循序渐进地将生活的范围放宽。入会时，我还是家庭主妇，十年后，富有生活气息的感情比重增加了。十六年后，我已成了精通和服穿法的能手了。我从森田疗法中学到了很多知识，特别是协调自我与社会的关系，并认识到人生是一个有种种分歧点的连续过程。在这些分歧点上，我用森田疗法的思想去应对，感激的情绪和畏惧的情绪都流露得很自然。今后，我也想与好朋友们在一起，在不断学习森田疗法的过程中完善自己的人生。"

第十一章

艺术治疗理论和技术

从古至今，每个人都在用艺术治疗自己，通过找到内心喜欢的艺术媒介，比如绘画、舞蹈、写作、音乐、烹饪、园艺等方式，探索我们的内心及外部世界。

随着艺术治疗的职业化发展，艺术疗法成为一种治疗方法，各个国家的艺术治疗师都为其做出了定义。一些人认为，艺术本身是治疗过程的主角，而另一些人认为，患者与治疗师的关系才是最关键的因素。编者认为，二者同等重要，艺术疗法的成效取决于患者，以及艺术、治疗师和患者三者的合作情况。

在艺术治疗案例中，既有成功，也有失败。有时患者利用艺术创作来克服见面时的尴尬，因为他们在进行艺术创作的时候能够更自如地交谈。但有时患者也会因为艺术而更加封闭、保守。有时艺术充满了创意、意义和象征性。患者创作的图形可能源于交谈中又或是书面交流的想法。在艺术疗法中，患者创作出来的图画值得我们去探索和玩味。

艺术疗法是一种心理治疗方法，通过当事人的艺术创作来探究和减缓那些引起忧伤情绪的思维过程和矛盾。

在每个人的内心深处，都住着一个艺术家和一个治疗师。人通过创作和分享艺术作品，发掘内在的创造性能量，就能释放压力和恐惧，开启创造和爱的力量，帮助我们真正了解自己。接下来，本章将介绍音乐、绘画、舞蹈这三种使用得比较频繁的艺术治疗方式。

第一节 音乐治疗

一、什么是音乐治疗

现代的音乐治疗最初起源于美国，音乐治疗 1944 年在美国密歇根州立大学正式成为一个学科。之后，音乐治疗再由美国延伸至世界各国和地区，现在音乐治疗已成为一门成熟完整的边缘学科，确立的临床治疗方法多达上百种，并形成了众多的理论流派。

美国音乐治疗协会对音乐治疗的定义是：音乐治疗是临床的和基于证据的，使用音乐干预来完成治疗关系中的个体化目标，由专业的音乐治疗师进行。我国多数学者比较支持美国学者布鲁西亚（K. Bruscia）的说法：音乐治疗是一个系统的干预过程，在这个过程中，治疗师利用音乐体验的各种形式，以及在治疗过程中发展起来的治疗关系，帮助被治疗者达到恢复健康的目的。简单地说，音乐治疗就是运用一切音乐活动的各种形式，包括听、唱、演奏、律动等各种手段，对人进行刺激与催眠，并有声音激发人的身体反应，使人达到恢复健康的目的。

在中国，我们认为音乐治疗属于应用心理学的范畴，是涉及面广阔的一门独立学科。高天在《音乐治疗导论》中对布鲁西亚的音乐治疗定义做了全面细致的阐释。该定义强调以下三点。

第一，音乐治疗是一个科学的系统的治疗过程，这一过程包括各种不同方法和流派理论的应用，而不是像有的人误解的那样，以为音乐治疗只是一种简单单一的疗法。音乐治疗也不是随机的、孤立的干预过程，而是严密的、科学的系统干预过程，这一过程包括评估、治疗计划的建立与实施、长短期治疗、疗效的评价等。

第二，音乐治疗将一切与音乐有关的活动形式作为手段，如听、唱、演奏、音乐创作等，而不是只听听音乐。

第三，音乐治疗过程必须包括音乐、被治疗者和经过专门训练的音乐治疗师这三个因素。

王旭东在《娱乐疗法》等著作中，总结了西方音乐治疗学的概念和实践，认为音乐治疗包括三种不同的方式：临床方式、娱乐方式、教育方式。

基于以上中国学者提出的理论观点，我们将音乐治疗定义为：音乐治疗是以音乐的实用性功能为基础，按照系统的治疗程序，应用音乐或将音乐相关体验作为手段，来治疗疾病或促进身心健康的方法。不少科学研究成果也证明了音乐治疗不仅具有心理效应，而且具有明显的生理作用，如音乐胎教等。

二、音乐治疗的发展

（一）音乐治疗在中国的发展

古代文献一般追溯到黄帝时期，现代考古追溯到了更早的时期。1986—1987 年，在河南省舞阳县贾湖村新石器遗址发掘出了随葬的至少 16 支骨笛，根据碳 14 测定，这些骨笛距今已有 8000～9000 年之久。这证明当时的音乐已发展到了相当高的程度，远远超出人们的想象。除骨笛外，新石器时期的乐器还有骨哨、埙、陶钟、磬、鼓等。

中国的医学经典著作《黄帝内经》两千年前就提出了"五音疗疾"，成为我国古代音乐治疗最早的理论基础。古人的音乐疗法是根据宫、商、角、徵、羽五种民族调式音乐的特性与五脏五行的关系来选择曲目，进行治疗。如宫调式乐曲，风格悠扬沉静、淳厚庄重，有如"土"般宽厚结实，可入脾；商调式乐曲，风格高亢悲壮、铿锵雄伟，具有"金"之特性，可入肺，葬礼中使用的就是商调式音乐，悲哀沉重；角调式乐曲形成了大地回春、生机盎然的旋律，曲调亲切爽朗，具有"木"之特性，可入肝；徵调式乐曲，旋律热烈欢快、活泼轻松、情绪欢畅，具有"火"之特性，可入心；羽调式音乐，风格清纯，凄切哀怨，苍凉柔润，如行云流水，具有"水"之特性，可入肾。

商代尊事鬼神、崇尚乐舞，祭祀等巫术活动是伴有隆重的乐舞的，商人以音乐与神鬼对话，是认认真真唱给神鬼听的，乐舞成为人神沟通的重要手段。商代的乐器有钟和磬等。春秋中晚期的楚国编钟一套十三枚，备有完整的十二律，最有名的曾侯乙编钟，从钟的音列和铭文中体现出当时音乐交流真实存在。春秋时期的思想家管子在《内业》中说："去忧莫若乐。"西周的雅乐是被后来的儒家奉为典范的"六代之乐"，《乐记》中记载："乐至而无怨，乐行而伦清，耳目聪明，血气平和，天下皆宁。"

汉代以来，西域歌曲随着丝绸之路传入内陆，起到了促进人际交流的作用。隋唐以后，音乐开始从王公贵族走向庶民社会。音乐反映了人们的精神生活，旧有的琵琶、筝、笛、笙、箫等乐器得到了发展。明清时期，说唱和戏曲成为音乐最重要的两大体裁。到了近现代，在五四运动和新文化运动的影响下，兴起了传播西洋音乐、改进国乐的音乐活动，并建立了一些音乐社团，开展专业的音乐教育。

1980年，刘邦瑞在中央音乐学院讲授音乐治疗学课程。1984年，北京大学的张伯源等人发表了《音乐的身心反应研究》实验报告。1987年，高天等翻译了朱丽叶·阿尔文的《音乐治疗学》。1994年，普凯元出版专著《音乐治疗》。1995年，何化均、卢廷柱出版专著《音乐疗法》。1989年，音乐治疗学会成立，有200多家医院建立了音乐治疗室，但是大部分医院只是采用为病人播放音乐的形式。1996年，中央音乐学院成立了音乐治疗研究中心，并且开始培养研究生和本科生，按照美国音乐治疗协会的要求和标准开设课程，培养合格的音乐治疗师。

（二）音乐治疗在西方的发展

在西方，古埃及有"音乐为人类灵魂妙药"的记载，古希腊罗马的历史著作也曾有过类似记述。《圣经·旧约》上就曾记载扫罗王召大卫鼓琴驱魔（其实是精神不宁）的故事。古希腊神话中，阿波罗象征医疗之神，掌管音乐和医疗，古希腊人认为，音乐可以影响人的情绪并且改善人的思想和个性。到了19世纪中期，音乐疗法曾在欧洲一度风行，奥地利医生利希滕塔尔（Peter Lichtenthal）在 1807 年写了《音乐医生》。

到了第二次世界大战期间，由于音乐治疗精神疾病伤员的疗效显著，音乐治疗被广泛传播。现代的音乐治疗起源于美国。19 世纪，美国盲人学校开始开设音乐课程。纽约州州立医院聘请音乐家为医院的病人表演。20 世纪，医院有大量为第一次世界大战和第二次世界大战归来的老兵设计的音乐治疗项目，治疗师艾娃·维萨留斯（Eva Vescelius）认为，音乐治疗的目的是让病人从不协调的情感反应回到协调的情感反应。玛格丽特·安德顿（Margaret Anderton）最先开始在大学开设音乐治疗课程。伯迪克（William P. Burdick）和埃斯特·盖特伍德（Esther Gatewood）提倡在手术室和病房用音乐缓解病人的疼痛，改善病人的情绪。之后音乐治疗也被用在外科和儿童病房，并且人们在监狱中发展音乐治疗。塞尔·格斯顿（Thayer Gaston）被称为"音乐治疗之父"。他作为堪萨斯大学音乐教育系的系主任，在 20 世纪 40 年代至 60 年代一直支持音乐治疗。他在堪萨斯州首府托皮卡市摩门教诊所从事精神障碍的治疗。他在美国建立了第一个实习医生培训站。格斯顿在美国堪萨斯大学创办了第一个研究生音乐治疗项目。

1950 年，世界上第一个音乐治疗学的国家协会在美国成立了，该协会致力于推广音乐疗法，并出版论文集及期刊。1971 年，布鲁西亚等音乐治疗师成立了美国音乐治疗协会，关注音乐治疗在心理治疗领域中的应用。之后，这两个协会合并成为美国音乐治疗协会。在美国，有 80 多所大学设有音乐治疗专业，培养学士、硕士和博士。有大约 4000 多位国家注册音乐治疗师在精神病医院、综合医院、儿童医院、特殊教育学校和各种心理诊所工作。西方各国也纷纷成立这类组织，并开展国际性的专业交流活动。至此，音乐疗法已发展为一种专门疗法。从 20 世纪 70 年代开始，音乐治疗传入亚洲。日本较大的医院都有专门的音乐治疗师。在日本，生物音乐学会由大约 1000 名医生、护士、音乐家和心理学家组成。

三、音乐治疗的基本原理

音乐治疗师对音乐的本质做了以下基本假设。

音乐是一种通用媒介。世界各地都可以发现其中的节奏、音高、音色和旋律等元素。音乐治疗师通过这一假设认为我们和音乐存在联系，音乐是我们表达自我的一部分。

音乐的广义定义为：有声，通过乐器或者力学发出的有节奏、旋律、和弦的声音。在音乐疗法中，治疗课程中的声音可能包括：人类原始的声音或者婴儿的哭声；由声音编成的精巧乐曲；物体发出的功能性声音；由体感振动床发出的电子类声音。

音乐治疗师能用特定的音乐达到积极的效果，梅塞德斯·帕夫利切维奇（Mercedes Pavlicevic）认为，正如人们所知的，在音乐疗法中，重要的并不是创作（或演奏）好听的音乐——这一点很难得到音乐家的理解；作为音乐家，想要诠释韵律和节奏，这是很容易理解的；但是在临床即兴创作中，我们却不能顾及这些——虽然那也是音乐，但在我们看来，它背弃了我们；在音乐疗法中，我们需要在节奏点上制造声音，去配合对方"正在"演奏的任何东西；这（做法）不一定"符合"所有的音乐惯例——不论是在任何文化中。

心理、神经和身体对音乐的反应不会受到疾病或损伤的影响。阿尔德里奇（David Aldridge）和戴尔·E. 布莱德森（Dale E. Bredesen）指出，患有阿尔兹海默症的来访者对音乐有所回应是一个重要现象；认知能力退化表现为语言退化，音乐能力却似乎得到了保留；这也许是因为在语言发展过程中，其基石是音乐性的，先于语义和词汇功能而存在。来访者非常紧张、生气或者愤怒时，音乐就能够作为交流的形式。音乐也适用于由于器官或者心理原因无法发声的来访者。

音乐作为表达媒介出现在语言产生之前。特里沃森（Trevarthen）和马洛赫（Malloch）的研究表明，父母和婴儿之间最早期的交流并不是依靠语言产生意义的，而是通过表达性的声音，或者婴儿的面部表情和动作的配合来完成。

自由的音乐表达为人全面表现、表达自我提供了一种无须言语和表达媒介的交流方式。保罗·诺道夫（Paul Nordoff）和克莱夫·罗宾斯（Clive Robbins）指出，儿童通过他们对即兴演奏和音乐的回应描绘出了一幅自己的音乐自画像，每个儿童都是与众不同的；显然，个人病理学、个性和他展现的音乐自画像之间一定存在直接联系；每个案例中儿童对音乐的反应都可以呈现出他当时的心理状况。

无论是事先准备好的演奏还是即兴演奏，都会在音乐经历中激起广泛的感受和情感。特里沃森和马洛赫指出，一个人制造出任何音乐性声音——即兴演奏的，凭记忆重新演奏的，根据乐谱演奏的，或者在治疗中的回应——都具有表达目的，都是能够交流的；实际上，创作音乐是一种主体间性行为，是一种能够直接提供个人动机信息和行为的方式；通过这一行为，动作之外或体验之外的隐含意义能够被人理解。

四、音乐治疗的生理心理学作用机制

音乐刺激能影响大脑某些递质如乙酰胆碱和去甲肾上腺素的释放，从而改善大脑皮层功能。音乐能直接作用于下丘脑和边缘系统等人脑主管情绪的中枢，能对人的情绪进行双向调节，所以也就能帮助治疗某些心身疾病。大脑听觉中枢与痛觉中枢都在大脑颞叶，音乐刺激听觉中枢，对疼痛有交互抑制的作用，同时音乐还能提高垂体脑啡肽的浓度，而脑啡肽能抑制疼痛，所以音乐有镇痛作用。音乐能协调大脑左右半球，促进人的智力发展，所以常被应用于儿童的早期智力开发。音乐能改善智力障碍儿童的能力，所以音乐被广泛地应用于特殊教育。心理学研究显示，情感培养对人格成长至关重要，而音乐包容了人的情感的各个方面，所以能有效地塑造人格，音乐能超越意识直接作用于潜意识，因而在心理治疗中有特殊功效，音乐活动是相对有序的行为，有助于协调身心及建立和谐的人际关系，因此被广泛应用于行为治疗。

五、音乐治疗的方法和技术

音乐治疗是用听、唱、演奏、创作、律动、其他艺术形式等，使被治疗者达到恢复健康的目的。那么音乐治疗具体是如何实施的？我们又能从中获得何种体验呢？

音乐治疗方法可分为接受式、再创造式、即兴式。其中，接受式音乐治疗的方法包括聆听、歌曲讨论等诸多方法。再创造式音乐治疗则包括歌曲创作、乐曲创作、音乐心理剧等。即兴式音乐治疗则包括器乐即兴、口头即兴等方法。

（一）治疗框架

治疗框架是治疗的基础，为来访者提供安全感。音乐治疗的疗程一般为1~2个月，也有以3个月为1个疗程，每周5~6次，每次1~2小时。音乐治疗要在环境安静、来访者不被打扰、光线柔和安全的治疗室进行。在治疗临近结束时，治疗师和来访者需要留出几次或者几周的时间告别，以反思音乐治疗的过程为主。

（二）音乐治疗的实施方法

接受式音乐治疗的方法是利用声音和音乐情绪的各种形式，以及不同的聆听方式，达到治疗的目的。首先，治疗师评估来访者的年龄、个性特征、文化程度以及精神和心理状态，然后选取适合来访者的音乐。准备好后，来访者闭上眼睛放松，开始聆听音乐，在听音乐的过程中，来访者可以想象美好的画面或展开自由联想，音量以 60 分贝以下为宜，来访者每天听 2 次，每次 20～30 分钟。聆听后，治疗师和来访者讨论歌词的含义，探讨想象的内容和意义，促进来访者小组或个人的语言和情感交流。治疗师深入分析来访者深层心理需要和问题，提高来访者的创造力。治疗师还要及时进行评价，即观察聆听者的表情变化，记录并比较来访者聆听音乐前后的生理和心理变化，并根据结果拟定下次的治疗方案。接受式音乐治疗的方法还包括音乐回忆、音乐肌肉放松训练、音乐精神减压放松、音乐催眠等（音乐生物反馈、音乐系统脱敏）。音乐治疗是在特定的环境气氛和特定的乐曲旋律、节奏中，使来访者在心理上产生自我调节作用，从而达到治疗的目的。

在再创造式音乐治疗中，来访者参与各种音乐活动，来访者不需要具备任何音乐技能，演唱或演奏的音乐是否好听并不重要，重要的是参与音乐活动的过程。

即兴式音乐治疗是带有特殊治疗意义和目的的音乐即兴演奏，促使回应和交流的产生。音乐治疗师精心挑选各种乐器，来访者就算是没有任何音乐知识或技能也能演奏，治疗师和来访者都能自由地加入音乐演奏。治疗师可以使用自己的乐器，如钢琴、吉他等，来访者还可以携带自己的乐器。

（三）音乐治疗的主要学派

1. 诺道夫-罗宾斯音乐治疗法

英国音乐治疗师保罗·诺道夫和克莱夫·罗宾斯提出，音乐能够触及儿童的感情生活。诺道夫-罗宾斯音乐治疗法是音乐疗法的五大国际实践模式之一。在治疗最初，每位儿童被单独带入音乐室，用铜钹、手鼓或鸣钟等简单的敲打乐器来表达情绪。当罗宾斯鼓励儿童参与的时候，诺道夫就会用钢琴演奏，并配上自己的声音来对儿童演奏的音乐进行回应。诺道夫说："我们会跟上孩子的节拍，无论孩子怎样敲打乐器，我们都能感受到他可能会发出的声音，尖叫也好，尖叫着哭泣也好。然后，我们会在音乐中反馈给他，这样他就对自己习惯性做的事情有了新看法。然后，自然而然地，我们的目的就达到了，孩子们对我们说：'这是我，这就是我，我只能这样做。'。"

2. 分析性音乐治疗法

分析性音乐疗法包括谈话和音乐。音乐治疗师会和来访者讨论关注点，然后向来访者建议一个自我演奏的主题，或者向来访者推荐一个与讨论内容有联系的主题。

3. 奥尔夫音乐治疗法

奥尔夫音乐治疗法由德国音乐治疗师卡尔·奥尔夫（Carl Orff）在1926年提出，主要针对儿童音乐教育。该疗法会运用由非洲木琴发展而来的整套打击乐器，在奥地利、美国和加拿大的儿童音乐教育中得到广泛应用。教师作为引导者，把孩子安排在一个他可以胜任的演奏位置，孩子以说话、歌唱、乐器演奏或舞蹈的形式参与合奏。奥尔夫认为，像原始部落文化中的音乐一样，课堂中的音乐不应该严格按照乐谱演奏，而应该是一个在即兴中不断变化的过程。

4. 柯达依音乐治疗法

柯达依音乐治疗法由匈牙利音乐治疗师柯达依（Kodaly Zoltan）提出，强调音乐学习应该从生命的早期就通过直接的体验和接触来开始。他认为，学校的音乐教育不应该是痛苦的折磨，而应该是儿童的享乐，要为他们灌输对音乐的渴望，这种渴望应该持续一生。教师选择简单可重复的音乐，通过音乐活动或游戏让儿童积极参与，然后提出一些特定的问题，来引发儿童发现旋律和节奏方面出现的新的因素。之后教师强化歌曲中的新的音乐因素，让儿童通过乐谱、节奏和视唱练耳来学习唱谱，最后让儿童试唱新的歌曲乐谱，在头脑中内化和记忆。

5. 达尔克罗兹音乐治疗法

达尔克罗兹音乐治疗法由瑞士音乐治疗师达尔克罗兹（Emile Jaques-Dalcroze）提出，被称为"音乐律动操"，包括视唱练耳、即兴演奏和律动操，形成了一个完整和平衡的音乐教学体系。达尔克罗兹认为，音乐教育是为每一个儿童提供的，而不是为少数有音乐潜能的儿童设计的，强调以儿童为中心的学习。

6. 音乐引导想象治疗法

音乐引导想象治疗法由美国音乐治疗师邦尼（Helen Bonny）提出，指以音乐为中心，对意识进行探索，用特定排列组合的古典音乐来持续地刺激和保持内心体验的动力的一种方法。其理论部分来自人本心理学和超个人心理学，强调个体的自我意识和音乐对自我发展的影响。治疗过程分为预备性会谈、诱导（放松和注意力的集中）、音乐聆听和后期整合四个阶段。在放松训练之后，治疗师为来访者描绘一个开放式的想象的情景，然后播放预先选择好的音乐（专门用于治疗的包含各种情绪特点的西方古典管弦音乐的系列组合），来访者在聆听音乐的同时，向治疗师讲述自己联想到的内容，治疗师要保持和来访者的沟通。最后，治疗师和来访者一起回顾音乐联想的体验，探讨联想和现实生活的联系，帮助来访者关注自我的内部体验，促进情绪体验，促进潜意识表达，增强自我认识，以达到治疗的目的。

7. 行为学派的音乐治疗法

美国音乐治疗之父塞尔·格斯顿提出，可以在音乐治疗干预中科学地运用行为主义治疗原则。季伦德（Gilliand）认为，人类对音乐刺激的反应是条件反射。希尔斯（Sears）提出对行为进行客观分类的模式，促进了对音乐治疗功能的理论性理解。萨伍特（Thaut）提出，音乐影响情感和情绪的方法可以与传统认知-行为治疗相结合。塞尔姆（Selm）提出了音乐治疗的认知-行为治疗模式，通过放松训练和自我调节技术（例如生物反馈）来对不良的躯体反应和情绪进行脱敏的方法。行为学派的音乐治疗法在医院和医疗机构中被广泛使用。治疗方法包括确定、改变、计算和观察行为四个步骤。

此外，音乐治疗还包括神经学音乐治疗法、生物医学音乐治疗法、保健音乐治疗法、发展音乐治疗法、音乐治疗和沟通分析法、完形音乐治疗法等治疗方式。世界各国和地区在不断发展和完善音乐治疗的过程中产生了不同的学派。人们在进行了不同的音乐治疗方式的探索后，把音乐治疗运用到教育、心理治疗和医学治疗等领域。

六、音乐治疗的应用和案例分析

现如今，音乐治疗主要应用在艾滋病、虐待与性虐待救助、监狱、脑部损伤、听力障碍、语言障碍、学习障碍、智力缺陷、分娩、早产儿、外科手术、精神病、神经损伤、老年痴呆、脑中风后遗症、儿童心理治疗、临终关怀、青少年犯罪、戒毒/酒、哮喘、舞台表演紧张、家庭治疗、心理治疗、视力损伤、沟通障碍或损伤、自闭症、情感障碍、严重的多种残疾的人群，还包括医院治疗者、接受身体康复项目者、老年人以及要达到身心健康的普通人群等。

蕾切尔·达恩利-斯密斯治疗苏珊的案例呈现了音乐治疗的过程。

蕾切尔原本在一家治疗有精神问题老人的医院工作。就在音乐治疗的房间里，音乐治疗师蕾切尔和苏珊第一次见面。苏珊正处在痴呆症的早期。蕾切尔为苏珊展示了所有的乐器，并请她随便转转，然后尝试一下有兴趣的乐器。一开始，苏珊只是看着乐器，偶尔拿起个别乐器细看。之后，苏珊在立着的一面小鼓前坐下，抽了一根鼓棒，敲出了柔和的声音。蕾切尔挑了一面气鼓，敲了一个相似的音符作为回应。苏珊略带惊奇地看了一眼治疗师，愣了一下，之后又敲了另一个音符。蕾切尔等了一会儿。沉默里有一丝紧张的气息。作为回应，蕾切尔又敲了起来，并保持同一个音调。苏珊很快又敲了起来，蕾切尔又给予回应。苏珊模仿着蕾切尔的声音，又隔了一会儿，她们就一起演奏起来。

这个案例中，治疗师蕾切尔就采用了即兴式音乐治疗。即兴式音乐治疗的目标是让自发性的声音或音乐元素成为治疗师和来访者交流、表达、回应的方式。在一个安全稳定的环境里，双方建立相互信任的关系，来访者用在场的乐器演奏，治疗师在一边聆听，用乐器给予回应。治疗师不需要预先准备任何演奏材料，而是观察当他们和来访者一起演奏或唱歌时，自己和来访者之间产生的音乐是怎样的，重要的是此时此刻。

第二节 绘画治疗

一、什么是绘画治疗

绘画治疗是表达性艺术治疗的方法之一，可用于心理疏导和治疗。绘画者在绘画的创作过程中，通过绘画工具，将潜意识内压抑的感情与冲突呈现出来，并且在绘画的过程中获得情绪纾解与满足，最终达到诊断与治疗的效果。

人类是先创造图画再创造文字的，幼儿也是先会画图，然后再学习文字的，图画传递出的信息比语言更丰富。对于爱或恨的感觉，经受创伤、沮丧的感受，人们可能很难找到恰当的词描述这些情感。而有些经历和情感状态是无法用语言来表达的。特别是有一些困境与幼儿时期的生活相关，那个时期我们能够感知世界，但不具备语言表达的能力。在这种情形下，艺术疗法提供了一种克服挫败感、恐惧和孤独的方法，我们可以通过绘画将这些相关经历呈现出来，并被他人理解。

二、绘画治疗的发展

（一）绘画艺术对历史发展的影响

绘画艺术疗法的起源可以追溯到史前时期，原始艺术起源于原始巫术，而原始巫术根植于原始人万物有灵的世界观。巫术认为，狩猎之前，在洞穴中画什么，人们就会在狩猎中获得什么。4.5 万年前的印度尼西亚苏拉威西野猪壁画，是迄今为止发现的世界上最早的洞穴壁画。3.5 万年前的西班牙阿尔塔米拉洞穴是人们发现史前绘画的原始洞穴（见图 11-1）。1.7 万年前，原始人在法国西南部多尔多涅省附近的拉斯科岩洞内壁上涂抹作画，拉斯科洞窟崖壁画给人的印象是线条粗犷、气势磅礴、动态强烈，与西班牙阿尔塔米拉洞穴的静态绘画恰好形成对比。拉斯科洞窟崖壁画的画面已经初显构图意识，符号也被大量使用。人们用图像和物品，来影响或赋予自己的经历以意义，并表达出来，这些古老的宗教仪式和治疗方法为绘画治疗的最终出现提供了深厚的文化背景。19 世纪后半叶，发生了一些涉及艺术本质和作用的根本性的变革，对绘画治疗产生了深远的影响。

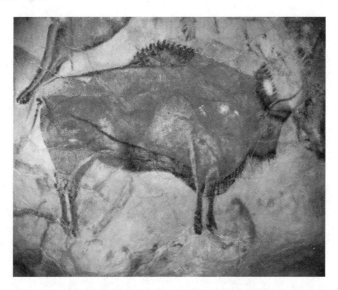

图 11-1　西班牙阿尔塔米拉洞穴的绘画

　　浪漫主义时期，绘画关注主观性和自我表达。19 世纪浪漫主义画作的一个重要主题是世界和灵魂的互动作用，以及寻找那些能够表达各种心理状态的、存在于自然界的、意识控制以外或者意识之下的图形。浪漫主义推崇极端、强烈的情感状态，例如弗塞利、戈雅、杰里柯、梵·高和爱德华·蒙克的画作。之后出现的表现主义者对绘画疗法产生了极其广泛的影响，绘画疗法不再记录客观现实，而是强调原创性和自我表达，通过画笔描边、形状、颜色和材质，用大量的视觉语言交流情感状态、表达自我意识。

　　有些艺术形式不被人们熟知，朝着医学方向和艺术方向发展，其中一位很重要的人物是德国精神病学家和艺术史学家汉斯·普林茨霍恩（Hans Prinzhorn）。

（二）绘画分析对心理治疗的影响

1922年，普林茨霍恩出版了《精神病人的艺术表现》一书。在书中，他呈现了很多精神病人的画作，并讨论其艺术水平。黛安·沃勒（Diane Waller）评价道，20世纪50年代画展上展出的精神病人画作影响了很多艺术治疗师。

超现实主义是20世纪最具有影响力的艺术形式之一，其核心就是弗洛伊德的自由联想概念。在绘画治疗中，自由联想和纯粹的无意识自动作用都强调了无意识作画的重要性。无意识自动作用在安德烈·梅森（Andre Masson）的画作和马科斯·恩斯特（Max Ernst）的拓印画及拼贴画中有较好的体现。

德国精神病学家弗里兹·摩尔（Fritz Mohr）设计了一种实验程序，用于研究精神病患者的绘画，通过研究患者模仿简笔画、画出随机想到的事物和把没有画完的画补充完整，试图将这些绘画与神经功能障碍的具体类型关联起来。摩尔设计了许多心理测试，有些到今天还在使用。1926年，弗洛伊斯·古德纳芙（Florence Goodenough）提出"画人测验"，把绘画作为智力测量的工具，评价指标包括画出人物形象的细节数量、身体各部分比例的正确性、线条流畅性、动作协调性等，通过综合评价来确定儿童的智力发展水平。随后，哈里斯（Harris）进一步发展了古德纳芙的研究，他提出，绘画是认知成熟的指标，并且修订了评分标准，把儿童绘画分为三个阶段：初始阶段，儿童主要画有一定形状和特征的斑点；第二阶段，儿童开始模仿和复制，绘画中出现个体差异和人物的细节；第三阶段，展现美感和愉悦。巴克（John Buck）和哈默在20世纪40年代和60年代提出了房子-树-人（House-Tree-Person，HTP）绘画投射测验，巴克在美国《临床心理学》杂志上系统论述了HTP测验，后被许多国家引进并加以推广应用。凯伦·麦克伏（Karen Machover）在1949年出版了《人物画的人格投射作用》一书，探讨了人物画与人格特质、人物画与心理病理学方面的问题。1970年，罗伯特·伯恩斯（Burns）和哈弗德·卡夫曼（Kaufman）出版了《家庭动力绘画》一书，指导儿童进行一种家庭动力绘画，要求绘画者表现全家人一起做什么事情，从中可以得到家庭成员之间互动的信息。普洛特（Prout）和菲利浦（Phillips）提出"学校动态图"，要求学生画出"我和学校里的人，在学校里做什么"，用以了解学生在校情况。1982年，沙堡（Sarbaugh）对学校动态图进一步深入研究。

在英国，精神病学家将绘画用于研究和诊断。爱德华·亚当森（Adamson Edward）被称为艺术治疗之父。亚当森在圣奥尔本斯参与创办了英国第一个艺术疗法培训课程。亚当森的藏品超过5000件，都是患者创作的油画、素描、雕塑和陶器。这些藏品现由伦敦南部的兰贝斯医院保管。1946年，亚当森提出，对于患者，要激励和接纳，不要训教或者分析患者，一定要观察患者，千万不要碰患者的作品。他的不干预方式深刻影响了后来的许多艺术治疗师，他坚信创造力具有与生俱来的治愈能力。

很多杰出的精神分析学家（例如荣格、克莱因、温尼科特、米勒等）都认为绘画在临床工作中发挥着重要的作用。

早期绘画治疗师主要在做绘画教育的工作，自20世纪60年代开始，他们受雇于医院和诊所，随着大型精神病医院逐渐萎缩，绘画治疗师走进社区和其他服务场所，他们工作的专业化程度越来越高。1973年，莱恩（Rhyne）将完形治疗运用在正常人的团体辅导中。南姆伯格（Naumberg）把绘画视为无意识显现的一种途径，人们在绘画中表达他们的内心冲突。克雷默（Kramer）认为，创造性艺术过程本身就有治愈特性，绘画这种创造性的工作激活了某些心理过程。而在20世纪晚期，罗杰斯以来访者为中心的治疗方式也深深地影响了绘画治疗的发展，绘画治疗的环境、治疗师与患者之间的关系也越来越重要。从儿童到大众，从研究到临床，绘画分析和心理治疗已经基本形成了完整的体系，并且越来越多地被运用在心理学各个领域的研究和实践中，如精神科、心理诊所、特殊教育、员工心理援助（EAP）等方面。

三、绘画治疗的基本原理

（一）绘画与内心世界

弗洛伊德认为，神经症和睡梦中的无意识精神过程与创作艺术作品（包括凝缩、转移和象征作用）异曲同工。弗洛伊德认为，我们的内心生活由感觉、思想和超越意识的冲动决定，这种冲动可能通过象征的形式展现出来。他把艺术看作一个梦或者一种症状，以象征手法表现了艺术家神经质的、矛盾的内心世界。弗洛伊德认为艺术是生活的升华，能部分驯化人类自身的野蛮性，艺术家所做的工作对人们来说是具有整合性和修正性的。

卡尔·荣格是瑞士精神病学家，荣格常常鼓励患者画素描或者油画，将图画作为分析的一部分。荣格并不诠释患者作画的心理意义，而是用积极想象的方法，鼓励患者与之和谐相处，让故事展现出来并有所发展，在适当的时机显现出它的目的。荣格进一步强调该方法的治疗价值，他认为在通常情况下，在理性无计可施的时候，双手常常知道如何解决谜团。荣格对象征的理解是，真正的象征物应该被理解为直觉想法，直觉想法不可能用其他更好的方式表达出来。荣格认为象征具有超越功能，只有凭借象征形式，从一种心理态度或情形转变到另一种态度或情形才得以实现。荣格认为曼陀罗是表达一种自我和整体的原型象征，将曼陀罗作为一种治疗工具，相信创作曼陀罗能帮助患者将无意识变为有意识。麦克拉根（Maclagan）评论说：绘画治疗在之后的发展中借鉴了荣格的分析心理学，这不只是因为他坚持把意象和在意象基础上进行幻想放在第一位，也不只是由于他强调原型象征的重要性，而是因为他创造性地将艺术创作视为心理认知的重要途径。

温尼科特认为，文化体验存在于个体和环境之间的一个潜在空间，同时，内在现实和外在现实之间，自我和他人之间都是存在某种联系的，它们通过过渡性现象建立起联系，既是内在自我感受的一部分，也是外在世界的一部分。过渡现象存在于客观和主观的潜在空间之内，可以帮助儿童从依赖向独立转变。温尼科特认为，通过过渡客体，成长中的儿童逐渐接触并进入游戏、创造、象征、艺术和文化的世界。温尼科特认为，文化是本能生活的升华或者有意识地对现实造成的挫折进行补偿。温尼科特对儿童进行治疗时会使用一种叫"涂鸦游戏"的技术，随着游戏的进行，温尼科特和他的来访者之间通过视觉和口头的对话促进交流。借助这些绘画作品以及与治疗师的交流，儿童能够将之前难以表达的想法和心情说出来。温尼科特借助涂鸦游戏的主要目的是尽可能全面地了解儿童所面对的困难。在这种治疗会诊方式下，儿童创作出的绘画作品可以表明潜在的问题，不过，温尼科特非常谨慎，他指出我们要避免产生误导而抑制儿童表达自我的能力。

绘画治疗师罗宾谈到了绘画疗法的四个作用机制：① 我们的思维大多数是视觉的；② 记忆可能是前语言的或者受到禁锢的，我们的创伤经验等可能被我们压抑，用语言无法提取，因而难以被治愈，还有许多情绪体验的内容本身就是前语言的，不能为我们的语言所描述，也就无从治疗；③ 阴暗面更容易通过艺术来表达，艺术通过符号来表现，本身是价值中立的，患者可以自由表达自己的愿望和问题，这种表达具有隐藏性，没有社会道德标准等方面的顾忌，那些不被接受的思想、情感和冲动，如果能被个体所觉察和接受的话，个体才可能把毁灭性能量变成建设性能量；④ 绘画艺术治疗过程包括心理治疗与创造两个平行的过程，在绘画的过程中，来访者通过绘画，实际上是在与自己的想法、心情、直觉和观点交流，这能帮助治疗师与来访者看到他们之前所忽视的地方，个体的创造能够激发起他内心面对问题的新想法和新的可能性，因此可以帮助个体跳出旧有模式，以创造性的方式获得新的领悟和转变。

（二）绘画与心理投射理论

绘画疗法主要以分析心理学中的心理投射理论为基础。在分析心理学中，投射被认为是无意识主动表现自身的活动，投射的产物不仅以艺术的形式存在，梦境、幻觉、妄想等也都可以被理解为心理投射。绘画心理学认为绘画天然就是表达自我的工具，是用非语言的象征性工具表达自我潜意识的内容。在绘画中，颜色的选取、构图的大小、线条的长短及排列、下笔力度的轻重等，能够从侧面反映绘画者内在的情感状态。人们对绘画的防御心理较低，不知不觉中就会把内心深层次的动机、情绪、焦虑、冲突和愿望等投射在绘画作品中，有时也可以将早期记忆中被隐藏或被压抑的内容更快地释放出来，并且开始重建过去。绘画作为情感表达的工具，能够反映出人们内在的、潜意识层面的信息（心理意象），将潜意识的内容视觉化。在绘画的过程中，个体可以进一步理清自己的思路，把无形的东西有形化，把抽象的东西具体化为心理意象，这样就为治疗师提供了足够多的信息来理解和帮助来访者。

（三）人类大脑半球分工功能理论

大脑左右两个半球存在优势分工。左半球同抽象思维、象征性关系以及对细节的逻辑分析有关；右半球则是图像性的，与知觉和空间定位有关，音乐、绘画、情绪等心理机能同属右半球掌控。大脑半球分工功能理论来源于美国神经生理学家斯佩里（Roger Wolcott Sperry）的脑裂实验。当人用语言去描述情绪的时候，在传递过程中会丢失很多信息，在处理情绪冲突、创伤等心理问题上，控制语言的左半球显得能力有限，需要掌控情绪和艺术的右半球来解决。因此，以言语为中介的疗法在治疗由不合理认知或信念引起的心理疾病时有疗效，但在处理以情绪困扰为主要症状的心理问题时，同属右半球控制的绘画疗法效果更好。

四、绘画治疗的方法和技术

绘画心理治疗与其他心理治疗的理论取向相融合，发展出了多种具有特色的绘画心理治疗方法，主要理论取向包含精神分析、客体关系、人本主义、格式塔、现象学、认知行为理论、教育与发展取向等。

在绘画心理分析与治疗的发展中，根据其方法的权威性和典范性，形成了经典主题和非经典主题两种形式。其中，经典的绘画主题有树木画、房屋画、人物画以及三者的组合形式，如家庭或学校动态图、果树、自画像、异性像、雨中人等。除了经典的绘画主题之外，人们在实践中总结出了更加丰富多样、各具特色的测试主题，包括随意画、风景构成画、八张卡片重复测验、九宫图、心理魔法壶、风景构成画、多维添加画、安全岛、时间家族线、生命线、曼陀罗绘画、协作画、盲眼绘画、非利手绘画、爬山图、过河图等非经典的绘画主题。

还应确定来访者的治疗方式，即单人绘画治疗或者小组绘画治疗。

单人绘画治疗具有灵活性、私密性和一对一的治疗关系带来的情感亲密程度高等优势。小组绘画治疗特别适合那些只有通过群体才能有明显表现的来访者。基于欧文·亚隆（Irvin D. Yalom）的团体治疗著作，沃勒（Waller）提出了小组绘画治疗的 13 个疗效，比如交换信息、构建希望、净化心灵、人际学习等。沃勒指出，小组互动式绘画治疗的核心是强调绘画对于激发创造力和促进小组成员与治疗师关系的作用。

根据治疗方式，小组绘画治疗中的小组可以分为开放式小组和封闭式小组两种。开放式小组是来访者以小组为单位来到画室或治疗室绘画，通常一个上午或者下午都待在那里，治疗的重点是来访者专注于自己的绘画。封闭式小组是小组成员成为固定组员，在固定的治疗时间绘画。通常会确定一个主题或者进行集体绘画，目的是提高治疗活动的创造性。治疗过程是治疗师介绍选择的主题，来访者开始绘画，然后讨论。团体绘画的主题有：不作任何要求的自由涂鸦；规定主题的画（如自画像、房树人等）；团体作画或者对未完成的绘画进行增补的完形绘画（如添加人物、绘画接力等）。讨论时，小组成员互相交流自己的画，探讨各自对绘画的感受和心情。绘画治疗师的角色是把干预程度降至最低，培养小组成员独立的治愈能力。

对于长期治疗的来访者，治疗师需要考虑保存来访者的画作，并和来访者讨论悲伤、愤怒、感激、喜悦等交汇的复杂情绪。

五、绘画治疗的应用和案例分析

（一）绘画治疗的应用

绘画治疗师遇到的来访者中，抑郁症患者是最常见的，另外还有学习障碍的来访者、身体疾病患者、成瘾患者和其他心理疾病患者，比如孤独症、饮食障碍（如食欲减退、贪食症）、自残、性虐待受害者等。

（二）绘画治疗的案例分析——开心值得的一天

以下案例（见图 11-2）呈现了绘画心理分析的内容。画者是女性，31 岁，在职护士。画者说明如下。在春末夏初的季节，有微风吹拂，大树长得很好，菜园里种着新鲜的蔬菜，旁边生长着杂草，池塘里有小鱼和螃蟹在自由自在地游动，小猫在扑蝴蝶玩儿，画者自己在家门前的花园里，等好朋友来找自己玩。

画面整体看起来线条流畅、柔和，画面居中，说明画者自控能力好，有清晰的目标，遵循规则。画面内容丰富有趣，说明画者向往美好的生活。从房子可以看出画者注重家庭和感情，画者将房子想象得很大，但画得很小，这呈现了画者内心的矛盾和遗憾，瓦片呈现画者压力比较大，承担的责任比较多，门窗显示画者比较被动，有与外界交流的欲望，但是防御心比较强，不容易相信别人。树木比较坚强挺拔，树干有一些疤痕，呈现了画者过往遭遇过的创伤，树干左侧反复强调的线条象征着阴影，说明画者内心对自己有不接纳的部分，树冠比较舒展，是画者比较喜欢的部分，表达了画者积极向上的态度和对自我成长的探索。从画中人物可以看出，画者性格温柔被动，追求浪漫，爱幻想。太阳象征着温暖，花朵象征着画者对爱情和美好的向往，朋友体现了画者对友情的重视，池塘里的小鱼呈现了画者的情绪不够稳定，容易回忆过往的经历。蝴蝶是转化和蜕变的象征，小猫和蝴蝶呈现了画者对自由和陪伴的需要。画者需要更加主动一些，克服情绪化，尝试用行动改变现状，发展一段充满陪伴和理解的爱情。

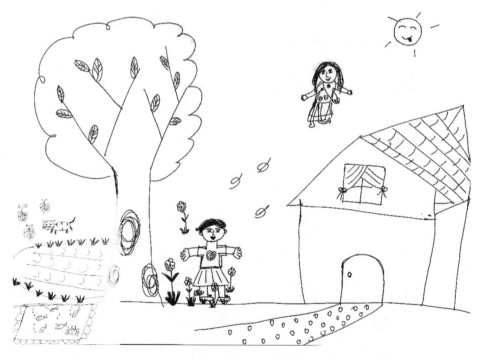

图 11-2　画者的画作

第三节　舞蹈治疗

一、什么是舞蹈治疗

舞蹈治疗是一个多样化、复杂且鲜为人知的领域。经历几十年的发展，各国行业协会逐渐形成了一些定义。

美国舞蹈治疗协会认为，舞蹈治疗是在心理治疗中使用动作，以促进个体情绪、社会、认知和生理整合的治疗方式。舞动治疗聚焦于治疗关系中呈现出的动作行为。

德国舞蹈治疗协会认为，舞蹈治疗是一种创造性的、以身体为导向的心理治疗。它将动作与舞蹈用于心理治疗，个体可以创造性地投入一个旅程，以促进其情感、认知、生理和社会性的整合。

英国舞蹈治疗协会认为，舞蹈治疗是通过治疗性地运用动作和舞蹈，使人们创造性地参与治疗过程，以促进他们的情绪、认知、身体和社会性的整合。

在中国，舞蹈治疗的定义是，利用舞蹈或即兴动作的方式治疗人的社会、情感、认知以及身体方面的障碍以及增强个人意识，改善人们的心智。

以上定义都强调了动作、创造性和整合。动作是舞蹈治疗中最根本的基石，用以建立关系、分析干预等。舞蹈治疗以动作为媒介，可以突破言语局限或防御，帮助来访者更深刻、更真实地表达和"看见"自己，为系统地研究了解人类行为和情感等发展提供了方法。语言在舞蹈治疗过程中的作用是帮助来访者确立目标、澄清做出舞蹈动作之后的感受以及反馈等。创造性是舞蹈治疗的特点，通过来访者新的动作、新的身体表达形式直接呈现出来，来访者在自身原有的资源之上发展更多的可能性，"看见"自己的存在和价值。整合是舞蹈治疗的目标，整合是建立在"人"这个整体存在的概念之上的，人实质上是情绪、认知、行为、身体及社会性的集合体，分裂则会导致各种适应性问题和情绪问题等。舞蹈治疗最初就是基于心理和身体不断交互影响的假设之上的，现在更是强调了身心灵的统一，创造更多的可能性以更好地适应社会。

二、舞蹈治疗的发展

（一）中国舞蹈的历史发展

距今五六千年的新石器时代舞蹈纹陶盆的出土，向我们展示了原始舞蹈整齐的队势及其群体性、自娱性的特点。《山海经》中的远古传说"帝俊有子八人，是始为歌舞"说明了歌舞的创造者是群体。原始乐舞以歌、舞、乐三者融为一体为表现形式，基本上分为两类：一类是以反映部落的生产和生活方式为代表特征的音乐，如"朱襄氏之乐"说的是因干旱求雨的事；另一类则是与传说中的古代帝王密切相关的音乐，如歌颂黄帝、帝舜和夏禹功绩的乐舞。原始乐舞集中地体现了人类的生存行为，以及人类追求自然的心态。奴隶制建立后，统治者事事都要占卜问卦。《说文解字》解释"巫"字的原型，就是模拟一个人两袖作舞的样子，"巫"的意思就是以舞蹈沟通人神的人。巫舞是古代由巫（女）、觋（男）求神降神的祭祀舞蹈，以舞蹈媚神、娱神。巫舞一体，由来如此。殷商时代，乐舞既是统治者的享乐工具，也是炫耀特权的标志。春秋战国以后，随着社会的变革与思想的进步，巫舞由娱神向娱人的方向发展。楚舞的特点是袅袅长袖，细腰欲折，故有"楚王爱细腰，宫中多饿人"之说，对后世产生了深远影响。另外一种风格的舞蹈表现了民族舞蹈的雄健和阳刚之美，如《大武》激烈昂扬，气势磅礴。刚与柔、文与武，两种对比强烈的舞风，一直贯穿在中国传统舞蹈发展的进程中。晋朝舞蹈与杂技幻术相结合，融祭祀与审美于一体。傩舞是古代驱鬼逐疫"大傩"祭礼中的面具舞，风格猛厉，源于原始时代的巫术活动，是人类抗争精神的体现。直至今日，历时3000多年，"大傩"广泛流传在宫廷和民间。从明清至今日，"大傩"已发展成戴面具表演的戏曲。春秋战国时代千姿百态的民间舞蓬勃兴起，表演性舞蹈获得了很大的发展。唐代佛事的重要组成部分是舞祭，舞蹈《菩萨蛮舞》就是典型的代表。在明清两代，舞蹈逐渐衰落，表演者多数是业余的民间艺人。

五四运动爆发后，社会上兴起了探察新思想、新知识以及新文化的社会思潮，舞蹈艺术之变逐渐开始。20世纪90年代后，中国的现代舞发展有了政府的扶持，在汲取和学习国外现代舞发展经验的同时，人们开始思考中国现代舞属于自己的独特性，现代舞结合了我国的传统舞蹈和民族特色，是一种极具本土性和时代性的新舞。此时，现代舞在中国发展的主要载体是现代舞团，他们适应了现代的生活节奏和生活观念。

（二）舞蹈治疗的先驱

从现代舞的发展史来看，邓肯（Isadora Duncan）是"现代舞之母"，她认为舞者需要获得一种肉体和精神的自由，然后按照自己喜欢的方式去跳舞。她的思想对舞蹈治疗的发展产生了非常重要的影响。

玛丽安·切斯（Marian Chace）是"舞蹈治疗之母"，她是美国舞蹈治疗的奠基人。1930年，切斯在华盛顿开办了工作室，教授创造性舞蹈、现代舞、即兴创作等课程。切斯很好奇为什么有那么多并不想成为专业舞者的学生来到她的课堂，于是她逐渐开始关注每一个个体在动作表达时真正的需要。在课程中，切斯使用即兴和创造性的舞蹈动作方式来强调个体的情绪表达。上完她的课，很多人感觉到在情绪和生理上获得了很大的纾解，人际关系也得到了相应的改善。她的工作被越来越多的精神科领域的专家熟知。1942年，切斯被请到圣伊丽莎白医院，这里有大量在第二次世界大战中受到创伤的士兵，医院希望通过舞蹈互动，为病人们提供另一种辅助医疗。切斯早期的工作让更多的人熟知这个新兴的干预手段。她不仅开启了以舞蹈为沟通和接触的艺术治疗方式，而且她还留给了我们一整套独特、连贯、全面的团体心理治疗系统，并将语言和非语言方法创造性结合在一起。

楚迪·舒（Trudi Schoop）是美国西海岸的舞蹈治疗先驱，她使用身体为媒介，依靠身体动作和心灵的互动帮助人们了解自我。1947年，她开始关注精神分裂症病人，她逐渐意识到病人的身体与精神是分裂的。她敏锐仔细地去观察病人呈现出来的扭曲、收缩和受限的身体，她意识到如果她可以去改变个体的身体，那就可以相应地使病人的内心状态发生改变。她使用各种方法去增强人们对身体的意识并扩大动作范围。她主张通过舞动的方式帮助个人以一种和谐的方式去体验内心的情感冲突，借此和当下的现实连接。楚迪·舒与幻想和身体觉察工作，以引出表达性的动作和变化的体态，为病人带去了沟通和表达的新的通道。

玛丽·怀特豪斯（Mary Whitehouse）是美国西海岸一位重要的舞蹈治疗师，她的学说深深地影响着当代许多舞蹈治疗大师。她在自己的舞蹈教室和学生们一起工作，她认为和学生们工作，更应该重视潜意识素材，相反，对于住院病人，他们的自我结构比较脆弱，则需要以更结构化的方式来表达动作，从而给予他们精神上的支持。怀特豪斯深受魏格曼（Mary Wigman）和荣格的影响，她将舞蹈与荣格的部分理论结合，发展出了另一种形态的舞蹈治疗法，将积极想象的理念整合到舞蹈治疗的真实运动中并发扬光大，怀特豪斯将其称为"真实动作"。怀特豪斯认为，舞蹈是自我表达、沟通和获得启示的途径，舞蹈的疗愈作用不受自我意识的拘束，并且舞蹈可以深层次地探索自我。

三、舞蹈治疗的基本原理

精神分析学家弗洛伊德、荣格、阿德勒，人本主义学家罗杰斯等的理论丰富了舞蹈治疗的理论。在舞蹈治疗的发展过程中，先驱者们提出了各种理论假定。

（一）创造性过程

舞蹈治疗是一种创造性的行为，根据温尼科特提出的"潜在空间"理论，创造性过程发生在来访者和治疗师之间的潜在空间，同属于来访者和治疗师。这个潜在空间是两者的潜意识和意识共存的地方，也是可以活动和进行创造的地方。创造性过程是一个螺旋上升的过程，会反复经过同一个意象，但每次都会从一个更高的点看待这个意象，然后我们会看见新的格式塔（完形）。

（二）动作隐喻

舞蹈治疗是一种创造性过程，而动作隐喻就是舞蹈治疗师用来调节这个过程的基本工具，是一种非言语交流形式，呈现动作中的象征意义。例如，一个人在描述自己生活中所背负的"重担"（言语隐喻）时，可能会采用驼背的姿势（动作隐喻）。动作隐喻存在于来访者与治疗师之间的创造性空间里，它整合了直觉型和情感型的右脑功能，以及逻辑型和言语型的左脑功能，在大脑的左右半球间起着调节作用。

在舞蹈治疗中，动作隐喻促进动作的身体体验，相关的感觉促进身体记忆、身体意象、情感以及言语表达这些因素间复杂的相互作用。动作隐喻作为身体记忆，这个身体记忆中还承载着情感意义。弗洛伊德将自我描述为首先是一个身体自我。温妮科特指出了很重要的一点：身体自我是建立在身体体验的基础上的。通过母亲的怀抱，婴儿了解到自己是有皮肤的，这定义了"我"与"非我"的界限，这就导致像"在我内部"这样的概念出现了，因而身体变得与自我等价。威廉·赖希（Wilhelm Reich）证明了"身体记忆"的存在。他认为，情绪通过他称为"盔甲"的方式被压抑在了身体里。在长时间保持身体紧张时，盔甲是显而易见的，就好像整个身体的紧张都是一种保持自我完整性的尝试。相反地，身体某一部分的紧张可能是人的一种想与身体末梢部位所负担的情绪感觉相隔绝的尝试。

斯高（Scott）指出，由于和最初的抚养人进行了有情感需求的互动，在婴儿两岁左右，右侧眶前额叶皮层得到了重要的发展。抚养人对婴儿的反应对于婴儿大脑这一区域的发展非常关键，如果抚养人忽视婴儿或给予过多的刺激，婴儿大脑的发育就会出现异常。婴儿和抚养人之间的互动成为大脑中有效的牢固线路连接，它们所形成的模式不是简单的习得反应，而是神经学上的通路。不良的教养方式造成的牢固线路连接可能会导致儿童在以后出现抑郁、身心疾病、关系问题，以及情绪调节能力差、易冲动、控制能力差的倾向。舞蹈治疗实践的一个前提是，某些特定的动作模式包含了隐喻式的重要意义。隐喻在感觉-运动经验、情绪和认知之间建立起联结。斯高指出，早期的依恋经验是和朝向某物移动、远离某物移动以及对抗行动等动作相联系的，我们可能无意识地做出这些动作，它们的重要意义都在我们的语言中，比如我们会说"接近某人"或"需要一些空间"。这些动作的重复，使得我们能够记起它最初的意义。如果这种重复是在治疗室中发生的，就有可能改变早期的心理生物学模式。

舞蹈治疗师的关键任务之一是隐喻性地抱持和容纳来访者的体验，就像母亲抱持和容纳婴儿的体验。治疗师澄清、阐述和调整来访者的动作。治疗师的动作和发声回应来访者的动作和发声，以反移情的方式，通过舞蹈本身和身体感觉表现出来，与来访者共情，并回应来访者。

四、舞蹈治疗的方法和技术

（一）动作分析

舞动治疗动作分析的理论主要包括拉班动作分析（简称 LMA）和凯斯腾伯格动作侧写（简称 KMP）。拉班动作分析聚焦于观察的三个主要领域：身体运动、内驱力和身体形态/空间使用。身体运动指动作用到了哪些身体部位，身体哪个部位引发了动作。内驱力是指动作是如何发出的，它的内在驱力和意图是什么，内驱力可以是灵活的、流动的，或是斗争的。内驱力和力度、空间、时间和流动有关。舞蹈治疗师可以通过使用"动觉共情"来加强对来访者的觉察，通过身体体验来访者动作的感觉，觉察来访者正在传达的信息。身体形态是指动作中内外变化的身形，空间使用是指在动作中身体如何占据空间，即人体动作的空间结构。这三个要素又可以划分为不同的元素因子，但事实上，这三个要素共同出现，而且会在不同的时刻有着不同程度的突出性。

这部分内容被朱迪斯·凯斯腾伯格（Judith Kestenberg）发展，凯斯腾伯格结合不同的动作元素的心理意义，将拉班动作分析的概念和精神分析的理论进行整合，形成了一套具有诊断意义的动作图谱，用于评估心理动作发展，被称为凯斯腾伯格动作侧写。他划分了独立的节律结构，每一种节律与性心理发展的一个阶段相对应。例如，口唇性虐节律与咬的动作相联系，可以从手指在桌面上恼怒的敲击中表现出来，这表达了一种想让事情简短些和远离某人或某事的希望；尿道节律与冲动控制和初学走路的孩子的停止-走动游戏相关；肛门节律可以在屏住呼吸和叹气，或是绞扭双手中表现出来；内生殖器节律在蓝调音乐的缓缓摇摆中非常典型；性器节律则在性交中很常见，当然也可以在人高兴地摇摆、蹦跳和跨越中表现出来。

最后，兰姆（Lamb）指出，可以从形态流动、方向性和雕塑中看出个体对身体形态的态度。形态流动是一种与呼吸中的吸气和呼气相类似的打开、关闭的节律。打开与自由联系，关闭与受限联系。有方向性的动作是有目的导向的，形成了与环境相连通的桥梁。在这里，我们看到：向上与轻相关，好像伸手去摘一个苹果；向下与重相关，好像在向下压箱盖，把箱子合上；向前与持续相关，就好像慢慢接近某人；向后与突然相关，就好像逃离一个意象；向外扩展与灵活使用空间相关，就好像在谢幕一样；向内收缩与直线性地运用空间相关，就好像在做精细的针线活一样。雕塑则与对环境的塑造或适应相联系，它有三维立体的特质，就好像在拥抱一样。对舞蹈治疗师来说，重要的是不失去创造性的观察视角。治疗师需要理性地分析动作，并且通过隐喻性描述来获得对一个人的直觉性感觉。需要注意的是，舞蹈治疗师们要避免对来访者的舞蹈进行价值评价。

（二）切斯技法

受沙利文的影响，切斯认为舞蹈即沟通，而沟通是人类最基本的需要。她将舞蹈治疗设想为一种治疗关系的方式。治疗师通过自己的动作感受、体验和反馈患者的经验。切斯体验患者带给自己的主观感受，进入患者"我是谁"的体验。他们共同创造安全和信任的氛围，探索患者内心的冲突，用自发的动作表达呈现。因此，舞蹈治疗能够促进患者身心割裂的自我体验的沟通，促进有活力的觉察，并逐渐适应社会的过程。切斯的理论分为四个部分：身体动作、象征性的表达、治疗性动作关系、团体活动的节奏性。切斯认为，通过对身体动作的发展，人们可以放松或激活身体，从而使受到压抑的情绪能够通过身体动作表达出来并帮助患者发展情绪觉察。前提是患者允许自己体验来自身体内在冲动的动作，改变才会发生。切斯通过肢体动作与来访者建立关系，通过镜像过程模仿来访者的自发动作，让深度共情和接纳呈现在她的身体中，使对方感到自己被看到和被理解，进而带着被支持和被理解，看到真实的自己。关系建立后，治疗师再捕捉对方突出的动作特点，并逐渐地、缓和地去扩展这些动作特点，以澄清和确定来访者内在想表达的焦点。治疗师让来访者学习到更多，因而能更好地觉察、澄清和表达自我。切斯常以游戏、联想、意象等方式来引导动作，目的是启发患者的动作、引发联结。切斯认为，在团体节奏中，个体会通过分享有象征意义的节奏性动作而被带入，个体融入群体之中，个体可以看到不同的情感和动作模式，并学习通过动作分享感受。

（三）真实动作

动作者在见证人在场的情况下，跟随内心来做动作。动作者指在真实动作练习中，通过做动作探索内在自我的人。见证者指见证动作者的所有动作和当下的一切，陪伴、支持动作者探寻真实内心的人。见证者一般是受过系统和专业训练的舞蹈治疗师。真诚一致的动作来源于荣格分析学派的概念，允许集体潜意识的具体化。荣格将身体动作视为一种积极想象的方式，个体以动作的方式展开积极想象时，将有机会整合身体、心智、情感、灵性等不同层面，从而让个体实现生命的完整。阿德勒认为，真实动作帮助我们通过身体与见证人联结，进而与集体潜意识联结，最终使我们重新成为人类整体的一员。

怀特豪斯指出，当动作者向内关注并聆听自己的身体时，便可以跟随身体进入一种自然的状态，在一个自发展开的内在动作和感受的流动中，等待潜意识中的信息通过体验的感受进入意识和知觉中。动作者能越来越真实地与自己的身体联结，与身体内所压抑的情感、记忆、冲动、渴望、自发性与创造性联结，从而成为一个清醒而自由的人。真实动作体现了舞蹈治疗的核心原则：寻找自身即兴的动作和对内在的关注，与自我潜意识的未知领域连接与融合，逐步走向真实的自我。

相信"身体是潜意识的地图，身体自身有其智慧"是真实动作的基础，向内聚焦与倾听的能力、见证人与动作者相互信赖的关系是真实动作的核心。见证人可以在内心镜像动作者的动作，需要对动作者的动作怀有真诚的尊重与敬畏之心，不投射，不诠释，以开放的身体和内在状态去看见动作者的动作。见证人包括内在和外在见证人。当动作者出现极强烈的情绪时，如果动作者不能自我控制，被情绪淹没了，即表示内在见证人是不在场的，在这种被洪水般的情绪所淹没的情境中，我们会感到无法把头伸出水面，无法站在体验之外，自己被情绪卷走了。内在见证人的发展也与生命早期的经验相关：生命最初的经验之一就是被看见，人是先通过被他人看见而后学会看见自己的，被看见总是出现于看见自我之前。需要注意的是，患有精神分裂症、边缘性人格障碍等各种临床疾病的人，不能做真实动作。真实动作只适用于治疗师或有需要的人群促进个人成长。个体在独自一个人时不可以做真实动作，没有经过真实动作训练的人不能做见证人。

五、舞蹈治疗的应用和案例分析

（一）舞蹈治疗的应用

舞蹈治疗可用于人际关系团体、个人疗愈、预防校园暴力、生涯咨询、舞蹈编创表演和流行演唱训练等。我们在此简述如何将舞蹈治疗应用在人际关系团体的工作中。在团体的不同阶段，舞蹈治疗的作用是不同的。

（二）团体开始阶段

在团体的开始阶段，治疗师会进行评估，询问个人历史，考虑个人安全问题，强调治疗关系的重要性，然后热身，进行动作侧写。治疗师澄清来访者如何发展到现在的境况，同时让来访者知道治疗师作为盟友，会和来访者共同去克服这些困难。治疗师评估来访者是否有自杀、自残行为或者他们如何应对愤怒，感到痛苦时向谁求助等。然后治疗师和来访者讨论团体设置，强调身体的边界，运用呼吸技术和冥想等。

（三）团体中间阶段

在舞蹈治疗过程的中间阶段，治疗师考虑进行评估，以及对安全的需要和隐喻的作用。这里的隐喻包括下沉到一个黑暗的地方和上升至光明中的隐喻。舞蹈治疗师成为积极推动者和合作创作者。工作方法包括切斯流派的方法和即兴动作等。

我们的身体不会说谎，身体可以通过发展出身体症状的方式容纳有关重要客体关系的信息，与此相关的议题在治疗性动作关系中会被表现出来。有时，即兴舞蹈可能会帮助来访者解决一些未完成事件，舞蹈治疗可以用来探索和行为、认知、情绪改变相关的议题。来访者在舞蹈治疗中和自己的力量联结，从而促进来访者的转变，接受自己并且承担改变的风险。

（四）团体结束阶段

治疗关系不像亲子关系那样需要持久或频繁的接触，在有限的时间内，治疗师处于一个能提供无条件积极关注的位置上，有时，对来访者来说，这种感觉比父母给予的爱要好得多，所以治疗的结束在某种意义上就意味着理想父母的离开，所以结束可以是痛苦的。虽然治疗师不希望来访者经历痛苦，但是治疗师知道来访者不能跳过痛苦这个部分而获得成长，治愈和成长超越了治疗范围，将会持续一生。

（五）舞蹈治疗的案例分析

1. 案例一

杰选了一样道具来进行舞蹈。他挑选了一块黑色的布，把布缠绕在自己的头上和腰部，过了一会儿，他走到了房间的角落，很仔细地挑选了一个软垫，然后用那块布紧紧地把垫子包裹起来。

舞蹈治疗刚开始时，治疗师需要和来访者建立安全的治疗关系。接着，在治疗阶段，动作开始具有隐含的意义，对来访者来说，动作象征着某些东西，不管我们能否觉察到动作的含义。在上面的这个例子中，杰和治疗师都不知道这个象征是什么。象征的出现意味着来访者有意愿与治疗师进行交流。这一阶段的治疗关系可以被认为是母婴共生状态的镜像。在婴儿这一生命早期阶段，母亲与婴儿之间的沟通大部分是非言语的，婴儿完全依赖母亲（或抚养人），尚未学会用言语表达自己的需求。而荣格学派的治疗，在此阶段有一个确认过程，通常被描述为来访者进入象征性的"死亡"或是沉降到无意识的混沌中。对来访者来说，这可能会造成惊吓，因此只有当来访者在治疗关系和舞蹈治疗中建立起稳固的安全感时，来访者才有可能这样做，承认可能存在一些不可知的东西。舞蹈治疗师在这时关注和陪伴着来访者，本质上是一种此时此地的体验，最终会导向一种潜在的、精神上融合统一的感觉。

2. 案例二

瑞是小组的一员，小组一直在一块弹性布上抛掷一个球。突然，治疗师注意到瑞看起来正感到痛苦、烦恼。我问他感受到了什么，他说他觉得球就像是个孩子，在争吵的父母之间被抛来抛去。在舞蹈治疗过程中，来访者就像是艺术家，他们都急切地要去建立、理解、明白正在发生的事情。通过找到感受并处理，来访者可能会领悟到他们的动作或原有行为模式的意义。这个过程可能会从根本上改变来访者的世界观，并改变他们的自我意识。通过把在治疗中学到的东西和生活联系起来，来访者能感受到减少幻想的痛苦，同时这也带来了真实的改变。高尔顿（Galton）指出，当把抽象的概念、想法、理想、精神转化成行动时，需要接受现实的局限，其中必然伴随着牺牲。

第十二章

心理治疗的发展趋势和思考

回顾心理治疗 100 多年的发展历史，我们可以看到，心理治疗在发展历程中，经历了思想方法和治疗实践的几次重大变革：一是 20 世纪初，弗洛伊德抛开了 19 世纪的生物学观点，转而用无意识的心理机制解释精神病和神经症，把人类历史上的第一个心理治疗范式建立起来，从而促进了深度心理学和动力心理学的发展；二是 1913 年，华生发表了论文《行为主义者眼中的心理学》，标志着行为主义的诞生，同时也标志着科学主义心理治疗范式的出现；三是 20 世纪中叶，罗杰斯用人本主义的来访者中心治疗取代了权威的精神分析，并自觉地与行为科学相对抗，以此为个人意义的创造留下了空间，成为影响治疗领域和教育、企业，社会与家庭生活中人际关系变革的一股强大的洪流；四是 20 世纪后半叶，由于科学技术的飞速发展，人类逐渐进入了后工业和后现代社会，与此相应，出现了所谓的后现代主义，其对世界和人的本质提出了许多新的看法，对现代主义做了全面的反思和批判。后现代思潮的兴起，使心理治疗领域面临着世界性的第四次革命的契机，焦点解决短期治疗（Solution-focused Brief Therapy）和叙事治疗（Narrative Therapy）这两种颇具特色和可操作性的后现代治疗方法应运而生。

第一节　心理治疗的发展趋势

近 20 年来，无论是心理治疗理论，还是治疗技术方面，都取得了很大的进展。在理论方面，越来越多的研究支持这样一个观点：任何一种单一的理论（情绪的、认知的、生理的或行为的）都不足以解释心理障碍的原因和心理治疗生效的机制；同样，能够改变病人某一方面功能的治疗方法，也能改变病人其他方面的功能。因此，人们对某些心理治疗做了相应的修正，以指导治疗实践。例如，认知和合理情绪治疗最初的理论基础是，认知（对事件的解释）影响个人的情绪，先有认知，后有情绪反应，认知和情绪是同一系统的两个成分。现在的研究表明，情绪反应可以在认知前发生，情绪和认知是两个相互影响的独立的系统，所以单纯改变认知来治疗情绪的效力是有限的。另外，有学者从信息加工的角度提示，情绪体验是知觉运动反应、情感图式记忆和事件意义的概念性解释等心理过程的整合，许多心理问题是整合过程失调所致，治疗目标应是调整不同水平的整合失调。

在治疗技术方面，新的治疗技术不断问世，据不完全统计，目前的治疗技术已达 400 多种，而这些新的治疗技术具有更坚实的理论基础和更全面的实验研究支持。这些新的治疗方法多数是短程、整合的治疗，如认知行为治疗和认知分析治疗。在应用方面，心理治疗的应用领域越来越广，从最初仅限于在精神科病人中应用，到现在已扩展到各个领域的各种心理障碍、人际关系问题、婚姻家庭等一般性心理卫生问题的处理。在疗效研究方面，人们不再单纯考查心理治疗是否有效，而是更深入地研究改变的过程，治疗生效的因素和机制，治疗方法对疾病和症状的特异性问题。在方法学方面，随机对照组研究已被广泛接受，量效关系研究已被引入心理治疗领域，治疗效果评价更趋客观化和数量化，二次分析技术、临床显著性分析方法和序列分析技术不断发展。近年来，心理治疗实践呈现出以下四个主要发展趋势：治疗短程化，理论和技术整合化，方法标准化和疗效评价客观化。

一、治疗短程化

经典精神分析治疗的过程是漫长的，已不适应现代人的生活节奏，其实弗洛伊德最初的治疗案例程序是非常简短的。如弗洛伊德曾用 4 个小时成功地治愈了乐队指挥布鲁诺·瓦尔特（Bruno Walter）的慢性右臀痉挛；在荷兰旅游时，弗洛伊德仅用 4 个小时就一次性治愈了作曲家古斯塔夫·马勒（Gustav Mahlerf）的强迫性神经症，指导马勒成功应对严重的婚姻问题。行为治疗也有类似的情况，开始时疗程较短，以后疗程逐渐延长，如有学者发现纽约市行为治疗研究所的平均疗程为 50 个疗程。

1963 年，正值社区心理卫生运动发展之际，短程心理治疗运用而生，目的在于为众多的病人提供帮助，以满足社区心理卫生运动的需要，在实际应用中，人们也发现短程治疗具有较好的效果。短程治疗作为一种系统的治疗方法，是有计划的，不是单纯的疗程缩短，而是有理论依据的，同时伴有治疗目标的改变。主张短程治疗的多数临床心理学家支持心理动力学观点，因多数行为治疗和认知治疗本身就是短程的，这对传统的精神分析治疗是一个很大的挑战。布鲁姆（B. L. Bloom）在《计划短程治疗手册》中就介绍了 9 种心理动力定向的短程治疗。

短程治疗的疗程数差别很大，如马兰（Malan）的简易心理治疗为 20～40 次，达万洛（Habib Davanloo）的限时动力心理治疗为 15～30 次，西弗尼奥斯（Peter Emanuel Sifneos）的短程焦虑诱导治疗为 12～15 次，但很少有人把超过 20 个疗程的治疗作为短程治疗，人们一般提倡疗程数在 10～20 次以内，个别可达 40 次。有学者报告第一次交谈后脱治率超过 50%，因此也有人提出开放性—一次性治疗。所谓"一次性",指治疗师一想到病人看过后就不再来了,治疗师就会尽量利用这仅有的时机对病人施加影响;"开放性"是指病人可能再来,所以治疗师向病人表示,一次性治疗对病人帮助有限,欢迎病人再来。

人们虽然对短程治疗疗程的看法不一致,但对短程治疗基本特征的看法是比较一致的,均认为短程治疗有 5 个基本特征:① 及时干预;② 治疗师的活动水平相对较高;③ 具有明确、有限的治疗目标;④ 清晰、明确焦点的确认和保持;⑤ 治疗师与病人共同商定治疗时限。尽管不同学者对"焦点"一词的用法、治疗师活动的内涵及商定时限的方法有观念上的差异,但他们都认可这些基本特征。

二、理论和技术的整合化

早在 20 世纪 30 年代,心理治疗整合的思想就开始萌芽,但直到 80 年代前,心理治疗整合只是少数人关心的事情。自 80 年代起,心理治疗整合趋势发展迅速,一些严谨的学者从理论角度支持整合,这在实践中被部分心理治疗家接受,方法学家赞成这是心理治疗研究的合法维度,并成立了专业组织——心理治疗整合研究学会,有关心理治疗整合的论文和专著逐年增多。

心理治疗整合的主要焦点是行为治疗和心理分析治疗的整合,经多方尝试和努力,目前这两个阵营趋于联姻。行为治疗家把认知心理学的语言、理论、技术融合到行为主义的刺激-反应模式中。心理分析学家也接受了学习理论、环境因素的致病作用和行为主义学派的语言。认知行为治疗是心理治疗整合的典范,认知行为治疗家既反对行为主义的刺激-反应模式,也不完全接受心理动力学的观点,他们特别关注人的思想和理念,认识到人的外在表现实际上是深层认知结构的反映。这种认知结构的形成与过去的经历有关,有学者把这种认知结构区分为按层次排列的外周结构和核心结构。其中,核心结构类似于心理动力学模式中的基本动力学。他们用功能分析,领悟、理解、解决一般的心理问题。在实践中,认知行为治疗家通过辩论、教育、摆事实和实践检验等技术,产生矫正性情绪体验,而不探查病人内在生活的动力学。在理论整合方面,有人试图寻找一种综合的理论,用更熟悉和合理的概念来解释心理障碍的成因和心理治疗生效的机制,指导临床实践。也有人认为,在整合的同时,要考虑和保留各种治疗的特殊性,无原则的杂合和拿来主义不利于心理治疗的发展。 到目前为止，尚没有一种能包治百病的心理治疗方法，将来也不会有，我们不能因强调共性而抹杀特殊性。

另一个整合趋势是行为治疗家对人格障碍的关注，早期行为治疗根本不承认人格结构，也无意处理人格障碍问题。现在，他们认为人格健全与否、障碍治疗的成败、人格障碍本身也是需要干预的目标之一。在人格障碍治疗中，马莎·莱恩汉（Marsha Linehan）创建了一种治疗方法——辩证行为治疗，一方面，通过分析，使来访者认识到自己对批评过于敏感，另一方面使他们学会更好的应对方式。这里采用的技术包括接受、理解和认同，同时坚持要来访者以更有效的方式应对生活事件。

整合虽然是一种发展趋势，但也存在一些隐患，在不了解各种治疗生效的特异因素之前，盲目地整合并不能提高治疗效果。随着各种整合疗法不断发展，随之而来的是大量新名词的涌现，使治疗家或研究者之间产生了交流障碍，治疗方法也无法推广。有学者提出，心理治疗域里更需要的是取消隔阂，增进交流，而不是整合；只有这样，人们才能深入地研究各种有效的治疗机制和特异成分，了解何种治疗对哪类疾病更有效，以便合理选用。

三、方法标准化

从某种意义上说，心理治疗是一种艺术，而不是一种科学的治疗方法。同一学派的不同治疗者可能使用同一种治疗方法治疗同一种疾病，在实施的具体细节上却有很大差别，在不同学派之间，或用同一方法治疗不同疾病时，差别就更大了。问题在于，各种治疗方法缺乏标准化的操作程序，只有关于理论和技术的介绍。至于对某个病人，这些技术如何使用，人们却有各自的理解。因此，一种治疗方法的创建者用自己的方法治疗各种疾病，似乎都有效果；而别人用他的方法治疗病人，则可能完全没效，似乎治疗效果来源于治疗者本身，而不是治疗方法。

针对上述情况，近年来，在治疗效果评价研究中有一种趋势——要求治疗方法标准化。在研究中选用的治疗方法必须有详细的操作指导手册，使参与研究的治疗者有章可循，尽可能减少个人经验对治疗效果的影响。对比较复杂的治疗方法，参与研究的治疗者尚须接受统一的技术培训和指导，以确保各治疗者真正掌握该项治疗技术。同样，对培训者而言，必须有一套正式考察受培训者临床技能的标准。只有这样，不同研究的结果才具有可比性，研究结果才能被重复，研究发现对临床实践才有指导价值，这也是近年来许多临床治疗家的共同呼声。现在，有些国家对心理治疗研究项目提供资助，要求附上详细的操作手册或类似的操作指导书，有些刊物也规定心理治疗研究论文在投稿时必须附上治疗操作手册。

治疗方法标准化的另一个优点是有利于培训年轻的心理治疗者及促进治疗技术的推广和应用。在心理治疗领域内，治疗者的培训和治疗技术的推广是一大难题。过去，人们只能采用带学徒式的个别化传授，领悟力强的学徒可能会领悟技术的精髓，偏离正统不远。有一些从事心理治疗的医师是自学成才的，是否真正掌握这些引进的治疗技术只有他们自己知道，他们在向下一代传授知识和经验时更是困难重重。这些问题将随着各种治疗技术的标准化而得到解决，但这只是一种趋势，要实现这一愿望，需要全体心理治疗家的共同努力。

四、疗效评价客观化

在心理治疗领域中，疗效评价的客观性是一个有争议的问题，因为各种心理治疗的目标不同，疗效的评价标准也不同。例如，行为治疗的目标是消除症状或行为模式的改变，所以只要症状改善，治疗家就认为治疗有效，而精神分析则认为症状改善是表面的、暂时的，不能据此认为治疗有效，只有从根本上改变病人的态度或人格的治疗才是有效的。正因为如此，人们在疗效评价研究中出现了一些矛盾，在临床实践中也存在类似的问题。

近年来，在疗效评价中出现了一种倾向：无论采用何种心理治疗方法，在评价治疗效果时，必须采用多种客观的、可靠的、有效的评估工具，评价多方面功能的改变包括外显的症状、情绪和行为，内在的认知模式、自我强度和人格特征，以及总体的社会功能及生活质量。这就是所谓的疗效评价客观化趋势。由于这种趋势对疗效采用客观的评价方法，所以疗效研究结果具有较强的可比性，结果更一致，更令人信服。

除了用客观的评估工具外，治疗者对疗效的主现评价和病人对治疗效果的自我评价也是必要的，因为有些心理功能是难以直接测量的。另一个问题是，有些评估工具缺乏信度和效度；有些评估工具虽然有较高的信度，但对治疗改变不敏感，有时人们观察到改变有统计学意义，但不一定有临床意义。这些问题有待今后解决和完善。

第二节 对治疗理论和方法的选择及思考

一、理论和方法的选择

（一）对于理论的选择

心理咨询与治疗工作者对于治疗理论要有所选择，既不能固守一隅，紧抱住一种理论不放，对其他理论一概排斥；又不能采取一种过于随意的态度，以各种不同的理论断章取义地解释不同的甚至同一个案例。

我们的看法是，对理论的选择依赖许多与治疗者个人有关的因素。这些因素是：治疗者的观念、治疗者的个人特点、治疗者的临床工作实践。治疗者对于不同的理论学派的观点的看法必然会有着不同程度的差异。各种理论学派对于人的看法及心理失调问题的处理各有不同，带有不同观念的治疗者必须认真考虑自己是否赞同某一学派的理论观点及其对心理失调问题的解释，能否接受其对心理失调问题的处理方法等问题。对这些问题的考虑有助于治疗者选择合适的治疗理论。治疗者的个人特点也会影响他对治疗理论的选择。某些治疗理论及方法对于具有某些人格特征的治疗者可能较为适宜，而对于具有另一些人格特征的治疗者可能就显得相对困难一些。当然，作为治疗者，也要不断发展健全自己的人格，他们也不是绝对不变的个体，但相比较之下，仍可能会有某种差异存在。对于有些治疗理论来说，这个问题不十分严重，但对另一些理论学派，可能治疗者也得参考自身的特点进行选择了。例如，在合理情绪治疗中，治疗者需要以不断向来访者提问的方式来与对方的不合理信念辩论，治疗者若性格偏于内向，在开始以此法进行治疗时，可能会感到非常困难。

除了上述情况之外，治疗者对于理论的选择更多地要依靠其临床工作实践。治疗者无论选择哪一种心理治疗或咨询理论，都需将其付诸实践。只有在实践当中，治疗者才会对其是否适合自己，是否自己能够运用自如，是否在自己的治疗实践中能取得较好的成效等方面的问题有更深刻的体会。因此，治疗者对于各种心理咨询与治疗的理论要采取开放的态度，不断学习和掌握新的理论观点及技术，以便在自己的思考及实践的基础之上找出一种适合自己的治疗理论，或以某一理论为主进行工作，或系统地发展出自己独特的治疗理论。

（二）对于方法的选择

在特定理论的指导下，对于在具体治疗案例中运用何种方法和技术，治疗者可以采取相对灵活的态度，但需要保证在其理论原则的指导之下进行。

例如，治疗者可以以来访者的人格特征为标准，选择适当的方法和对策。对于内向的来访者，治疗者可以更多地采取主动的、积极的引导策略，而对于外向的、话多的来访者，则可以相应地采取让对方多讲的策略。其方法，如前者，可采用近似合理情绪治疗中的辩论的方法，而后者，则可采用以人为中心的治疗中的对情感的反映的方法，但要注意不能偏离自己所持的主导理论的大方向。

另一种情况是以来访者的问题为准选择方法。这是指治疗者在自己主导理论的指导下进行工作，当遇到来访者有其他方面的明显问题时，治疗者亦可采用其他理论学派的适宜方法作为辅助的治疗手段。例如，当治疗者认为来访者对某一事物的认知存在问题时，可采用改变认知的方法；当来访者有情绪方面的问题时，治疗者可采用改变情绪的具体方法；当来访者有行为方面的问题时，治疗者又可采用行为矫正的方法了。

当然，当面对具体的来访者及他们的问题时，治疗者对方法和技术的选择还应注意遵循简单性原则，即可以用简单方法处理的，不必用较为复杂的方法去处理，可用单一方法处理的，也不必多种方法同时上马。

二、后现代心理治疗的主要理论和方法

（一）焦点解决短期治疗

焦点解决短期治疗是指以聚焦目标达成的方法为核心的短程心理治疗技术，是 20 世纪 80 年代初期由史蒂夫·德·沙泽尔（Steve de Shazer）和妻子茵素·金·柏格（Insoo Kim Berg）以及一群有多元训练背景（包括心理、社工、教育、哲学、医学等）的工作小组成员创立的。

在近 40 年的发展中，焦点解决短期治疗已逐步发展成熟，并被广泛地应用于家庭服务、心理康复、公众社会服务、儿童福利、监狱、社区治疗中心、学校和医院等领域，得到了人们的肯定。

（二）叙事疗法

叙事疗法，也称叙事心理治疗，是咨询者运用适当的方法，帮助当事人找

出遗漏的片段，以唤起当事人改变内在力量的过程。叙事疗法对人类行为的故事特性，即人类如何通过建构故事和倾听他人的故事来处理经验感兴趣。

　　叙事疗法认为，人类活动和经历更多的是充满了意义和故事，而不是逻辑论点和法律条文，它是交流意义的工具。人类学家布鲁纳（Jerome Seymour Bruner）指出，故事一开始就已经包括开始和结束，因而给了我们框架，使我们得以诠释现在。当事人在选择和述说其生命故事的时候，会维持故事主要的信息，符合故事的主题，往往会遗漏一些片段，为了找出这些遗漏的片段，咨询师会帮助当事人发展出双重故事。例如，有学生在叙事治疗中谈到自己的问题故事，而咨询师会引导他说出另一段他自己不曾察觉的部分，进而帮助他自行找出问题的解决之道，而不是咨询师直接给出建议。也就是说，在咨询过程中，咨询师唤醒当事人生命中曾经活动过的、积极的东西，以增强其改变的内在能量。在叙事心理治疗中，咨询师最常问的一句话是："你是怎么办到的？"随后，咨询师会将焦点放在当事人曾经的努力，或他内在的知识和力量上，引导他走出自己的困境。

参 考 文 献

［1］钱铭怡．心理咨询与心理治疗［M］．北京：北京大学出版社，2020．

［2］郑日昌．心理治疗（一）［M］．北京：北京大学医学出版社，2007．

［3］Clair M St．现代精神分析"圣经"——客体关系与自体心理学［M］．贾晓明，苏晓波，译．北京：中国轻工业出版社，2002．

［4］斯蒂芬·A．米切尔，玛格丽特·J．布莱尔．弗洛伊德及其后继者——现代精神分析思想史［M］．陈祉妍，黄峥，沈东郁，译．北京：商务印书馆，2007．

［5］谢尔登·卡什丹．客体关系心理治疗：理论、实务与案例［M］．鲁小华，等译．北京：中国水利水电出版社，2008．

［6］Shart R S．心理治疗与咨询的理论及案例［M］．胡佩诚，等译．北京：中国轻工业出版社，2000．

［7］Hinshelwood R D．临床克莱茵［M］．杨方峰，译．北京：中国轻工业出版社，2017．

［8］White M T，Weiner M B．自体心理学的理论与实践［M］．吉莉，译．北京：中国轻工业出版社，2013．

［9］荣格．回忆·梦·思考——荣格自传［M］．刘国彬，杨德友，译．沈阳：辽宁人民出版社，1988．

［10］荣格．精神分析与灵魂治疗［M］．冯川，译．南京：译林出版社，2012．

［11］R．比尔斯克尔．荣格［M］．周艳辉，译．北京：中华书局，2014．

［12］荣格，威廉·麦圭尔，索努·沙姆达萨尼．荣格分析心理学导论［M］．周党伟，温绚，译．北京：机械工业出版社，2019．

［13］安东尼·史蒂文斯．简析荣格［M］．杨韶刚，译．北京：外语教学与研究出版社，2015．

［14］约兰德·雅各比．荣格心理学［M］．陈瑛，译．北京：生活·读书·新知三联书店，2017．

［15］蒂鲍迪. 百分百荣格［M］. 严和来，译. 桂林：漓江出版社，2015.

［16］雷诺斯・K. 帕帕多普洛斯. 荣格心理学手册［M］. 周党伟，赵艺敏，译. 北京：中国人民大学出版社，2019.

［17］申荷永. 心理分析：理解与体验［M］. 北京：生活・读书・新知三联书店，2004.

［18］杨韶刚. 神秘的荣格［M］. 南昌：江西人民出版社，2017.

［19］爱德华・霍夫曼. 人生的动力：个体心理学之父阿德勒的一生［M］. 美同，译. 北京：北京联合出版公司，2020.

［20］伊娃・德雷克斯・弗格森. 阿德勒理论导读［M］. 李阳，译. 北京：生活・读书・新知三联书店，2018.

［21］贺微. 世界著名心理学家阿德勒［M］. 北京：北京师范大学出版社，2013.

［22］Ellis A. Reason and Emotion in Psychotherapy［M］. New York：Birch Lane Press，1994.

［23］Ellis A. New Approaches to Psychotherapy Techniques［J］. Journal of Clinical Psychology，1955，11（3）：207-260.

［24］Elli A. The Rational-Emotive View［J］. Journal of Contemporary Psychotherapy，1976，8（1）：20-28.

［25］Dryden W. Rational Emotive Behavior Therapy：Theoretical Developments［M］. New York：Brunner-Routledge，2003.

［26］Ellis A，Dryden W. The Practice of Rational Emotive Behavior Therapy（RET）［M］. New York：Springer，1987.

［27］龚艳. 理性情绪行为疗法理论研究：基于科学方法论的视角［M］. 南京：东南大学出版社，2015.

［28］张日昇. 咨询心理学［M］. 2版. 北京：人民教育出版社，2009.

［29］Beck J S. 认知治疗基础与应用［M］. 2版. 孙怡，孙凌，王辰怡，译. 北京：中国轻工业出版社，2015.

［30］Beck J S. 认知疗法：进阶与挑战［M］. 周璇，译. 北京：中国轻工业出版社，2014.

［31］Corey G. 心理咨询与治疗的理论及实践［M］. 10版. 朱智佩，陆璐，李滢，等译. 北京：中国轻工业出版社，2021.

［32］彭聃龄. 普通心理学［M］. 5版. 北京：北京师范大学出版社，2019.

[33] 叶浩生．西方心理学的历史与体系 [M]．2 版．北京：人民教育出版社，2014．

[34] Maslow A H. Religions，Values，and Peak Experiences [M]．New York：Penguin，1994．

[35] Maslow A H. Motivation and Personality [M]．New York：Harper & Row，1987．

[36] Maslow A H. A Theory of Human Motivation [J]．Psychological Review，1943，50（4）：370-396．

[37] 林崇德，杨治良，黄希庭．心理学大词典（上卷）[M]．上海：上海教育出版社，2003．

[38] Farber B A，Brink D C，Raskin P M. 罗杰斯心理治疗：经典个案及专家点评 [M]．郑钢，等译．北京：中国轻工业出版社，2015．

[39] Green V. 精神分析、依恋理论和神经科学中的情绪发展 [M]．王觅，曾林，等译．北京：中国轻工业出版社，2019．

[40] 徐汉明，盛晓春．家庭治疗：理论与实践 [M]．北京：人民卫生出版社，2010．

[41] 伯特·海灵格．爱的序位 [M]．霍宝莲，译．北京：世界图书出版公司，2005．

[42] 欧文·亚隆．给心理治疗师的礼物 [M]．张怡玲，译．北京：中国轻工业出版社，2015．

[43] 库尔特·考夫卡．格式塔心理学原理 [M]．李维，译．北京：北京大学出版社，2010．

[44] Jouce P，Sills C. 格式塔咨询与治疗技术 [M]．3 版．叶红萍，等译．北京：中国轻工业出版社，2016．

[45] 弗雷德里克·皮尔斯．格式塔治疗实录 [M]．吴艳敏，译．南京：南京大学出版社，2020．

[46] 彼特鲁斯卡·克拉克森，珍妮弗·麦丘恩．弗里茨·皮尔斯：格式塔治疗之父 [M]．吴艳敏，译．南京：南京大学出版社，2019．

[47] 金泽．格式塔疗法：相处的艺术 [M]．缪小幼，李鸣，等译．北京：中国轻工业出版社，2009．

[48] 刘晓明，张明．心理咨询的理论与技术 [M]．长春：东北师范大学出版社，2002．

[49] 张厚粲．行为主义心理学 [M]．杭州：浙江教育出版社，2004．

［50］约翰·B. 华生. 行为主义［M］. 潘威，郭本禹，译. 北京：商务印书馆，2019.

［51］郭本禹. 西方心理学史［M］. 3 版. 北京：人民卫生出版社，2019.

［52］江光荣. 心理咨询与治疗［M］. 合肥：安徽人民出版社，2001.

［53］钱铭怡. 心理咨询与心理治疗［M］. 北京：北京大学出版社，1994.

［54］张日昇. 咨询心理学［M］. 2 版. 北京：人民教育出版社，2001.

［55］施旺红. 战胜自己——顺其自然的森田疗法［M］. 3 版. 西安：第四军医大学出版社，2015.

［56］增肇. 森田式心理咨询［M］. 上海：复旦大学出版社，2004.

［57］林孟平. 辅导与心理咨询［M］. 上海：上海教育出版社，2005.

［58］郝红杰. 森田疗法——来自日本的认知行为疗法［J］. 日本问题研究，2007（4）：44-47.

［59］日本森田疗法访华团，徐义鸣. 日本森田疗法介绍［J］. 中国心理卫生杂志，1990（3）：131-133.

［60］张田，傅宏. 家庭行为疗法对儿童攻击行为的干预研究［J］. 中国临床心理学杂志，2018（1）：184-188.

［61］孙丽艳. 行为疗法在心理治疗中的具体应用［J］. 辽宁教育行政学院学报，2005（10）：134-135.

［62］梁彦红. 行为疗法的起源、观点及应用［J］. 科技信息，2009（11）：9-10.

［63］许建阳，袁红，吴剑浩. 行为治疗与行为心理学［J］. 医学与哲学（人文社会医学版），2008（4）：45-47.

［64］Achenbach T M. Developmental Psychopathology［M］. New York：Ronald Press，1974.

［65］Bandura A. Social Learning Theory［M］. NJ：Prentice-Hall，1977.

［66］大卫·爱德华斯. 艺术疗法［M］. 黄赟琳，孙传捷，译. 重庆：重庆大学出版社，2016.

［67］迈克尔·萨缪尔斯，玛丽·洛克伍德·兰恩. 艺术心理疗法：做自己人生的艺术家和心理咨询师［M］. 傅婧瑛，译. 北京：人民邮电出版社，2021.

［68］高天. 音乐治疗学基础理论［M］. 北京：世界图书出版有限公司，2007.

［69］严虎，陈晋东. 绘画分析与心理治疗手册［M］. 3 版. 长沙：中南大学出版社，2019.

［70］严文华.心理画外音［M］.上海：华东师范大学出版社，2012.

［71］Moschini L B.绘画心理治疗——对困难来访者的艺术治疗［M］.陈侃，译.北京：中国轻工业出版社，2012.

［72］蕾切尔·达恩利-史密斯，海伦·M.佩蒂.音乐疗法［M］.陈晓莉，译.重庆：重庆大学出版社，2016.

［73］赵妍.舞动治疗——舞蹈与心灵的对话［M］.北京：知识产权出版社，2018.

［74］米克姆斯.舞动治疗［M］.肖颖，柳岚心，译.北京：中国轻工业出版社，2009.

［75］Bloom B L. Planned Short-term Psychotherapy：A Clinical Handbook［M］. Massachusetts：Allyn and Bacon，1997.

［76］James R K，Gilliland B E. Theories and Strategies in Counseling and Psychotherapy［M］. Massachusetts：Allyn and Bacon，2003.

［77］Chambless D L，Hollon S D. Defining Empirically Supported Therapies［J］. Journal of Consulting and Clinical Psychology，1998，66（1）：7-18.

与本书配套的二维码资源使用说明

　　本书部分课程及与纸质教材配套数字资源以二维码链接的形式呈现。利用手机微信扫码成功后提示微信登录，授权后进入注册页面，填写注册信息。按照提示输入手机号码，点击获取手机验证码，稍等片刻收到 4 位数的验证码短信，在提示位置输入验证码成功，再设置密码，选择相应专业，点击"立即注册"，注册成功。（若手机已经注册，则在"注册"页面底部选择"已有账号？立即注册"，进入"账号绑定"页面，直接输入手机号和密码登录。）接着提示输入学习码，需刮开教材封面防伪涂层，输入 13 位学习码（正版图书拥有的一次性使用学习码），输入正确后提示绑定成功，即可查看二维码数字资源。手机第一次登录查看资源成功以后，再次使用二维码资源时，只需在微信端扫码即可登录进入查看。